Geert Mayer

Narkolepsie

D1725174

Dieses Buch über Narkolepsie
überreichte Ihnen
mit freundlicher Empfehlung

Ihre
Merckle GmbH

115
Jahre
Merckle
Arznei-
mittel

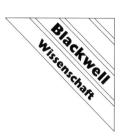

Geert Mayer

Narkolepsie

**Genetik · Immungenetik
Motorische Störungen**

Lektoriert von S. Rutsch

Mit 30 Abbildungen und 40 Tabellen

Blackwell Wissenschafts-Verlag Berlin·Wien 2000
Boston · Edinburgh · Kopenhagen · London · Melbourne · Oxford · Tokio

Blackwell Wissenschafts-Verlag GmbH
Kurfürstendamm 57, 10707 Berlin
Firmiangasse 7, 1130 Wien

Blackwell Science Ltd
Osney Mead, Oxford, OX2 0EL, UK
25 John Street, London WC1N 2BL, UK
23 Ainslie Place, Edinburgh EH3 6AJ, UK

Munksgaard International Publishers Ltd
35 Nørre Søgade
1016 Kopenhagen K, Dänemark

Blackwell Science, Inc.
Commerce Place, 350 Main Street
Malden, Massachusetts 02148 5018, USA

Blackwell Science KK
MG Kodemmacho Building, 3F
7–10, Kodemmacho Nihonbashi,
Chuo-ku, Tokio 103–0001, Japan

Blackwell Science Asia Pty Ltd
54 University Street,
Carlton, Victoria 3053, Australien

Anschrift des Autors:
PD Dr. med. Geert Mayer
Hephata-Klinik
Schimmelpfengstraße 2
34613 Schwalmstadt-Treysa

Gewährleistungsvermerk
Die Medizin ist eine Wissenschaft mit ständigem Wissenszuwachs. Forschung und Weiterentwicklung klinischer Verfahren erschließen auch gerade in der Pharmakotherapie veränderte Anwendungen. Der/die Verfasser/in dieses Werkes haben sich intensiv bemüht, für die verschiedenen Medikamente in den jeweiligen Anwendungen exakte Dosierungshinweise entsprechend dem aktuellen Wissensstand zu geben. Diese Dosierungshinweise entsprechen den Standardvorschriften der Hersteller. Verfasser und Verlag können eine Gewährleistung für die Richtigkeit von Dosierungsangaben dennoch nicht übernehmen. Dem Praktiker wird dringend empfohlen, in jedem Anwendungsfall die Produktinformation der Hersteller hinsichtlich Dosierungen und Kontraindikationen entsprechend dem jeweiligen Zeitpunkt der Produktanwendung zu beachten.

Die Deutsche Bibliothek – CIP-Einheitsaufnahme

Mayer, Geert:
Narkolepsie : Genetik – Immungenetik –
motorische Störungen / Geert Mayer. –
Berlin : Blackwell-Wiss.-Verl., 2000
   ISBN 3-89412-449-0

© 2000 Blackwell Wissenschafts-Verlag,
Berlin · Wien
e-mail: verlag@blackwis.de
Internet: http://www.blackwell.de
ISBN 3–89412-449–0 · Printed in Germany

Einband: unter Verwendung der Abbildung „Man Asleep in a Chair" aus Sleep in Art, Editiones Roche, 1993
Satz und Repro: Mitterweger & Partner, 68723 Plankstadt
Druck & Bindung: Druckhaus Köthen GmbH, Köthen
Gedruckt auf chlorfrei gebleichtem Papier

Vorwort

Wozu brauchen wir ein Buch über Narkolepsie? Diese Frage wird sich mancher Leser stellen, der sich an die Krankheit aus dem Studium erinnert oder dem sie schon einmal in der Praxis begegnet ist oder der in der Arzneimittelwerbung über sie gelesen hat. Wir verstehen heute unter „Narkolepsie" eine primäre Schlaf-Wachstörung mit den Leitsymptomen Tagesschläfrigkeit und Kataplexie, die mit weiteren Symptomen, wie z. B. Schlaflähmungen, hypnagogen Halluzinationen und automatischem Verhalten, einhergehen kann. Seit Erscheinen des Buches „Tagesschläfrigkeit" von Meier-Ewert 1989 hat die Schlafmedizin einen immensen wissenschaftlichen Sprung vollzogen, und die Zahl der Publikationen hat rasant zugenommen.

Trotz umfangreicher Publikationen wird die Narkolepsie viel zu selten diagnostiziert. In Deutschland ist die Anzahl der Patienten mit Narkolepsie, bei denen die Krankheit nicht diagnostiziert wurde, mit ca. 90 % sehr hoch. Diese „Schieflage" macht auf ein Dilemma aufmerksam, das jedem Leser sogleich bei dem Kapitel über die Pharmakotherapie auffallen wird: Es existieren zu vielen, seit Jahren in der Therapie eingesetzten Medikamenten nur unzureichende Studien. Diese Studien haben nach den Kriterien der „Evidence-based medicine" nur einen niedrigen Qualitätsstandard, da sie meistens nicht doppelblind und randomisiert, die Fallzahlen klein und die diagnostischen Kriterien oft sehr unscharf waren. Vermutlich wird sich dieses Dilemma in den nächsten fünf Jahren „von selbst" erledigen, wie Zahlen aus frankokanadischen Untersuchungen aus den Jahren 1930–1998 belegen, die zeigen, daß die durchschnittliche Latenz zwischen Erstmanifestation und Diagnose von 50 auf drei Jahre schrumpft. Natürlich wünschen sich Patienten und Ärzte angesichts der modernen Möglichkeiten der Medizin eine kürzere Zeitspanne zwischen Erkrankungsbeginn und Diagnose. Angesichts der Vielschichtigkeit der Erkrankung und der Schwierigkeit der Betroffenen, einen eindeutigen Erkrankungsbeginn festzulegen, sind drei Jahre vermutlich eine akzeptable Zeit. Große Fortschritte sind auch bei der bisher noch nicht vollständig geklärten Pathophysiologie und Immungenetik der Narkolepsie innerhalb der nächsten Jahre zu erwarten.

Dieses Buch soll dazu beitragen, die vorhandenen Kenntnisse in übersichtlicher Weise darzustellen und sinnvolle und pragmatische Richtlinien für die Diagnostik und Therapie der Narkolepsie zu geben. Die Richtlinien basieren auf der Literatur der letzten 25 Jahre sowie auf der Erfahrung des Autors mit der Erkrankung.

Erfahrung mit Krankheiten zu machen heißt, sich intensiv mit den Betroffenen auseinanderzusetzen. Das bedeutet häufig, auch das Krankheitsverständnis der Patienten hinterfragen zu müssen, ihnen die Chance zu geben, einen neuen Zugang zu finden und sie zum/zur Mitarbeiter/in bei der Erarbeitung eines Krankheitsverständnisses und der Krankheitsbewältigung zu gewinnen. Viele Patienten haben über Jahre hinweg die Hilflosigkeit der Ärzte und Mitmenschen gegenüber ihrer Krankheit akzeptiert und sich zurückgezogen. Wenn sie zu Partnern werden und anfangen, sich mit ihrer Krankheit zu beschäftigen, leben viele auf und können ihr Leben wieder in den Griff bekommen. Ihre Fragen an den Mediziner können dann sehr bohrend sein und Ratlosigkeit verursachen, da oft keine Antworten parat sind. Aus Hilfsbedürftigen werden Experten. Aus dieser Entwicklung heraus ist mein Interesse an der Narkolepsie entstanden. Das eigene Wissen wurde durch die Patienten immer wieder verfeinert; sie geben damit ihr Wissen und ihren praktischen Umgang mit der Erkrankung weiter. Aus dieser Erfahrung heraus soll dieses Buch insbesondere auch Betroffene ansprechen, damit sie im Alltag besser mit der Krankheit leben können.

Ich danke meinem Lehrer Prof. Meier-Ewert, durch dessen Arbeit mein Interesse an der Narkolepsie geweckt wurde, für die Bereitschaft, mich an seinen wissenschaftlichen Aktivitäten teilhaben zu lassen. Ich danke allen Narkolepsiepatienten für die Einblicke, die sie mir in ihre Erkrankung gewährt haben und die vielfältigen Anregungen, die mir zu neuen Erkenntnissen verholfen haben, für die Diskussionen und Experimente, zu denen sie bereit waren. Ich danke weiterhin dem Vorstand und den Mitgliedern der Deutschen Narkolepsiegesellschaft, den Mitarbeitern meines Schlaflabors, den Schlafforschern in der DGSM, den Mitarbeitern der Humangenetik in Gießen und Stanford, Kalifornien, den Narkolepsie-Experten in Europa, in den USA und in Kanada, die mich in meiner Arbeit unterstützt und beraten haben. Insbesondere möchte ich auch den Kolleginnen und Kollegen und Narkolepsiepatienten danken, die mir geholfen haben, das Buch in der jetzigen Form zu erstellen und eigene Materialien dazu beigetragen haben.

Schwalmstadt-Treysa,   Dr. Geert Mayer
im Frühjahr 2000

Inhaltsverzeichnis

1 Geschichte der Narkolepsie

Gélineau beschrieb 1880 [156] einen Patienten mit Kataplexien (Muskelerschlaffung, ausgelöst durch starke, plötzliche Gefühle) und Tagesschläfrigkeit mit imperativen Einschlafattacken sowie autonomer Dysregulation in Form einer Bradykardie und nannte dieses Syndrom erstmals „Narkolepsie". Der Begriff ist abgeleitet aus dem Griechischen von Schlaf (ναρκωσισ) und ergreifen (λαμβανειν): vom Schlaf ergriffen. Die beschriebenen Kataplexien waren ausgelöst durch Ärger, Erheiterung oder peinliche Zwischenfälle. Es gelang Gélineau, eindeutige klinische Unterschiede zur Epilepsie, wofür die Narkolepsie damals zumeist gehalten wurde, zu Synkopen, zur Hysterie und zu anderen „Schlafkrankheiten" herauszuarbeiten [157]. Er verglich seine Fallbeschreibung mit der von Caffe, der 1862 [83] eine ähnliche Kasuistik, allerdings ohne Beschreibung von Kataplexien, veröffentlicht hatte:

„Herr G., 38 J. alt, Verkäufer von Fässern, von nervös-sanguinischem Temperament, stellte sich am 15.02.1897 in meiner Sprechstunde vor: Er hatte in seinen jungen Jahren keine Krampfanfälle und später keine Syphilis; er hat zwei Kinder, von denen das ältere dreizehnjährige ihn stets begleitete, während das zweite erst wenige Monate alt ist. Der Vater war nervös, aber ohne besorgniserregende Erkrankungen; seine Mutter starb an Krebs, sein Bruder an einem Magengeschwür. Er selbst trinkt mäßig, hatte vor fünf Jahren heftigen Gelenkrheumatismus und zur selben Zeit einen Herpes.

Vor drei Jahren hatte er während einer lebhaften Diskussion über eine wichtige Angelegenheit von seinem Gegenüber einen heftigen Faustschlag erhalten, den er mit einem Schlag mit einem Holzscheit parierte; danach war er von einem Polizeikommissar ergriffen und ins Gefängnis geworfen worden, was ihn sehr wütend gemacht hatte. Etwas später fiel ihm ein Holzscheit versehentlich auf den Kopf, ohne ihm jedoch große Schmerzen zuzufügen. Ich finde an dieser Stelle keine Spur von Empfindlichkeit oder nennenswerte Vertiefung. Während einer längeren Zeit danach traten keine Folgeerscheinungen bei ihm auf, lediglich spürt er seit zwei Jahren eine Art Nachwirkung, wenn er über einen Skandal lacht oder wenn er ein gutes Geschäft in seinem Metier wittert, indem er dann eine Schwäche in den Beinen spürt, die ihm wegrutschen. Später, wenn er beim Kartenspielen ein gutes Blatt hatte, war er vollkommen ergriffen und konnte seine Arme nicht mehr bewegen, sein Kopf fiel herab und er entschlief. Eine Minute später erwachte er wieder. Bald genügte die geringste Emotion, z.B. nur der Anblick seiner Fässer, um in jedem Moment, und sei es noch so unbequem, Müdigkeit und den imperativen Wunsch zu schlafen, hervorzurufen.

Wenn er ißt, wird seine Mahlzeit vier bis fünfmal durch das Bedürfnis, sich auszuruhen, unterbrochen. Seine Lider fallen herab, seine Hände lassen die Gabel, das Messer oder das Glas fallen, der Satz, den er mit erhobener Stimme begonnen hat, vollendet er mit Mühe, mit gesenkter Stimme stammelnd. Sein Kopf fällt herunter, er schläft ein. Um diesen Zustand abzuwenden, reibt er seine Augen, die Hand fällt kraftlos herab, er ist besiegt, muß sich beugen und schläft ein.

Wenn er sich auf der Straße befindet und ihn dieses Gefühl befällt, schwankt er, stolpert wie ein Betrunkener, hört wie ihm die Leute vorwerfen, daß er getrunken habe und ihn verspotten; er kann ihnen nicht antworten. Ihr Spott bedrückt ihn zusätzlich und er läßt sich instinktiv mit letzter Kraft auf einen Wagen oder ein Pferd fallen, das gerade vorbeikommt. Wenn mehrere Personen danach einen Kreis um ihn bilden, woran es in Paris nie mangelt, hört er sie oder ahnt wie sie Überlegungen über seinen Zustand anstellen und ihre „Liebenswürdigkeiten" lähmen ihn noch länger und hindern ihn umso mehr, sich zu erheben.

Wenn er ein intensives Gefühl erlebt, sei es ein peinliches oder fröhliches, so ist das Bedürfnis zu schlafen noch drängender und plötzlicher. So z. B. wenn er ein gutes Geschäft macht, einen Freund sieht, mit einem Fremden zum ersten Mal spricht, gute Karten hat, dann sackt er in sich zusammen und schläft sofort ein. Wenn er im botanischen Garten um den Affenkäfig herumgeht oder andere gewöhnliche Treffpunkte der Neugierigen, der Kindermädchen, Soldaten oder Gaukler besucht, schläft er ein, während er beobachtet, wie alle um ihn herum lachen. Ein Pferd, das durchgeht, ein Wagen, der ihm in die Quere kommt, der Anblick eines grotesk angezogenen Menschen, der ihn zum Lächeln bringt, mehr braucht es nicht, damit er erschüttert ist.

Wenn er ins Theater geht, schläft er schon beim Eintreffen allein bei dem Gedanken an das Vergnügen, das ihn dort erwartet, ein. Er schläft ein, während er sich auf die Bank setzt und sein Sohn muß ihn schütteln und zwicken, um ihn dem Schlaf zu entreißen. Aber sobald die Schauspieler in Aktion treten, läßt dieses Bedürfnis nach, er folgt mit Interesse dem Stück, ohne auch nur einmal zusammenzusacken, es sei denn in einem besonders pathetischen Akt, der ihn allzusehr in Gefühlsregungen versetzt. Schlechtes Wetter und vor allem das Nahen eines Sturmes vermehren die Frequenz seiner Schlafanfälle, von denen er bis zu 200 am Tage hat. Das einzige Mittel, um ihn davor zu bewahren, ist, ihn stark zu schütteln oder zu zwicken, indessen, wenn er sich sehr ärgert, schläft er weniger ein, jedoch eine längere drückende Ruhepause ist dann die Folge. Wenn er wieder erwacht, geht er gerade und sicher bis ihn nach einer Viertelstunde erneut der Schlaf überkommt.

Ich erinnere mich immer an die Art und Weise, mit der er zum ersten Mal meine Sprechstunde betrat. Er wurde von seinem Sohn geführt und gestützt, der ihn bei den Armen hielt. Kaum hatte er die Tür meines Behandlungsraumes durchschritten und seine Augen auf mich gerichtet, verschleierte sich sein Blick, seine Lider senkten sich, er taumelte hin und her, strauchelte und fiel schlafend auf einen Stuhl. Sein Sohn redete auf ihn ein und schüttelte ihn kräftig, worauf er mit mir zu sprechen begann.

Während seines Schlafes sinkt sein Puls, der gewöhnlich bei 66–68 liegt, sofort auf 58 oder 60, seine Pupillen, sehr eng im Wachzustand, sind es weniger, wenn er schläft. Sie ziehen sich erneut zusammen, wenn man die Lider anhebt oder wenn man sich mit Licht nähert. Seine Attacken dauern eine bis fünf Minuten, nichts läßt bei ihm einen krankhaften Zustand erkennen, seine Züge sind ruhig, entspannt, er ißt gut, sein Schlaf ist exzellent, er erwacht nur einmal. Täglich trinkt er einmal Kaffee und ist nie verstopft. Der Geschlechtstrieb ist zurückgegangen, indessen erinnere ich mich daran, daß seine Frau gerade ein Kind erwartete, er habe es jedoch, wie er sagt, in einem Moment gezeugt, in dem ihn die Krankheit überraschte.

Als Mitglied einer Erste-Hilfe-Organisation trägt seine Karte die Diagnose „morbus sacer". Er wurde zu Hause und in der Salpetrière behandelt. Als er dorthin ging, schlief er mehrere Male noch vor der Tür des Hospitals ein, dann an der Tür des Saales, und schließlich ein drittes Mal vor dem Arzt, den er gerade konsultiert hatte. Man riet ihm zu Bromkali, subkutanen Injektionen, Hydrotherapie, Elektrotherapie, schließlich kauterisierte man ihn am Nacken, konnte aber, wie er berichtet, keine Besserung erzielen.

Bittet man ihn, seine Beschwerden und deren Vorzeichen zu beschreiben, so sagt er, daß er in dem Moment, in dem er davon befallen ist, keinen Schmerz empfindet; er fühle nur eine tiefe

Schwere, eine intrakranielle Leere, eine Art Taumel, der um seinen Kopf saust, ein schweres Gewicht auf seiner Stirn und einen Druck hinter den Augen. Seine Gedanken verschleiern sich und sind wie weggewischt, seine Lider schließen sich halb, er hört noch, ist bei Bewußtsein. Schließlich schließen sie sich vollständig, er schläft, und all dieses sehr rasch, in einer Art und Weise, daß die präliminäre Phase des physiologischen Schlafes, die sonst fünf, zehn oder 15 Minuten braucht, bei ihm kaum einige Sekunden dauert.

Wenn man ihn veranlaßt, die Augen zu schließen, während man ihn auffordert zu sprechen oder herumzulaufen, wie man es mit einem Ataktiker macht, erlischt seine Stimme, er schläft ein, jedoch ohne ungeordnete Bewegungen. Kommt er in einen dunklen Raum, z.B. in einen Keller, zeigt er ebenso die Neigung zu schlummern. Wenn er eine stille Straße hinabgeht, kann er sich nur mit Mühe aufrecht halten, während er, wenn er einen Schubkarren vor sich herschiebt oder einen kleinen Wagen zieht, nicht einschläft, zweifellos, weil sein Wille in diesem Moment besonders stark ist.

Niemals hat er während seines krankhaften Schlafes Urin verloren oder Stuhl abgesetzt. Es ist ihm bei mir einmal gelungen, länger als eine halbe Stunde lang nicht einzuschlafen. Seine Gedächtnisfunktion ist nicht im geringsten eingeschränkt, er kann Rechenschaft über seine Angelegenheiten ablegen und sich aktiv beschäftigen, aber er kann ohne Begleitung nicht gefahrlos ausgehen. Wenn er alleine arbeitet, hat er weniger Anwandlungen, als wenn er mit jemandem zusammen ist, denn da er sich gerne unterhält, wird er lebhafter und schläft ein."

Gélineaus Arbeit löste eine medizinische Kontroverse über die Ursachen der Schläfrigkeit und die neue Krankheit aus [35, 56, 120, 396, 192]. Viele Autoren sahen in der Narkolepsie ein Symptom und lehnten es ab, von einem Syndrom zu sprechen.

Weitere Wegbereiter für die Beschreibung der Narkolepsie waren Westphal [534] und Löwenfeld [294], die die Narkolepsie als Krankheitsentität auffaßten. Löwenfeld arbeitete die besondere Bedeutung der „Hemmung der zur Erhaltung der aufrechten Körperstellung erforderlichen Muskelaktion" heraus, die er entsprechend Gélineau als „mit der Schlafneigung ursächlich zusammenhängend" beschrieb. Trotzdem wurde und wird die Narkolepsie weiterhin nur mit vermehrter Tagesschläfrigkeit gleichgesetzt.

Nachdem bis 1925 maximal 20 Kasuistiken vorlagen, wurden nach Ende des Ersten Weltkrieges bis 1933 durch das Auftreten der Encephalitis lethargica epidemica (von Economo) über 500 Fälle beschrieben [1, 435, 418, 95, 282], viele allerdings nur mit vermehrter Tagesschläfrigkeit. Erneut wurde die Frage gestellt, ob es sich bei der Narkolepsie nicht um ein ausschließlich sekundär auftretendes Syndrom handelte oder um eine genuine Erkrankung mit hereditärer Disposition, wie sie von Rosenthal angenommen wurde, der eine Häufung von Schläfrigkeit im engeren Familienkreis beobachtet hatte, wie schon Westphal und andere zuvor. Organische Erkrankungen wurden damals noch als „Neurosen" bezeichnet, so daß die Verwendung dieses Begriffes bei differentialdiagnostischen Überlegungen im letzten und zu Anfang dieses Jahrhunderts als psychisch ausgelöst im psychodynamischen Sinne mißverstanden werden konnte. Wilson [539] lehnte das Konzept einer Narkolepsie als morbus sui generis ab. Er unterschied als Krankheitsursachen: 1. toxisch-infektiöse Faktoren, Traumata, Störungen des Endokriniums und der Zirkulation, Hirndruck und epileptische Anfälle sowie 2. psychopathologische Störungen. Thiele und Bernhard [505] unterschieden zwischen „symptomatischen" und „genuinen" Narkolepsien. Westphal [534], Rosenthal [434] und Hoff und Stengel [208] fanden Hinweise für die Heredität der Erkrankung sowohl bei den symptomatischen als auch bei den genuinen Formen. Oppenheim [385] nahm an, daß eine Zentralstelle im Mittel- oder Zwischenhirn die gesamte Körpermuskulatur ausschalten könne. Diese müsse in unmittelbarer Beziehung zum hypostasierten „Schlafzentrum" und den zentralen Ganglien stehen. Redlich [418] deutete das Auftreten der Narkolepsie nach Encephalitis lethargica als Hinweis, daß „... wir die Auslösungsbedingungen der Narkolepsie in die Umrandung des dritten Ventrikels und die angrenzenden Stammganglien zu versetzen haben, denn das sind die Hirnregionen, die bei der Enzephalitis der Sitz der deutlichsten anatomisch-histologischen Veränderungen sind".

Die größeren Fallzahlen ließen die Beschreibung weiterer Symptome zu, die wir heute als die klassischen Symptome der Narkolepsie ansehen: hypnagoge Halluzinationen, Schlaflähmungen (von Wilson 1927 „sleep paralysis" genannt [539]), automatisches Verhalten, gestörter Nachtschlaf [505] und „Dissoziationszustände", d.h. „Wachanfälle" [434].

Die elektrophysiologischen Untersuchungsmethoden erlaubten es, bei Narkolepsiekranken EEG-Untersuchungen durchzuführen, die während „narkoleptischer Attacken" Schläfrigkeitsveränderungen zeigten [132]. Yoss und Daly fanden 1957 [547] in den EEG von 100 Narkolepsiepatienten einen ständigen Wechsel zwischen Wachen und Schlafen. Mit der Entdeckung des REM-Schlafs gelang Vogel 1960 [526] beim Vergleich von Gesunden mit Narkolepsiekranken der Nachweis, daß letztere einen verfrühten Traumschlaf („Sleep onset REM") haben. Dieser Befund wurde von Hishikawa und Kaneko [199], Dement et al. [122] und Roth et al. [442] bestätigt, so daß von einer REM-Narkolepsie gesprochen wurde [400], die als Differentialdiagnostikum gegenüber anderen NREM-Hypersomnien benutzt wurde. Polysomnographische Untersuchungen anderer Schlaf-Wach-Störungen zeigten, daß auch andere Hypersomnien mit verfrühtem REM-Schlaf einhergehen können. Die Einführung des Multiplen-Schlaf-Latenz-Tests (MSLT) [92] und die Entdeckung der engen Assoziation zwischen HLA-DR2 und Narkolepsie [237] erlaubten eine verbesserte Klassifikation der Narkolepsie.

1957 legten Yoss und Daly [549] anhand von 241 eigenen Fällen die Kriterien zur Diagnose des narkoleptischen Syndroms fest. Die als „narkoleptische Tetrade" bezeichnete Symptomkonstellation aus „Narkolepsie" (Tagesschläfrigkeit), Kataplexie, Schlaflähmungen und hypnagogen Halluzinationen fand sich bei 11 % ihrer Fälle, 25 % litten nur unter Narkolepsie (Tagesschläfrigkeit). Die diagnostischen Kriterien, die Honda 1986 [217] vorstellte, beinhalteten bereits das Konzept der REM-Schlaf-Anomalie und der HLA-DR2-Assoziation:

1. Beinahe tägliches Auftreten von Einschlafattacken über einen Zeitraum von mindestens 6 Monaten;
2. Nachweis von kataplektischen Attacken in der Anamnese;
3. mindestens einmaliger Nachweis von verfrüht auftretendem REM-Schlaf (in der Polysomnographie oder im MSLT);
4. immungenetischer Nachweis des HLA-Faktors DR2 DQw1.

Die diagnostischen Kriterien wurden in den verschiedenen Ländern sehr unterschiedlich gewürdigt, daher waren epidemiologische und immungenetische Studien trotz der diagnostischen Klassifikation der ASDAS (American Sleep Disorders Association [25]) von 1979 und der Internationalen Klassifikation der Schlaf-Wach-Störungen von 1990 [226] bis zu den strikten Definitionen Billiards 1994 [49] oft nicht vergleichbar.

Die Behandlung der Narkolepsie wurde zu Zeiten Gélineaus mit Strychnin, Koffein, Hydrotherapie, subkutanen Injektionen, Einatmen von Amylnitrit, das auf ein Taschentuch getropft wurde, um die zerebrale Durchblutung anzuregen [156], etc. erfolglos durchgeführt. Spätere Behandlungen mit Antiepileptika waren ebensowenig erfolgreich [439]. Die ersten erfolgreichen Behandlungen der Tagesschläfrigkeit konnten in den 30er Jahren mit Ephedrin und Amphetaminen [439, 393] durchgeführt werden. Durch die Entdeckung der REM-Schlaf-Anomalien konnte die erfolgreiche Behandlung mit trizyklischen Antidepressiva begonnen werden [4, 200]. Passouant et al. führten 1970 [402] die Hypnotika zur Behandlung von nächtlichen Schlafstörungen ein.

2 Epidemiologie

Die Anzahl qualitativ guter epidemiologischer Studien ist klein. Die Angaben zu Prävalenzen schwanken daher ganz erheblich. Mit zunehmender Qualität der Untersuchungen durch eine verbesserte Methodik und einheitliche Klassifizierung der Narkolepsie nähern sich die Prävalenzangaben verschiedener Autoren an. Die wichtigsten internationalen epidemiologischen Untersuchungen, Erhebungsmethoden, Stichprobengrößen und errechneten Prävalenzen sind Tabelle 2.1 zu entnehmen. Die neueren Studien zeigen übereinstimmend eine Prävalenz von 50–60/100 000.

Tab. 2.1 Prävalenzstudien bei Narkolepsie.

Quelle	Häufigkeit/ 100 000	95 % Konfidenzintervall	Anzahl Narkolepsiekranker	Anzahl Probanden Alter	Ermittlungsmethoden	Land
Solomon 1945 [479]	20 (190[1])	0 – 48	2 (19[1])	10 000 16 – 34 Jahre	Bevölkerungsstichprobe, ♂, klinische Untersuchung	USA (Afro-Amerikaner)
Solomon 1945 [479]	3[2]	0,6 – 5,7	6[2]	189, 196 ?	Bevölkerungsstichprobe, ♂, klinische Untersuchung	USA (Kaukasier)
Roth 1962 u. 1980 [439 u. 441]	1320[2] (2030[1, 2])	nicht berechnet	360[1, 4]	? ?	Patienten, klinische Untersuchung, EEG, Polysomnographie	Tschechoslowakei
Dement et al. 1972 [124]	50[5]	nicht berechnet	114	169 ?	Bevölkerungsstichprobe, Zeitungsanzeige, Telefoninterview	USA

Tab. 2.1 Prävalenzstudien bei Narkolepsie (Fortsetzung).

Quelle	Häufig-keit/ 100 000	95 % Konfidenz-intervall	Anzahl Narkolepsie-kranker	Anzahl Probanden Alter	Ermittlungs-methoden	Land
Dement et al. 1973 [123]	67[6]	nicht berechnet	35	113 ?	Bevölkerungs-stichprobe, TV-Anzeige, Telefoninterview	USA
Honda 1979 [212] Honda et al. 1983 [213]	160	9–230	20	12 469 12–16 Jahre	Bevölkerungs-stichprobe, Fragebogen, persönliches Interview	Japan
Partinen 1982 [398]	79	6287	2	2537 ?	Bevölkerungs-stichprobe, ♂, Fragebogen, klinische Untersuchung, Polysomnographie	Finnland
Franceschi et al. 1982 [148]	40[3]	0–118	1	2518 6–92 Jahre	Patienten, Polysomnographie, HLA-Typisierung, klinische Untersuchung	Italien
Wilner et al. 1988 [538]	0,23[3]	nicht berechnet	7[3]	1800 30–57 Jahre	Bevölkerungs-stichprobe, Fragebogen, klinische Untersuchung	Israel (Juden)
Martikainen et al. 1992 [302]	168[2]	18–604	2[2]	1190 36, 41, 46, 50 Jahre	Bevölkerungs-stichprobe, Fragebogen	Finnland
Tashiro et al. 1992 [504]	590	369–816	27	4559 17–59 Jahre	Bevölkerungs-stichprobe, Fragebogen	Japan
Hublin et al. 1994 [221]	26	0–56	3	11 354 33–60 Jahre	Bevölkerungs-stichprobe, Fragebogen, Telefoninterview, Polysomnographie, HLA-Typisierung, klin. Untersuchung	Finnland

Tab. 2.1 Prävalenzstudien bei Narkolepsie (Fortsetzung).

Quelle	Häufig-keit/ 100 000	95 % Konfidenz-intervall	Anzahl Narkolepsie-kranker	Anzahl Probanden Alter	Ermittlungs-methoden	Land
Ohayon et al. 1996 [380]	40	nicht angegeben	2	4972 15–100 Jahre	Bevölkerungs-stichprobe, Telefoninterview mittels Sleep-EVAL-System; betr. Prävalenz von Halluzinationen	England
Ondze et al. 1999 [384a]	21	nicht angegeben	3	16272 15–100 Jahre	Fragebogen-aktion einer Region	Frank-reich

[1] Unter Einbeziehung von Nicht-Narkoleptikern
[2] keine Angabe, ob mit oder ohne Kataplexie
[3] geschätzte Prävalenz in der Bevölkerung anhand von Patientenuntersuchungen
[4] über 35 % der Patienten hatten nur ein Symptom (Schlafattacken, Kataplexie oder Schlafläh-mung)
[5] Schätzungen anhand der Bevölkerung in der San Francisco Bay Area (4 Millionen), der Zei-tungsauflage (1,2 Millionen), der Anzahl der Antworten (196) und der durch Interview bestä-tigten Narkolepsiefälle (114)
[6] Schätzung nach Anzahl der Fernseher in der Los Angeles Area (2 290 200), Beurteilung der Zuschauer der Fernsehanzeige (56 576), Anzahl der Antworten (165) und durch Interview bestätigte Narkolepsiefälle (35), 30 % Stichprobenfehler und Diagnosefehler

3 Physiologie und Pathophysiologie der Narkolepsie

3.1 Neurochemische und pharmakologische Modelle zur Ätiologie der Narkolepsie

Da die Möglichkeiten, am Menschen neurochemische Untersuchungen durchzuführen, auf indirekte Untersuchungsmethoden oder klinische Untersuchungen beschränkt sind und neuroanatomische Korrelate nur postmortal mit entsprechenden Einschränkungen der Interpretation der Befunde zu erheben sind, wurden die meisten Untersuchungen am Hund durchgeführt. Insgesamt wurden mehr als 150 Substanzen mit unterschiedlichsten pharmakologischen Profilen untersucht [377]. Das Hundemodell zeigt viele Befunde, die denen beim Menschen ähneln. Unterschiede werden im Anschluß an die Darstellung der Pathophysiologie bei Hund und Mensch beschrieben.

3.2 Das Hundemodell

Seit den 80er Jahren werden pharmakologische Untersuchungen bei narkolepsiekranken Hundekolonien [255, 347] durchgeführt. Die Hunde zeigen dieselben Symptome wie Menschen. Kataplexien sind durch Sexualität, Spielen oder Anbieten von Futter sehr leicht auszulösen. In der Hundekolonie der Universität von Stanford/Kalifornien wurde ein standardisierter, Kataplexie-auslösender Test des Futteranbietens „Food Elicited Cataplexy Test (FECT)" entwickelt (Abb. 3.1).

3.3 Die Neurotransmitter

3.3.1 Noradrenerge Reuptake-Blocker (z.B. Viloxazin) und Noradrenalin-freisetzende Medikamente (Amphetamine)

Noradrenerge Wiederaufnahmehemmer supprimieren den REM-Schlaf [32]. α_1-adrenerge Rezeptoragonisten unterdrücken Kataplexien, während α_1-adrenerge Rezeptorantagonisten wie Prazosin sie bei Tier und Mensch verstärken [175]. Im Hundegehirn bindet das Prazosin an zwei α-Rezeptor-Subtypen α_{1a} und α_{1b}. Der spezifische Subtyp, der Kataplexien kontrolliert, ist der α_{1b}-Rezeptor [330]. α_{1a}-Rezeptoren sind in

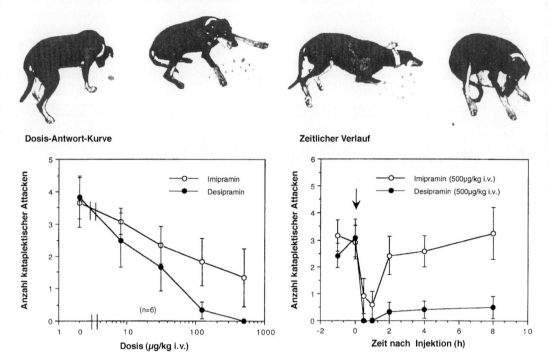

Abb. 3.1 Food Elicited Cataplexy Test (FECT): Im FECT werden 12 Stücke (ca. 1 cm³) eines Dosenweichfutters in einem Abstand von 30 cm in einem Halbkreis auf dem Boden ausgelegt. Die Hunde werden vorher darauf trainiert, alles Futter in der vorgegebenen Reihenfolge aufzuessen. Der Untersucher registriert die Anzahl kataplektischer Attacken, die während der Nahrungsaufnahme auftreten, und die Zeit, in der die Hunde die Stücke verzehren. Ein typisches Ergebnis, das einen dosisabhängigen Zeitverlauf einer pharmakologischen Untersuchung zeigt, ist unterhalb des Bildes dargestellt.

den Amygdala von narkoleptischen Hunden erhöht [331], möglicherweise als Ausdruck einer Heraufregulierung bei unzureichender noradrenerger Stimulation. Die α_1-vermittelten Kataplexien können durch den Acetylcholin-Antagonisten Atropin wieder unterdrückt werden, so daß von einer Interaktion cholinerger und noradrenerger Mechanismen ausgegangen werden kann. Da die cholinerge REM-Kontrolle im Pons lokalisiert ist [206], kann davon ausgegangen werden, daß eine neuronale Verbindung zwischen Amygdala und Pons besteht. α_2-Rezeptoragonisten haben keinen eindeutigen Effekt oder verstärken Kataplexien, während Antagonisten sie eindeutig unterdrücken [375]. Dieser Effekt wird über präsynaptische α_2-Rezeptoren, deren Dichte im Locus coeruleus bei Hunden vermehrt ist, vermittelt, die autoinhibitorisch die Noradrenalinfreisetzung behindern [150]. Daß die α_2-adrenerge Modulation einen gegenteiligen Effekt wie die α_1-Modulation bewirkt, legt die Beteiligung einer präsynaptischen α_2-Rezeptorkontrolle adrenerger Übertragung nahe.

Hohe Dosen von β-Rezeptoragonisten und -antagonisten können Kataplexien partiell unterdrücken [340].

Antidepressiva, vornehmlich die trizyklischen, werden in ihre Desmethyl-Metaboliten umgewandelt, die längere Halbwertszeiten und eine höhere Affinität zu den adrenergen Bindungsstellen zeigen. Bei der Gabe von Antidepressiva sind die Desmethyl-Metaboliten aktiver in der Unterdrückung der Kataplexien als die Muttersubstanzen [374].

Die Stimulation des zentralen adrenergen Systems reduziert Kataplexien. Dieser Befund stimmt damit überein, daß REM-Schlaf mit einer Abnahme der elektrophysiologischen Aktivität der noradrenergen Neurone im Locus coeruleus zusammenfällt [29, 541].

3.3.2 Dopaminerges System

D_1-Rezeptoragonisten und -antagonisten unterdrücken Kataplexien [375]. Selektive Dopamin-Wiederaufnahmehemmer und -Agonisten wirken alertisierend, zeigen aber keinerlei Einfluß auf Kataplexien [342, 376]. Bei Stimulation der D_2-Autorezeptoren können Kataplexien verstärkt werden. Diese widersprüchlichen Befunde lassen vermuten, daß präsynaptische D_2-Rezeptoren an der Synthese und Freisetzung von Norepinephrin beteiligt sind und über diesen Mechanismus Kataplexien verstärken. D_2-Rezeptoren sind beim Hund in den Amygdala und im Nucleus accumbens vermehrt.

Dopamin spielt zusammen mit Noradrenalin eine wichtige Rolle bei der Wirkung von Stimulanzien. Die Wirkung von dopaminergen Stimulanzien (Mazindol, GBR12,909, Bupropion, Nomifensin und Amineptin) auf EEG-Arousals ist signifikant höher als die von Noradrenalin-Wiederaufnahmehemmern (Nisoxetin und Desipramin). Der Dopamineffekt korreliert mit in vitro durchgeführten Dopaminbindungsuntersuchungen der Substanzen; es ist anzunehmen, daß das EEG-Arousal unmittelbar durch die präsynaptische Verstärkung der dopaminergen Übertragung verursacht wird [376]. Die Stärke des EEG-Arousal jedes einzelnen Präparats korreliert mit seinen jeweiligen Bindungsaffinitäten für den Dopamintransporter in vitro. *Die präsynaptische Modulation der Dopaminübertragung ist relevant für die vigilanzsteigernde Arousalwirkung, nicht jedoch die Norepinephrinübertragung.*

Injektionen kleiner Dosen dopaminerger Substanzen direkt in die ventrale tegmentale Region, in der eine hohe Dichte von Autorezeptoren existiert, kann Kataplexien reduzieren, während Injektionen in den Locus coeruleus keinen Effekt zeigen.

3.3.3 Cholinerges System

Zwei cholinerge Systeme kontrollieren Wachen, REM-Schlaf und Atonie im REM-Schlaf. Ein cholinerges System befindet sich im basalen Frontalhirn, ein weiteres im Hirnstamm [98, 471, 205, 490]. Im Hundemodell konnte früh nachgewiesen werden, daß cholinerge Agonisten oder Acetylcholinesterase-Inhibitoren Kataplexien signifikant verstärken [121]. Die cholinergen Effekte werden über Muscarin-Rezeptoren vermittelt. Muscarinartige Stimulation verstärkt Kataplexien. Mikroinjektionen mit Carbachol in die pontine Formatio reticularis (PRF) verstärken dosisabhängig Kataplexien [419] bei erkrankten Hunden. Bei nicht erkrankten Tieren (Katzen) löst Carbachol erst in sehr viel höheren Dosierungen kataplexieähnliche Zustände mit Muskelatonie und desynchronisiertem EEG aus [522]. Die während spontaner Kataplexien gemessenen Acetylcholin-Ausschüttungen in der PRF sind signifikant erhöht, nicht aber während des Fütterns und Spielens [377]. Dieser Befund bestätigt, daß cholinerge Systeme, die in die PRF projizieren, bei Kataplexien aktiviert werden. Erhöhte Acetylcholin-Ausschüttung während des REM-Schlafs, vermehrte M_2-Rezeptorendichte in der Hunde-PRF und verstärkte Empfindlichkeit narkoleptischer Hunde auf cholinerge Stimulation deuten auf eine Hyperaktivität des cholinergen Systems bei narkoleptischen Hunden hin. Der Nachweis von Verstärkungen der Kataplexien unter Mikroinjektion von Carbachol in das basale Frontalhirn und deren Unterdrückung nach Atropininjektion in dieselbe Region [374] zeigt, daß diese Region ebenfalls an der Regulation der Kataplexien beteiligt ist. Das basale Frontalhirn verfügt über enge Verbindungen zum limbischen System; es ist vorstellbar, daß emotionale Trigger aus dem limbischen System das basale Frontalhirn aktivieren und von hier aus eine globale REM-Schlafaktivierung initiieren.

3.3.4   Serotonerge Systeme

Baker und Dement [32] fanden im Gehirn narkoleptischer Hunde normale Serotonin-Konzentrationen bei leicht erhöhter Konzentration des Metaboliten 5-Hydroxyindol-essigsäure. Serotonin-Wiederaufnahmehemmer hatten in den bisherigen Untersuchungen keinen Einfluß auf Kataplexien [340, 333], außer in sehr hohen Dosierungen, die bis zu zehnmal höher als bei adrenergen Substanzen mit gleicher Transporteraffinität sein mußten.

Die Wirkung der Noradrenalin- und Serotonin-Wiederaufnahmehemmer ist in Abbildung 3.2 wiedergegeben.

3.3.5   Andere Systeme

Die Untersuchung von A_1- und A_2-Adenosinrezeptoren in verschiedenen Gehirnarealen von gesunden und narkoleptischen Hunden zeigen keine Unterschiede [189].

Durch Thalidomidgaben können bei narkolepsiekranken Hunden, nicht jedoch bei gesunden Tieren Kataplexien induziert werden [241]. Da Thalidomid zwar den REM-Schlaf steigert, aber an keinen der Rezeptoren bindet, die Kataplexien auslösen können (D_2-, M_2-, α_2-Agonisten, α_1-Antagonisten), ist anzunehmen, daß seine immunmodulierenden Eigenschaften (TNF-α-Modulation) für diese Wirkung verantwortlich sind (s. Tab. 3.1). Dieser Befund stützt die Hypothese, daß es sich bei der Narkolepsie um eine Immunerkrankung handeln könnte.

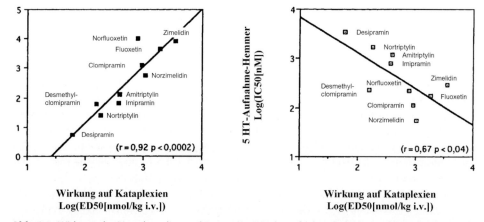

Abb. 3.2 Wirkung der Noradrenalin- und Serotonin-Wiederaufnahmehemmer auf Kataplexien (nach Nishino und Mignot [376a]).

Tab. 3.1 Das Hundemodell der Narkolepsie: Effekt der Rezeptor-Liganden auf die Kataplexie.

| Rezeptor | Kataplexie Hund | | Kataplexie Mensch | | |
	Agonist	Antagonist	Literatur	Agonist	Antagonist
Adrenerg α_{1b}	↓	↑	Reid et al. 1994 [419]	?	↑ (Prazosin)
Adrenerg α_2	↑ (Non-imidazolin)	↓	Mignot et al. 1989 [332], Nishino et al. 1993 [374]	↓ (Clonidin)	↓ (Yohimbin)
Muscarinartig M2	↑	↓	Nishino et al. 1990 [375]	→ (Physostigmin i.v.)	→ ↓ (Trihexyphenidyl, Benztropin
Dopaminerg D2/D3	↓ (außer Bromocriptin)	↓	Nishino et al. 1991 [373a]	→ (Bromocriptin)	↓ (Tiaprid)
Dopaminerg D1	↓	↓	Nishino et al. 1991 [373a]	?	?
Serotonerg 1a	↑	→	Nishino et al. 1995 [377a]	?	?
Benzodiazepin	→ ↓	→	–	→ (Benzodiazepine)	?
TRH	↓	Nicht verfügbar		?	Nicht verfügbar
PGE2	↓	PGD2 ohne Effekt		?	?

↓ = signifikante Verschlechterung, ↑ = signifikante Verbesserung, → = kein Einfluß auf Kataplexien

3.4   Untersuchungen beim Menschen

3.4.1   Postmortale neurochemische Untersuchungen

Neben fokalen Gliosen des ventrolateralen kaudalen Pons und des periventrikulären vorderen Hypothalamus [143] wurden fokale Degenerationen der Substantia nigra gefunden [284]. In Gehirnen von fünf Narkolepsiepatienten, die an Tumoren gestorben waren, wurden erhöhte Serotoninkonzentrationen, ein leicht erhöhter Serotonin-Turnover vieler Gehirnareale und ein erhöhter Noradrenalin-Turnover im frontalen Kortex gefunden [252], während der DOPAC/DA-Quotient im Striatum bei erhöhter D_2-Rezeptorendichte erniedrigt war. Die Anzahl der α_1-noradrenergen Rezeptoren war im frontalen Kortex und den Amygdala vermindert. Autoptische Befunde von drei weiteren Narkolepsiepatienten [8] unterschieden sich von den zuvor genannten durch eine vermehrte α_2-Bindung in den Basalganglien und den Amygdala und durch eine im Vergleich zu Gesunden vermehrte Dopamin D_2-Rezeptorenbindung im

Nucleus caudatus (+ 63 %), im lateralen Globus pallidus (+ 95 %) und in den lateralen Amygdala (+ 93 %).

Die Untersuchungen besitzen nur eine eingeschränkte Aussagekraft, da die Patienten vor dem Tod Medikamente (Stimulanzien oder Opiate) eingenommen hatten und nur drei Patienten mit anamnestisch bekannten Kataplexien polysomnographisch untersucht worden waren. Allen Untersuchungen gemeinsam ist die erhöhte D_2-Rezeptorendichte, die der im Hundemodell vergleichbar ist.

Ausgehend vom revidierten reziproken Interaktionsmodell der REM-Zykluskontrolle von McCarley und Massaquoi [318] mit REM-off-Zellen in noradrenergen Neuronen des Locus coeruleus und serotonergen Neuronen der Raphe dorsalis und REM-on-Zellen in cholinergen pedunkulopontinen und parabrachialen Neuronen, die im Wechsel Neurone der medialen pontinen Formatio reticularis aktivieren oder deaktivieren, können die postmortal erhobenen Befunde folgende funktionelle Bedeutung haben:

1. Die Erhöhung des noradrenergen und serotonergen Turnovers in Gehirnarealen, die Innervationen vom Locus coeruleus und der Raphe dorsalis erhalten, deutet auf eine erhöhte Aktivität der REM-off-Zellen bei Narkolepsiepatienten hin.
2. Die vermehrte REM-off-Zellen-Aktivität unterdrückt die Aktivität der cholinergen pedunkulopontinen REM-on-Zellen.
3. Hierdurch kann es zu einer erhöhten cholinergen Empfindlichkeit kommen, die die Ausschüttung dopaminerger Zellen herunterreguliert (niedriger DOPA/DA-Quotient), mit der Folge einer erhöhten D_2-Rezeptorendichte im Striatum. Da dopaminerge Neurone ihrerseits modulierend auf die noradrenergen Systeme einwirken [475, 342], können über sie noradrenerge REM-on-Zellen aktiviert werden.

Bis weitere Untersuchungen vorliegen, bleiben diese, zwar mit dem Hundemodell gut übereinstimmenden Überlegungen allerdings Hypothesen.

3.4.2   Rezeptorbindungs-Studien in vivo

Dopaminrezeptorbindungs-Studien im SPECT [220, 493] und PET [248, 296, 485] zeigen eine normale D_2- und D_1-Rezeptorendichte im Striatum [296]. Auch bei einem diskordanten Zwillingspaar mit Narkolepsie zeigte sich beim Co-Zwilling eine normale D_2-Rezeptorenbindung [113]. Diese Befunde weisen darauf hin, daß die pathologischen postmortalen Rezeptor-Befunde nicht unbedingt Narkolepsie-typisch sind. Eine verminderte D_2-Rezeptorenbindung im Striatum älterer narkoleptischer Patienten [248] wurde auf die langjährige medikamentöse Behandlung zurückgeführt.

Ellis et al. [136] untersuchten mittels Protonen-Magnetresonanzspektroskopie (MRS) die chemische Zusammensetzung eines 2 mm^3 großen Areals im ventralen Pons von zwölf Gesunden und zwölf Narkolepsiekranken. In diesem Areal befinden sich die Kontrolle für sakkadische Augenbewegungen und der REM-Generator. Funktionelle MRT-Aufnahmen von akustischen und visuellen kortikalen Gebieten wurden nach periodischen akustischen und visuellen Stimuli aufgezeichnet und mit der Protonen-Spektroskopie verglichen. Letztere zeigte im Hirnstamm keine Zellverluste bei erhaltenem Cholin-, n-Acetyl-, Aspartat- und Kreatingehalt. Die mittleren akustischen und visuellen Aktivierungen (Pixel count) waren bei Patienten etwas niedriger als bei Gesunden. Unter Stimulation mit dem α_1-adrenergen Rezeptoragonisten Modafinil zeigte sich nach Stimulation keine Aktivierung im funktionellen MRT [136].

Das Fehlen morphologischer Veränderungen des ZNS bei narkolepsiekranken Menschen und Tieren deutet darauf hin, daß die Pathophysiologie durch die nachgewiesene Imbalance neurochemischer Prozesse, die den Schlaf regulieren, bedingt sein muß. Dieser Schluß stimmt gut überein mit der Auffassung Broughtons, der die Ursache der Narkolepsie in einer Störung der „State boundary control" sieht.

3.4.3   Immunozytochemische Befunde

Lin et al. [289] und Engber et al. [141] untersuchten an Katzen- und Rattengehirnen die Expression von c-Fos, einem „immediate early gene", in unterschiedlichen Hirnarealen. C-Fos ist das „early gene", das im ZNS als erstes auf verschiedene externe und interne Reize (pharmakologisch, elektrisch, Streß, Schlafdeprivation) reagiert. Es kodiert ein nukleäres Phosphoprotein, Fos, das verantwortlich ist für die Kontrolle der Zielgenexpression bei der Zellaktivierung. Es wird daher auch als „third messenger" angesehen. Während in einem Experiment mit Katzen die Tiere Amphetamin, Methylphenidat und Modafinil erhielten, wurde in einem anderen Experiment mit Ratten den Tieren nur Amphetamin und Modafinil injiziert. Amphetamin und Metamphetamin induzierten eine Fos-Immunoreaktivität in einer großen Anzahl von Neuronen im Striatum und gesamten Kortex, besonders im Nucleus caudatus und mediofrontalen Kortex. Bei beiden Spezies induzierte Modafinil eine Fos-Immunoreaktivität im anterioren Hypothalamus und Nucleus suprachiasmaticus. Bei Katzen fand sich auch im rostralen periaquäduktalen Grau eine Immunoreaktivität, während ein Effekt im Zentralkern der Amygdala nur bei Ratten gefunden werden konnte. Bei beiden Spezies fand sich ein deutlicher Unterschied der Regionen der c-Fos induzierten Immunoreaktivität zwischen Modafinil und Amphetaminen. Bei Katzen induziert Methylphenidat eine stärkere Immunoreaktivität im Striatum, was auf eine höhere Empfindlichkeit des dopaminergen Systems auf Mehtylphenidat schließen läßt. Weder unter Amphetaminen noch unter Modafinil wurden die primären Schlaf-Wachzentren wie die Area preoptica des Hypothalamus, der posterioren Hypothalamus, der Locus coeruleus, der pedunculopontine tegmentale Nukleus, die Formatio reticularis und die intralaminaren Nuklei des Thalamus markiert. Die Immunoreaktivität des Striatums auf Amphetamin paßt zu seiner Funktion, dopaminerge Übertragung zu verstärken. Dies ist bei Modafinil nicht der Fall, so daß ein anderer Übertragungsmechanismus des stimulierenden Effekts existieren muß. Der Zentralkern der Amygdala moduliert behaviorales und alertisierendes Arousal; der anteriore Hypothalamus scheint einen inhibitorischen Effekt auf schlafgenerierende Neurone der Area preoptica des Hypothalamus auszuüben und könnte über den posterioren Hypothalamus mit seinen histaminergen Neuronen eine wichtige Rolle für Arousalmechanismen spielen. Die Bedeutung der Amygdala könnte möglicherweise nicht nur spezifisch für das Modafinil sein, da sich beim Hund eine erhöhte α_2-Rezeptorendichte findet [331].

Engber et al. [141] verglichen bei Ratten die 2-Deoxyglukose-Utilisation nach Modafinil- und Amphetamingabe in 46 unterschiedlichen Hirnregionen. Übereinstimmend mit der c-Fos-Immunoreaktivität fanden sie bei Modafinil eine erhöhte Glukose-Utilisation im Zentralkern der Amygdala, während Amphetamin hier keinen Effekt hatte. Während Amphetamin in vielen Gehirnregionen eine erhöhte Glukose-

Utilisation aufwies (23 von 26 Regionen), war dies bei Modafinil nur in den Regionen des Hippocampus der Fall.

Modafinil und Amphetamine wirken auf verschiedene Hirnareale. Sie unterscheiden sich damit eindeutig in ihren vigilanzsteigernden Mechanismen.

3.5   Autonomes Nervensystem und Narkolepsie

In der Literatur wird häufig der Verdacht geäußert, der Narkolepsie liege eine Störung des autonomen Nervensystems zugrunde. Einige wichtige Befunde werden hier zusammengestellt.

Die pupillometrischen Befunde von Narkolepsiekranken (s. Pupillometrie) scheinen auf einen erniedrigten sympathischen Tonus bei dieser Erkrankung hinzuweisen.

Viele männliche Narkolepsiepatienten berichten über Erektionsstörungen und Impotenz [73, 280]. Sie sind mehrheitlich auf die Einnahme von trizyklischen Antidepressiva und Stimulanzien zurückzuführen [243].

Untersuchungen der kardiovaskulären Reflexe unbehandelter und behandelter Narkolepsiepatienten [448] zeigen im Vergleich mit Gesunden eine Verminderung der Herzfrequenz und des Blutflusses am kontralateralen Unterarm bei der isometrischen Handgriff-Testung, des weiteren wird über einen erniedrigten Valsalva-Quotienten und eine verminderte Sinusarrhythmie berichtet [448]. Als Ursache nimmt man eine Störung der kardiovaskulären Reflexe bei Narkolepsiekranken durch einen Defekt der erregenden zentralnervösen Mechanismen an. Zur Überprüfung dieser Annahme untersuchte eine andere Arbeitsgruppe unter Provokationsbedingungen (maximale Inspiration, Valsalva-Versuch, Orthostase-Test) Herzfrequenz und Blutdruck bei unbehandelten Narkolepsiepatienten [219], die im Vergleich mit Gesunden keinerlei Abweichungen zeigten.

3.6   Temperaturregulation bei Narkolepsiepatienten

1983 fanden Mosko et al. [360] bei Narkolepsiepatienten mit SOREMP (s. 3.7) ein gegenüber Gesunden um eine Stunde vorverlagertes Temperaturminimum. Bei den Gesunden lag das Temperaturminimum 4–5 h nach Schlafbeginn. Die höheren nächtlichen Temperaturamplituden der Narkolepsiepatienten wurden auf die Schlafunterbrechungen und die vermehrte nächtliche Motorik zurückgeführt. Untersuchungen über die zeitliche Beziehung zwischen Temperaturabfall und der Entscheidung, zu Bett zu gehen, zeigen [84], daß der Temperaturabfall von letzterer unabhängig ist. Unter zeitgeberfreien Ableitebedingungen läßt sich bei Narkolepsiepatienten nach Schlafphasen ein langsamerer Temperaturanstieg feststellen als bei Gesunden [408].

Wir überprüften die Ergebnisse von Mosko et al. [360] an 15 unbehandelten Patienten [314] und einer gesunden Kontrollgruppe und untersuchten zusätzlich die Beziehung zwischen zirkadianer Körpertemperaturrhythmik und Tagschlaf, gestörtem REM-Schlaf und Schlaffraktionierung.

Bei Patienten und Probanden erfolgten polysomnographische Ableitungen über 36 h von 18.00 Uhr bis 9.00 Uhr des dritten Tages mit einem portablen Polysomnographie-Gerät (Medilog 9200-System), eine simultane Temperaturaufzeichnung mit einer rektalen Temperatursonde und eine Aktivitätsaufzeichnung mit einem Aktometer mit dreiminütiger Registrierung. Zur Kontrolle der physiologischen Parameter und der Schlafqualitätsbewertung wurden Fragebögen zu Schlafgewohnheiten, Schlafzeit, Häufigkeit von Halluzinationen, Schlaflähmungen, gewollten und ungewollten Tagschlafepisoden sowie zum Getränkekonsum (Kaffee, Tee, Cola) ausgefüllt.

Die Schlafstadienbestimmung der Medilog-Rohdaten erfolgte visuell nach der Methode von Rechtschaffen und Kales [416]. Wachheit wurde nach den modifizierten Kriterien von Simon et al. [472] als „aktive" und „ruhige" Wachheit klassifiziert. Die Schlaf-Wach-Analyse der Medilog-Aufzeichnungen gestattete eine Unterscheidung von drei Gruppen: 1. Narkolepsiepatienten ohne SOREMP (n = 9), 2. Narkolepsiepatienten mit SOREMP im Nachtschlaf (n = 6 in Nacht 1, davon n = 3 in Nacht 2) und in den Tagschlafepisoden (n = 2) sowie 3. Kontrollprobanden (n = 12).

Ergebnisse: Während des Nachtschlafes wiesen die Narkolepsiepatienten verkürzte REM-Latenzen auf. Die mittlere aktometrisch gemessene Aktivität in den Wachliegezeiten war nachts bei den Narkolepsiepatienten mit SOREMP länger als bei den Kontrollprobanden. Die Wachzeiten von Patienten ohne SOREMP enthielten, verglichen mit Kontrollprobanden, signifikant längere Zeiten ruhigen Wachseins.

Die Temperaturkurven des „Cosinor fitting" zeigten nach Synchronisierung mit dem Temperaturminimum in Cosinor-Anpassung und in den Rohdaten eine Amplitudendämpfung bei Narkolepsiepatienten, die bei den Patienten mit SOREMP am ausgeprägtesten war (Abb. 3.3).

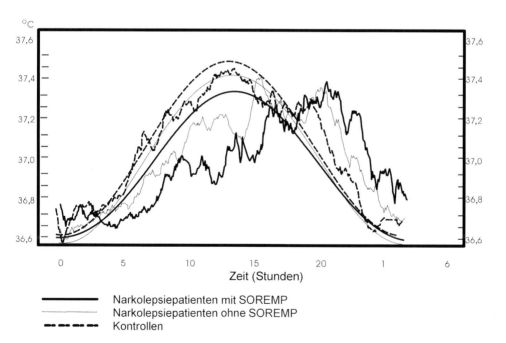

Abb. 3.3 36stündige Temperaturverläufe (Cosinor-Anpassung und geglättete Rohdaten) von Narkolepsiepatienten und Kontrollpatienten (auf das Temperaturminimum synchronisiert).
x ± SD = Mittelwert und Standardabweichung, F: F-Wert der einfaktoriellen Varianzanalyse, p < 0,05, ns = nicht signifikant, Mesor = Midline estimatory statistics of rhythm.

Die Narkolepsiepatienten hatten einen geringeren und flacheren Temperaturanstieg und einen früher einsetzenden Temperaturabfall als die Kontrollprobanden. Die Steilheit des Temperaturabfalls und -anstiegs (°C/min) zeigte keine signifikanten Unterschiede. Ohne Synchronisierung auf das Temperaturminimum erschien die Akrophase bei Narkolepsiepatienten früher als bei den Kontrollprobanden. Trotz nicht signifikanter Unterschiede der Einschlafzeiten war das Temperaturminimum bei Narkolepsiepatienten gegenüber den Kontrollpatienten vorverlagert. Das Intervall zwischen Schlafbeginn und den Temperaturminima war bei Patienten mit SOREMP gegenüber Kontrollprobanden signifikant (p < 0,011) verkürzt (Tab. 3.2).

Am Tag war bei Narkolepsiepatienten mit SOREMP der Zeitraum zwischen Einschlafen und Temperaturminimum signifikant länger (56,3 ± 12,2 min) als bei Patienten ohne SOREMP (21,2 ± 5,9 min, p < 0,007).

Bei Patienten mit SOREMP trat die maximale Temperaturänderung signifikant kürzer vor Schlafbeginn auf (2,0 ± 3,5 min) als bei Patienten ohne SOREMP (16,6 ± 5,9 min, p < 0,044).

Tab. 3.2 Visuelle Analyse der über 36 Stunden gemessenen Körperkerntemperatur bezogen auf den Schlaf-Wach-Zyklus von Narkolepsiepatienten mit und ohne SOREMP sowie Kontrollpersonen.

Parameter	Narkolepsiepat. ohne SOREMP x ± SD	Narkolepsiepat. mit SOREMP x ± SD	Kontroll-probanden x ± SD	Np-SO vs. Np+SO (p-Wert)	Np-SO vs. Kontrollen (p-Wert)	Np+SO vs. Kontrollen (p-Wert)
D-El-Temp. min 1	89,33 ± 48,63	54,50 ± 29,51 (6)	137,25 ± 36,41	ns	ns	ns
D-El-Temp. min 2	103,67 ± 55,25	25,50 ± 17,69 (3)	159,25 ± 42,58	ns	ns	0,011*
D-El-REM-Temp. min 1	−9,38 ± 52,07	26,50 ± 19,23 (6)	31,50 ± 43,29	ns	ns	ns
D-El-REM-Temp. min 2	−2,63 ± 58,19	−22,20 ± 37,66 (3)	61,50 ± 40,42	ns	ns	ns
Akrophase Tageszeit	14,52 ± 0,61	14,43 ± 0,97	15,82 ± 0,367	ns	0,072 (*)	ns
Temp. min 1 >< 24 h	−0,54 ± 0,85 (8)	−0,54 ± 0,69 (6)	1,93 ± 0,63	ns	0,031*	0,034*
Temp. min 2 >< 24 h	0,66 ± 0,91 (8)	−0,56 ± 0,55 (3)	0,72 ± 0,76	ns	ns	0,065 (*)

Np-SO = Narkolepsiepatienten ohne SOREMP, Np+SO = Narkolepsiepatienten mit SOREMP, Kontrl. = Kontrollprobanden, vs. = versus, p-Wert u. * p < 0,05 = zweiseitiger t-Test, x ± SD = Mittelwert und Standardabweichung, D-EL-Temp. min 1, 2 = Zeit zwischen Einschlafen und Temperaturminimum in Nacht 1 und 2, D-EL-REM-Temp. min 1, 2 = Zeit zwischen Einschlafen und Beginn der ersten REM-Periode, Temp. min 1, 2 >< 24 h = Temperaturminima der Nächte 1 und 2 in Stunden und Minuten vor und nach 24 Uhr

Das Zusammentreffen des maximalen Temperaturabfalls mit der ersten REM-Periode fand man bei Patienten mit SOREMP (3,3 ± 3,7 min) signifikant früher als bei Patienten ohne SOREMP (44,5 ± 4,9 min, p < 0,001).

Die Temperaturabfälle bei ungewollten und gewollten Tagschlafepisoden unterschieden sich nicht. Die Zeitabstände zwischen ruhigem Wachsein und den gemittelten maximalen Temperaturabfällen waren bei Patienten mit SOREMP vor Beginn der Tagschlafepisoden signifikant kürzer (2,2 ± 2,7 vs. 28,6 ± 12,8 min, p < 0,028) als bei Patienten ohne SOREMP. Temperaturabfälle traten während des ruhigen Wachseins auch ohne nachfolgenden Schlaf auf. Die maximalen Temperaturabfälle bei Patienten mit SOREMP lagen zeitlich näher an der ersten REM-Periode als bei Patienten ohne SOREMP (63,4 ± 33,7 vs. 145,8 ± 47,9 min in Nacht 1, 142,8 ± 58,8 vs. 147,0 ± 46,7 min in Nacht 2). Die Dauer des ruhigen Wachseins vor Schlafbeginn war bei Patienten mit und ohne SOREMP gleich.

Der maximale Temperaturanstieg in Tagschlafepisoden lag im Mittel mehrere Minuten vor dem Erwachen (Patienten mit SOREMP 5,3 ± 14,6 min, ohne SOREMP 16,2 ± 24,9 min). Während des Nachtschlafs trat der maximale Temperaturanstieg einige Minuten vor oder unmittelbar nach dem Erwachen auf. Die Beziehung zwischen der Temperatur und den Tagschlafepisoden eines Patienten mit SOREMP ist in Abbildung 3.4 dargestellt. Die Abbildung zeigt, daß Tagschlafepisoden und Nachtschlaf immer „ruhiges Wachsein" vorausgeht.

Patienten ohne SOREMP verzeichnen in den Schlafprotokollen im Vergleich mit Patienten ohne SOREMP keine vermehrte Anzahl ungewollter oder gewollter Tagschlafepisoden.

Die Untersuchung zeigt, daß das Temperaturminimum nur bei Patienten mit SOREMP signifikant vorverlagert ist. In beiden Gruppen ist es unabhängig vom Zeitpunkt des Einschlafens. Dieser Befund könnte Folge des signifikant häufigeren „ruhigen Wachseins" sein. Aus der chronobiologischen Literatur ist bekannt, daß Aktivität am Abend einen phasenverzögernden Effekt ausübt, während Inaktivität keine Ände-

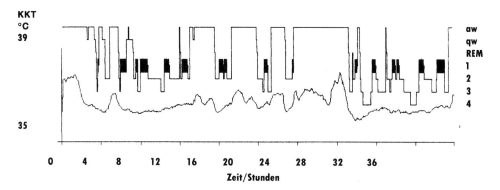

Abb. 3.4 Hypnogramm mit parallel registrierter Temperaturaufzeichnung (Rektaltemperatur in °Celsius). Die Temperatur sinkt mit jedem Einschlafen ab und steigt mit jedem Erwachen. Vor der REM-Schlafphase im letzten Nachtdrittel (nach längerer Wachphase) besonders steiler Temperaturabfall. Schwarze Balken: REM-Schlaf.

KKT: Körperkerntemperatur; Schlafstadien: aw: active wakefulness; qw: quiet wakefulness; 1–4: NREM

rung bewirkt [535]. Da dieser Prozeß nicht nur für die nächtliche Schlafphase nachgewiesen werden konnte, sondern auch für die Tagschlafphasen mit SOREMP zutrifft, scheint es sich um einen konstanten Schlaf- und insbesondere REM-gebundenen Prozeß zu handeln. Der Befund ist dem von Patienten mit Depressionen, nach Schlafentzug oder im zeitgeberfreien Labor vergleichbar und bestätigt den hohen Schlafdruck [527].

Bei Patienten mit SOREMP findet sich kein höherer Temperatur-Mesor (Midline estimatory statistics of rhythm) als bei Gesunden [360], während die Dämpfung der Temperaturamplituden und der verzögerte morgendliche Anstieg bei Narkolepsiepatienten bestätigt werden konnte [408]. Die geringere motorische Aktivität am Tage und die Koppelung von „ruhigem Wachsein" mit den Temperaturabfällen zeigen, daß nicht die motorische Aktivität über das Einschlafen entscheidet, sondern der Temperaturabfall. Der maximale Temperaturabfall ist sowohl bei Gesunden als auch bei Narkolepsiepatienten Indikator für den Schlafbeginn [84]. Beim Nachtschlaf findet sich kein vorgezogener maximaler Temperaturabfall. Dieser kann lediglich bei Patienten vor Tagschlafepisoden mit SOREMP bestätigt werden. In diesen Episoden fällt der verkürzte zeitliche Abstand zwischen maximalem Temperaturabfall und REM-Periode auf. Die veränderte zeitliche Beziehung von maximalem Temperaturabfall und SOREMP deutet u. a. auf einen temperaturabhängigen Defekt in der REM-Regulation von Narkolepsiepatienten hin.

Bezogen auf den Schlafbeginn ist das Temperaturminimum bei Narkolepsiepatienten mit SOREMP signifikant vorverlagert.

Die maximale Temperaturveränderung tritt bei Patienten mit SOREMP signifikant früher vor Schlafbeginn und REM-Schlaf auf als bei Patienten ohne SOREMP.

Narkolepsiepatienten haben verglichen mit Gesunden am Tag und in der Nacht eine geringere motorische Aktivität.

Dem Einschlafen und dem Termperaturabfall geht bei Narkolepsiepatienten immer eine Periode verringerter Aktivität voraus, womit die vermehrte Einschlafneigung erklärt werden kann.

3.7   Elektrophysiologische Modelle zur Pathophysiologie der Anomalie des REM-Schlafs

Seit der Entdeckung der „Sleep-onset-REM-Periode" (SOREMP) durch Vogel [526] hat das Phänomen der Regulationsstörung des REM-Schlafs die Schlafforscher beschäftigt. Mehrere Hypothesen sind hierzu entwickelt worden.

3.7.1   „REM-Druck"-Hypothese

Die REM-Druck-Hypothese postulierte ein gesteigertes Bedürfnis der Narkolepsiepatienten nach REM-Schlaf.

Nach Entdeckung der SOREMP glaubte man, diese sei pathognomonisch für die Narkolepsie-Kataplexie und gäbe einen Hinweis auf eine gesteigerte und vorverlagerte REM-Aktivität. Beim MSLT galt das Auftreten von SOREMP anfangs als diagnostisches Kriterium der Narkolepsie [89]. SOREMP wurden dann auch bei schizophrenen, depressiven, anorektischen, zwangsgestörten und bei Schmerzpatienten gefunden. Bei REM-deprivierten Gesunden, Schlafapnoe-Patienten, nach Zeitzonen-veränderungen und Schichtarbeit können ebenfalls SOREMP auftreten. Bei den o. g. Erkrankungen tritt allerdings meist nur eine SOREMP im MSLT oder in der Polysom-nographie auf, 50 % aller Narkolepsiepatienten weisen hingegen zwei und mehr SOREMP auf.

Die Vorverlagerung des REM-Schlafs betrifft meist nur die erste REM-Periode [53], sie wird kompensiert durch ein längeres Intervall zwischen erster und zweiter REM-Periode. Der REM-Schlaf von Narkolepsiepatienten ist auch in seiner Intensität ver-ändert, die sich in phasischen Phänomenen wie REM-Dichte, Muskel-Twitches, Säge-zahnwellen und phasischer Mittelohr-Membranaktivität ausdrückt. Eine erhöhte REM-Dichte wurde von vielen Autoren beschrieben [525, 382, 71, 155]. Reynolds et al. [420] fanden beim Vergleich der REM-Dichte einzelner REM-Perioden von Narko-lepsie- und depressiven Patienten eine Zunahme der REM-Dichte in der ersten und dritten REM-Periode, während die REM-Dichte bei Depressiven von der ersten zur zweiten REM-Periode zunahm. Geisler et al. [155] konnten bei Narkolepsiepatienten eine erhöhte Muskel-Twitch- und REM-Dichte feststellen, die von der ersten zur zwei-ten REM-Periode abnahm, während sie bei Gesunden zunahm.

Unter Schlafentzug zeigte sich bei Narkolepsie-Patienten ein homöostatischer Pro-zeß der Schlafregulation ohne REM-Rebound [501]. Die „konstante Bettruhe-Rou-tine" zeigte eine Vermehrung aller Schlafstadien ohne Bevorzugung des REM-Schla-fes [527]. Insbesondere die letzten Befunde sind nicht mit der REM-Druck-Hypothese vereinbar. Die Untersuchungen von Tafti und Nobili [501, 378] haben gezeigt, daß unter REM-Schlafentzug und konstanter Bettruhe Narkolepsie-Patienten keine höhe-ren REM-Schlafanteile als Gesunde haben, so daß die „REM-Druck-Hypothese" nicht aufrechterhalten werden kann.

3.7.2 Pathologische Faszilitierung der REM-Schlaf-Initiierung

Während Unterbrechungen im REM-Schlaf sind Narkolepsiepatienten dreimal so lange wach wie Gesunde [155]. Die Übergänge vom REM-Schlaf zum Wachen und vom Wachen zum REM (vermehrtes Auftreten von Mikro-REM-Perioden während des Wachens) scheinen im Sinne von Rechtschaffens [417] Konzept faszilitiert zu sein.

3.7.3 Zirkadiane Rhythmusstörung

Zirkadiane Rhythmusstörungen können REM-Schlafstörungen auslösen. Befunde, die bei Gesunden im zeitgeberfreien Labor erhoben werden, ähneln in vieler Hinsicht Befunden von Narkolepsiekranken [261].

1971 berichteten Rüther und Meier-Ewert [446], daß 46 % der Narkolepsiepatienten vor Beginn ihrer Erkrankung häufige Wechsel ihres Schlaf-Wach-Rhythmus durch Schichtarbeit hatten. SOREMP werden häufig bei Gesunden nach Transkontinental-flügen in Westrichtung und beim Aufenthalt im zeitgeberfreien Labor gefunden. Die Verteilung des nächtlichen REM-Schlafs hängt von der Phasenbeziehung zur Körper-kerntemperatur ab [108]. Mosko et al. [360] fanden bei Narkolepsiepatienten mit SOREMP im Vergleich zu Gesunden eine Vorverlagerung der Körperkerntemperatur und Dämpfung der Temperaturamplitude [466]. Die Amplitudendämpfung konnte von anderen Autoren nicht reproduziert werden [408, 314]. Unter zeitgeberfreien

Bedingungen waren die Temperaturverläufe von Narkolepsiepatienten unverändert [408].

Die Rhythmen von Melatonin und Cortisol sind starke Marker des endogenen zirkadianen Oszillators. Die Rhythmen beider Hormone sind bei Narkolepsiepatienten normal. Auch die Behandlung mit „bright light", das die Melatoninexkretion unterdrückt, führt zu keiner Verbesserung der Narkolepsie-typischen Symptome [183].

Die Schlafhomöostase scheint bei Narkolepsiepatienten ungestört zu sein. Volk et al. [527] stellten bei Narkolepsiepatienten, die 24 h lang nur liegen durften, im Vergleich mit Patienten, die sich frei bewegen konnten, einen vermehrten Tagschlaf fest, der dem Gesunder vergleichbar war. Auch die Schlafextensionsstudien [510] zeigten eine Schlafvermehrung. Schlafdeprivation führt bei Narkolepsiepatienten zu einer normalen Tiefschlafvermehrung und einem Tiefschlafrebound [501], REM-Deprivation führt nicht zum REM-Rebound.

Die ultradiane Rhythmik des REM-Schlafs bei Narkolepsiepatienten scheint im Vergleich mit Gesunden (80–120 vs. 200–240 min) verkürzt zu sein [49]. Die endogenen zirkadianen Rhythmen scheinen bei Narkolepsiepatienten normal zu sein, die zirkadiane Schlaf-Wach-Verteilung hingegen nicht.

Schlaf ist durch einen zweiphasigen endogenen Rhythmus gesteuert (zirkasemidian). Die narkoleptische Tagschlafneigung hat eine zirkasemidiane Komponente, zeigt aber eine ca. ein- bis zweistündige Vorverschiebung gegenüber der Tagschlafneigung von Gesunden [365] und eine Vorverlagerung der Wachzone [277]. Broughton et al. [78] fanden bei ambulanten Untersuchungen über 24 h, daß die nachmittägliche Wachzone von Narkolepsiepatienten flacher und breiter als die von Gesunden ist und folgerten hieraus das Vorliegen einer verringerten Amplitude des zirkadianen Arousal-Prozesses. Diese Verringerung könnte im „Two process model" von Borbély die verfrühte Schlafneigung am Tage erklären.

Alle bisherigen Untersuchungen zeigen eine normale Funktion des zirkadianen Oszillators.

3.7.4   Störung der „State boundary control"

Bereits in den Anfängen der Narkolepsieforschung wurde die Narkolepsie als Regulationsstörung des REM-Schlafs angesehen. Roth [439], Broughton [73] sowie Mahowald und Schenck [457] haben dieses pathophysiologische Konzept weiter elaboriert. Sie gehen davon aus, daß es sich um eine Vermischung oder Überschneidung von Komponenten aller Schlafstadien handelt. Broughton bezeichnete die Erkrankung als „disorder of state boundary control". Die Überschneidungen der Schlafstadien und des Wachens treten auf bei:

1. inkompletten Mikro-REM-Episoden,
2. REM-Atonie im NREM-Schlaf,
3. phasischer REM-Aktivität im NREM-Schlaf und Wachzustand,
4. Aufhebung der Muskelatonie im REM-Schlaf und beim luziden Träumen.

4   Genetik und Immungenetik

Seit der Erstbeschreibung einer Narkolepsie bei Mutter und Sohn durch Westphal im Jahr 1877 [534] wird die Erkrankung als vererbbar angesehen. Hoff und Stengle [208] stellten bei fünf Patienten eine „direkte" Heredität fest. In einigen Fällen wurde erst wieder in der übernächsten Generation über Symptome berichtet. Da bei einigen Patienten eine andere Krankheitsursache gefunden wurde, schlossen die Autoren daraus, daß der „... Anlagefaktor sowohl für die genuine als auch für die symptomatische Narkolepsie eine Rolle spielt ..." und daß „.... sowohl die genuine als auch die symptomatische Narkolepsie ihre Entstehung einer Multiplizität ätiologischer Faktoren" verdankt, ein Konzept, das sich bis heute als zutreffend erweist.

1980 fanden Honda et al. [216] eine schwache, aber signifikante Assoziation zwischen Narkolepsie und HLA-Bw35 in der japanischen Bevölkerung; 1983 stellten sie eine extrem starke Assoziation zwischen Narkolepsie und HLA-DR2 bei der japanischen Bevölkerung fest [213], so daß der erste genetische Marker der Narkolepsie entdeckt zu sein schien. Hierdurch wurde die Erwartung geweckt, den Vererbungsmodus der Narkolepsie bald aufdecken zu können. Seitdem Honda 1988 das Buch „HLA in narcolepsy" veröffentlichte [216], das einen Meilenstein für immunogenetische und epidemiologische Daten darstellt, sind in der Narkolepsieforschung große Fortschritte erzielt worden.

4.1   Das HLA-System

Das Humane-Leukozyten-Antigen(HLA)-System gehört zum Haupthistokompatibilitätskomplex (Major histocompatibility complex, MHC) des Menschen. Der Komplex eng benachbarter Gene ist auf dem kurzen Arm des Chromosoms 6 lokalisiert und umfaßt etwa ein Tausendstel (ca. 3500 Kilobasen) des menschlichen Genoms. Es handelt sich um hochgradig polymorphe, an der Zelloberfläche exprimierte Moleküle, deren immunologische Eigenschaften bei Gewebetransplantationen entdeckt wurden. Sie spielen auch bei anderen immunologischen Reaktionen eine entscheidende Rolle wie bei der Unterscheidung von Selbst und Nicht-Selbst. Sie binden antigene Fragmente, die aus der Endozytose externer Antigene entstehen und präsentieren sie spezifischen T-Zellpopulationen mit dem passenden T-Zellrezeptor. Diese T-Zellen sind an der Immunantwort beteiligt. Das Fehlen oder Vorhandensein bestimmter HLA-Merkmale entscheidet über Qualität und Quantität der Immunantwort. Pathogene Substanzen in Form von spezifischen Peptiden werden von T-Lymphozyten nur dann als „fremd" erkannt, wenn sie von eigenen („Selbst"-) HLA-Molekülen präsentiert werden. Der MHC konnte bisher nur bei Vertebraten nachgewiesen werden. Jeder Spezies wird eine spezifische Bezeichnung des MHC zugeordnet, beim Menschen das HLA. Auf genetischer Ebene unterscheidet man entsprechend der Struktur, Expression und Funktion der Genprodukte drei Regionen, die mit HLA-Klasse I und II und mit der eigentlich nicht zum HLA-System gehörenden Region Klasse III bezeichnet werden. Zur Klasse-I-Region gehören die Genorte für die „klassischen" HLA-A-, B- und C-Moleküle, zur Klasse II die in diesem Zusammenhang wichtigsten Genorte für die α-(DRA) und β-Ketten (DRB1-DRB9) der DR-, DQ- und DP-Moleküle. Letztere sind im wesentlichen in ihrer Expression auf immunkompetente Zellen wie B-Lymphozyten, Makrophagen etc. beschränkt. In der Klasse-II-Region sind auch sogenannte Mikrosatelliten (tandem repeats) kodiert, z. B. DQCAR in der DQ-Region, die im Zusammenhang mit Krankheitsassoziationen eine Rolle spielen.

Abbildung 4.1 zeigt die genomische Karte der DR- und DQ-Region innerhalb der Narkolepsie-Region.

Alle genannten Genorte sind hochgradig polymorph, d. h., sie haben eine große Zahl von Allelen. Aufgrund der engen Kopplung der Gene werden in der Regel die Allele aller Genorte eines elterlichen Chromosoms gemeinsam als „Haplotyp" vererbt.

Die Nomenklatur (WHO 1994) unterscheidet zwischen den mit serologischen Methoden bestimmten HLA-Spezifitäten und den aus genomischer DNS bestimmbaren Allelen. Jede Spezifität umfaßt mehrere Allele. Tabelle 4.1 gibt exemplarisch Allele und Spezifitäten von im Zusammenhang mit der Narkolepsie wichtigen DR- und DQ-Merkmalen wieder. Seit 1994 hat sich die Nomenklatur geändert: HLA-DR2 heißt HLA-DR15 und DR1 heißt DR6.

4.2   Immungenetische Methoden

4.2.1   Serologische HLA-Typisierung

Die serologische Bestimmung von HLA-Klasse-I-(A, B, C)-Spezifitäten wird mit dem Standard-Lymphozytotoxizitäts-Test (LCT) durchgeführt [523]. Zur serologischen Klasse-II-Typisierung müssen zuvor B-Lymphozyten angereichert oder mit Hilfe von Immunobeads separiert werden. Das Prinzip des LCT beruht darauf, daß lymphozytotoxische Antikörper gegen HLA-Antigene in Gegenwart von Komplement zu einer Zellschädigung führen, wenn die Zelle das korrespondierende Antigen auf ihrer Oberfläche trägt. Letal geschädigte Zellen werden mit Vitalfarbstoff angefärbt. Ihr prozentualer Anteil wird mikroskopisch beurteilt und mit einem Score ausgedrückt. Hohe Scores bedeuten HLA-Inkompatibilität.

4.2.2   Bestimmung von HLA-Allelen aus genomischer DNS [364]

Wie aus Tabelle 4.1 zu ersehen ist, erlaubt die DNS-Typisierung eine wesentlich höhere Auflösung der HLA-Allele. Für Klasse-II-Merkmale gehört sie zur Routine des immungenetischen Labors.

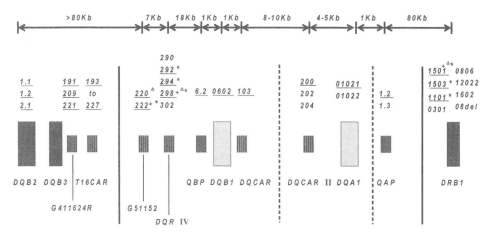

Abb. 4.1 Genomische Karte der DR- und DQ-Region innerhalb der Narkolepsie-Region [aus 238]. Kb = Kilobasen

Schematische Zusammenfassung der Narkolepsie-Empfänglichkeitsregion im HLA-Komplex. Gene und Marker sind durch vertikale Säulen dargestellt, bei Narkolepsiepatienten auftretende Allele sind oberhalb jedes Markers aufgeführt. DQB2, DQB3, DQB1, DQA1 und DRB1 sind HLA-Gene und Pseudogene. QBP und QAP sind die Promotor-Regionen von DQB1 und DQA1. G4111624R, T16CAR, G51152, DQCQR und DQCARII sind Mikrosatelliten-CA-Repeats in der HLA-DQ-Region [336]. DQRIV ist ein zusammengesetztes Tandem-Repeat aus 4- und 2-bp Einheiten, die zwischen DQB1 und G51152 lokalisiert sind. Das DQA1*0102-Allel ist unterteilt in 01021 und 01022 basierend auf einer Codon 109 synonymen Substitution. Genomische Segmente, in denen häufige Rekombinanten entdeckt wurden, sind durch vertikale durchgehende Linien dargestellt. Gestrichelte Linien zeigen selten auftretende ancestrale Crossovers, die in dieser Region entdeckt wurden. Crossovers zwischen T16CAR und G51152 treten innerhalb ethnischer Gruppen auf; Crossovers zwischen QAP und DRB1 werden innerhalb ethnischer Gruppe häufig beobachtet [336]. Die genomische Region der meisten Narkolepsiepatienten erstreckt sich von der Region zwischen T16CAR und G51152 und der Region zwischen QAP und DRB1. In der 86kb-Region der genomischen Sequenz um das DQB1*0602-Gen wurden keine anderen Gene gefunden [137]. Eine zusätzliche Diversifizierung wurde auch auf der Ebene von G51152 und DQRIV gefunden, wahrscheinlich infolge eines „Slippage"-Mechanismus und nicht eines Crossovers [291, 336].

(+, Δ, *) Häufige Allele, die vorwiegend bei Kaukasiern, Asiaten und afro-amerikanischen Populationen gefunden werden. Allele, die häufig im DQB1*0602/DQA1*0102 auftauchen, sind unterstrichen. DRB1*1501, DRB1*1503 und DRB1*1602 sind DR2-Subtypen. DRB1*1101 und DRB1*12022 sind DR5-Subtypen.

(Mit freundlicher Genehmigung der Cold Spring Harbor Laboratory Press ISSN [238])

Die heute angewandten Verfahren basieren auf der Polymerase-Kettenreaktion (PCR) mit Genort-spezifischer Amplifikation und anschließender Hybridisierung mit sequenzspezifischen Oligonukleotiden (SSO), der Amplifikation mit allelspezifischen „Primern" (SSP) oder der DNS-Sequenzierung. Der Mikrosatellit DQ CAR wird nach Macaubas [295] typisiert.

Tab. 4.1 DR15- und DR6-Allele/Spezifitäten*.

DR15-Gruppen		DR6-Gruppen	
DRB1*Allel	DR-Spezifität	DQB1* Allel	DQ-Spezifität
1501	15	0501	5
15021	15	0502	5
15022	15	0503	5
1503	15	0504	–
1504	16	0506	–
1601	16	06011	6
1602	16	06012	6
1603	–	0602	6
1604	16	0603	6
1605	–	0604	6
1606	2	0605	6
		0606	6
		0607	6
		0608	6
		0609	6

* Jede serologische Spezifität läßt sich durch DNS-Typisierung in zahlreiche Allele unterteilen

4.3   Genetische Epidemiologie

Die Stärke der HLA-Assoziation wird im sogenannten „Relativen Risiko" (RR) ausgedrückt. Das RR ist der Faktor, um den Träger eines bestimmten Merkmals ein höheres (oder geringeres) Erkrankungsrisiko haben als für das Merkmal negative Individuen. Das RR liegt für die meisten HLA-assoziierten Krankheiten bei unter 10, für den Morbus Bechterew um 70 und für die Narkolepsie bei über 200 [363, 364].

4.4   HLA-DR15(2)-positive Patienten

Die enge Assoziation zwischen Narkolepsie und HLA-DR15(2) wurde erstmals 1983 von Honda beschrieben [213] und wenig später von Langdon [269] und Billiard [51] für Kaukasier bestätigt. Bis heute wurden in Japan über 200 Narkolepsiekranke untersucht, von denen alle HLA-DR15/DQ6-positiv waren [19]. Bei kaukasischen Narkolepsiepatienten ist die Assoziation mit HLA-DR15/DQ6 mit 95–98 % weniger ausgeprägt [406, 363, 268, 443, 177, 322].

Es besteht eine genetische Heterogenität der Haplotypen, die mit verschiedenen ethnischen Bevölkerungsgruppen und mit der Narkolepsie assoziiert sind. Der Haplotyp bei allen DR15-positiven Japanern, Chinesen und Kaukasiern mit der serologischen Spezifität DR15/DQ6 ist DRB1*1501, DQA1*0102, DQB1*0602. Dieser Haplotyp findet sich bei 8 % der japanischen und 20–30 % der kaukasischen Bevölkerung. Der häufigste Haplotyp der DR15/DQ6-positiven asiatischen Bevölkerung ist DRB1*1502, DQA1*0103, DQB1*0601. Die häufigsten Haplotypen der afro-amerikanischen Bevölkerung sind DRB1*1503, DQA1*0102, DQB1*0602 oder DR*115, DQA1*0102, DQB1*0602. Dies ist gemeinsam mit dem Haplotyp DRB1*1102, DQA1*0102, DQB1*0602 auch die häufigste Konstellation bei DRB1*1501-negativen afro-asiatischen Narkolepsiepatienten.

Die unterschiedlichen ethnischen Haplotypen enthalten auch immer DQA1*0102. DQA1*0102 kommt in der Normalbevölkerung häufig in Verbindung mit anderen DRB- und DQB-Allelen vor. Da diese Haplotypen keine Assoziation mit der Narkolepsie aufweisen, ist es unwahrscheinlich, daß DQA1 das alleinige „Narkolepsie-Gen" ist [337]. In allen ethnischen Gruppen ist bei Narkolepsie die DQB1*0602- und DQA1*0102-Region stabil, sie scheint daher das „Narkolepsie-Gen" zu repräsentieren. Innerhalb und zwischen ihren Nachbarregionen finden sich Polymorphismen. Eine Untersuchung bei japanischen Narkolepsiepatienten zeigte, daß zentromerisch von DQB3 keine Genbeteiligung existiert [337].

4.5 HLA-DR15(2)-negative Patienten

Ein weiterer Hinweis für die genetische Heterogenität der Narkolepsie ist die mit 30–40 % hohe Anzahl DR15(2)-negativer Patienten in der afro-amerikanischen Bevölkerung [368, 337]. Mignot stellte 1994 fest, daß 95 % der DRB1*1501-negativen Patienten DQB1*0602-positiv sind und folgerte hieraus, daß die DQ-Region für die Narkolepsie-Empfänglichkeit von größerer Bedeutung ist als die DR15-Region. In den letzten Jahren wurden auch bei kaukasischen Patienten DR15-negative Patienten beschrieben [1, 8, 14]. Viele Autoren haben Multiplex-Familien mit DR15-negativen erkrankten Mitgliedern beschrieben [126, 473, 173, 463, 315, 272].

Im eigenen Kollektiv konnten in den letzten zwei Jahren 12 DR15-negative Narkolepsiepatienten identifiziert werden. Deren klinische, polysomnographische, MSLT- und radiologische Befunde sind in den Tabellen 4.2 und 4.3 dargestellt.

Alle Patienten hatten eindeutige Kataplexien. Lachen und Ärger waren die häufigsten Auslöser. Bei sechs Patienten waren Arme und Beine an der Kataplexie beteiligt, bei den restlichen Patienten nur die Beine. Alle Patienten hatten mehrere Tagschlafepisoden, im Mittel 5,43 mit einer Dauer zwischen 10–120 min. Der mittlere Summenscore der Epworth Sleepiness Scale (0–3) lag bei 2,07. Sechs Patienten berichteten, nach den Tagschlafepisoden erfrischt zu sein. Bei vier Patienten hatte sich die Schläfrigkeit seit Beginn der Narkolepsie nicht verändert, bei den restlichen Patienten verschlechtert. Die meisten Patienten gingen zwischen 22 Uhr und 2 Uhr ins Bett, die Schlaflatenz variierte zwischen 0–90 min. Vier Patienten klagten über sehr schlechten Schlaf, alle Patienten erwachten zwischen ein- bis viermal nächtlich mit Wachliegezeiten zwischen 5–90 min. Die meisten Patienten standen morgens zwischen 6 Uhr und 10 Uhr auf. Alle Patienten gaben automatisches Verhalten an, fünf hatten Schlaflähmungen, sieben hypnagoge Halluzinationen (Tab. 4.3).

Drei Patienten wurden bisher noch nie medikamentös behandelt, alle anderen hatten Erfahrung mit Stimulanzien und trizyklischen Antidepressiva. Drei Patienten berichteten über einen Wirkungsverlust der Medikamente, sie hatten die Medikation eingestellt.

Als mögliche auslösende Ursachen der Narkolepsie kamen in Betracht: Patient 1 verrichtete vor seiner Erkrankung Schichtdienst. Patienten 2 und 11 waren vor Beginn

Tab. 4.2 MSLT-Befunde von 12 HLA-DR15(2)-negativen Narkolepsiepatienten.

			PSG		MSLT1		MSLT2		MSLT3		MSLT4		MSLT5		Kommentare
Patient	Ges	Alter	SL	SR	SL	SR	SL	SR	SL	SR	SL	SR	SL	SR	
1	m	57	2	5	4	2	5	5	3	6	2	0	2	0	Schlafapnoe
2	m	36	7	1	8	6	16	3	11	3	13	–	–	–	
3	m	55	10	3	3	3	6	7	7	–	3	13	–	–	
4	m	28	4	–	5	3	2	10	4	12	–	–	–	–	
5	m	52	5	7	3	1	4	1	6	3	0	1	3	2	
6	m	68	10	40	5	–	10	–	10	–	–	–	–	–	L-Dopa Medikation
7	m	64	5	2 S	4	–	15	–	6	–	–	–	10	–	Schlafapnoe, CPAP
8	w	53	1	–	4	10	6	–	7	–	18	–	13	–	2 SR in 24 h Abl.
9	m	59	4.5	66	5	3	6	–	3	7	4	–	5	–	
10	m	52	10	–	18	2	8	2.5	4	10	6	–	7	–	
11	m	32	10	–	5	1	6	1?	–	–	6	–	–	–	
12	m	56	18	–	–	–	–	–	–	–	–	–	–	–	1 SR in 24 h Abl.

PSG = Polysomnographie; Ges = Geschlecht; SL = Schlaflatenz in Minuten; SR = Sleep-onset-REM in Minuten; Abl. = Ableitung; S = Sägezahnwellen

Tab. 4.3 Schläfrigkeitsneigung, Häufigkeit der Symptome, Medikation, prodromale Ereignisse und MRT-Befunde von HLA-DR15(2)-negativen Narkolepsiepatienten.

Pt	EpS	S/W	NS (h)	1-x Kata	HH	SL	AB	Medikation	Prodromal	MRT
1	2,38	30	9	1/Jahr	ja	ja	ja	keine	–	nd
2	2,13	18	6,5	1/Woche	ja	ja	ja	Wirkungsverl.	Alkoholmiß.	pathol.
3	2,5	14	8,5	x/Woche	nein	nein	ja	keine	Migräne	normal
4	2,75	7	7	x/Woche	ja	ja	ja	Wirkungsverl.	–	nd
5	2,63	3	10	x/Woche	ja	nein	ja	Wirkungsverl.	SHT 1°	nd
6	3	3	7	3/Monat	ja	ja	ja	unregelm.	Enzephalitis	pathol.
7	0,63	0	9	1/Woche	nein	nein	ja	keine	Schulter-Op	pathol.
8	1,38	7	9,5	x/Woche	nein	nein	ja	unregelm.	SHT 1°	pathol.
9	1,44	7	8	2/Monat	nein	nein	ja	keine	Insult	pathol.
10	0,88	1	7	3/Jahr	ja	nein	ja	Pemolin	–	nd
11	2,36	2	8	x/Tag	nein	nein	ja	GHB, Fluv.	Alkoholmiß.	pathol.
12	2	3	11	x/Monat	ja	ja	ja	Pemolin	SHT 1°	normal

EpS = Mittlerer Summenscore der Epworth Sleepiness Scale (0–3: fehlende bis hohe Einschlafneigung); Pt = Patient; S/W = Anzahl Tagschlafepisoden/Woche; NS (h) = mittlere Nachtschlafdauer in Stunden; 1-x Kata = Häufigkeit von Kataplexien 1-xmal; HH = Hypnagoge Halluzinationen; SL = Schlaflähmungen; AB = automatic behavior; × = mehrfach, keine genaue Angabe; Wirkungsverl. = Wirkungsverlust; Fluv = Fluvoxamin; Alkoholmiß. = Alkoholmißbrauch; pathol. = pathologisch; nd = nicht durchgeführt; SHT 1° = Schädel-Hirn-Trauma ersten Grades

der Erkrankung alkoholabhängig. Patient 2 zeigte im MRT eine Asymmetrie der Seitenventrikel und Inselzisternen sowie eine strichförmige Hypodensität im okzipitalen Rindenbereich links. Patient 3 hatte unmittelbar vor seiner ersten Kataplexie eine Migräneattacke (bei langjährig bekannter Migräne). Patient 5 hatte einen Autounfall mit Schädel-Hirn-Trauma ersten Grades acht Jahre vor Erkrankungsbeginn. Patient 6 hatte als Vierjähriger eine Enzephalitis, als Neunjähriger erste hypnagoge Halluzinationen. Sein kraniales MRT zeigt eine diffuse Sklerosierung der Marklagerstrukturen in der Umgebung der Vorder- und Hinterhörner, eine Hirnatrophie mit verschmälertem Balken und erweiterten Sulci links hochparietal im Gyrus angularis toxischer oder entzündlicher Genese. Patientin 7 hatte zwei Jahre vor Beginn der Kataplexien eine Schulteroperation. Ihr kraniales MRT zeigte eine beginnende Stammganglienverkalkung. Patient 8 hatte als Boxer mehrere Schädel-Hirn-Traumen, darunter 16 Jahre vor Beginn seiner Erkrankung eine Schädelfraktur und zwei Jahre davor eine Nasenoperation nach einer Boxverletzung. Im MRT zeigte sich eine beginnende Kleinhirnatrophie. Patient 11 zeigte im kranialen MRT eine umschriebene äußere Atrophie des rechten Parietallappens. Patient 12 hatte mehrere Jahre vor Beginn der ersten narkoleptischen Symptome Schädel-Hirn-Traumen ersten Grades. Bei fast allen Patienten fanden sich somit Zusammenhänge mit organischen Erkrankungen, wenngleich diese z. T. weit vor der Erkrankungsmanifestation lagen.

Nur vier Patienten wiesen den Haplotyp DQA1*0102, DQCARI:103, DQCARII:200, DQB1*0602 auf. Patienten 6 und 11 hatten die Spezifität DQ6(1). Bei Patient 6 war der Subtyp DQB1*0604, eine Variante von DQB1*0602, gekoppelt an DQA1*0102. Bei Patient 11 wurde kein DQA bestimmt. Beide Patienten hatten DQCARI:103, Patient 11 hatte DQCARII:200, Patient 6 DQCARII:208. Für die restlichen Patienten ließ sich kein einheitlicher Haplotyp finden. Bei drei Patienten konnte QAP1.2 bestimmt werden, das keine Assoziation mit einem bestimmten DRB1-Allel aufweist.

Abbildung 4.2 zeigt jeweils den Stammbaum von vier DR15-negativen Patienten. Für Patient 6 lag aus der Multiplex-Familien-Untersuchung der Stammbaum vor. Von den Patienten 2, 3 und 5 konnte eine HLA-Typisierung der Eltern durchgeführt werden.

Bei Patient 2 ist bei keinem Familienangehörigen ein prädisponierendes Allel zu finden. Von väterlicher Seite wurde der Haplotyp A mit dem Allel DQB11*0604 vererbt.

Die Schwester und Mutter von Patient 3 sind DRB1*1501-negativ. Sie teilen mit dem Patienten den seltenen Haplotyp DRB1*0301, DQA1*0102, DQB1*0602, der bisher nur bei einem kaukasischen Patienten und drei afro-amerikanischen Patienten beobachtet wurde, sowie die seltene Deletion im zweiten Exon von DRB1*08 [444].

Bei Patient 5 war es schwierig, den Haplotyp des Vaters rückwirkend zu bestimmen, da seine Schwester und sein Bruder Haplotypen hatten, die mehrere Kombinationen zulassen. Keiner hatte den zur Narkolepsie prädisponierenden Haplotyp oder eines der notwendigen Allele DQA1*0102 oder DQB1*0602. Seine nicht erkrankte Ehefrau war DR15(2)-negativ und DRB1*0602-positiv.

Bei zwei Patienten fanden sich weder ein DRB1*1503- noch ein DQB1*0602-Allel. Die HLA-Typisierung (Klasse I und II) von 12 DR15(2)-negativen Narkolepsiepatienten ist in Tabelle 4.4 aufgelistet.

In einer Kollaborationsstudie [335] wurden 58 DR15-negative Patienten untersucht. Die Einschlußkriterien umfaßten: 1. Stanford-Center-for-Narcolepsy-Fragebogen,

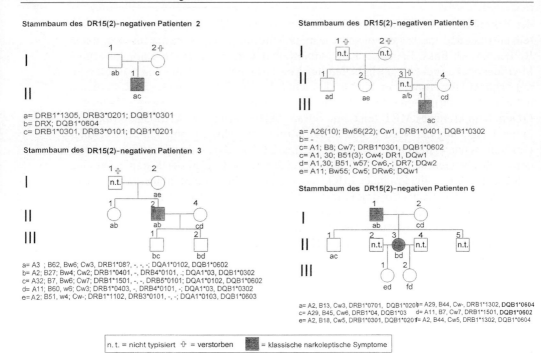

Abb. 4.2 Stammbaum DR15-negativer Patienten.

2. MSLT (73 % hatten 2 SOREMP unter 8 min), 3. HLA-Klasse-II-Typisierung. Die verschiedenen Haplotypen sind in Tabelle 4.5 wiedergegeben.

38 von 59 Patienten sind DQB1*0602/DQA1*0102-positiv. 21 Patienten sind HLA-DR15-negativ, aber DQB1*0602-positiv. Alle DQB1*0602-positiven Patienten haben DQA1*0102 und DQCARI:0103, die meisten auch DQCARII:200. Die meisten DR15-negativen Patienten haben sporadische Narkolepsien und sind afrikanischer Herkunft. Von 36 DR15-negativen kaukasischen Patienten sind 30 DQB1*0602-negativ. Sie teilen kein spezifisches DRB1-, DQA1- oder DQB1-Allel. Etwas häufiger als erwartet finden sich DQA1*0103, DQB1*0603 oder DQB1*0607. 37 % stammen aus Multiplex-Familien. Sie unterscheiden sich polysomnographisch nicht von den DQB1*0602-positiven Patienten.

In ihren Symptomen und deren Ausprägung unterscheiden sich die zwölf DR15-negativen Patienten unserer Untersuchung nicht von den o. g. DR15-positiven Patienten. Pathologische MRT-Befunde sind nur selten vereinbar mit den umschriebenen Schädigungen des REM-Schlafgenerators. Berichte über 9 Patienten mit posttraumatischer Narkolepsie, von denen nur fünf Kataplexien hatten [271], zeigten bei drei Patienten mit Kataplexien frontale Defekte, die vereinbar sind mit der frontobasalen Lokalisation der REM-Schlafgeneratoren. Eindeutige symptomatische Narkolepsien sind bisher sehr selten beschrieben worden [30]. DR15-negative Patienten, die DQB1*0602-positiv sind, können vermutlich unabhängig von einem Trauma eine idiopathische Narkolepsie entwickeln, während DRB1*1501/DQB1*0602-negative Patienten möglicherweise eindeutige symptomatische Narkolepsien haben. Die Haplo-

Tab. 4.4 HLA–Typisierung (Klasse I und II) von 12 DR15(2)–negativen Narkolepsiepatienten.

N	Ge	Eth	AB	HLA–A/B/C	DRB1	DRB3	DRB4	DQA1	DQCARI	DQCARII	DQB1	QAP	DPB1
1	M	C	18	11,24/55,–/3,–	0407,1201	0202,–	–	3011,0501	117/–	186/194	0301,–	3.1/4.1	
2	M	C	9	1,2/8,35/6,7	0301,1305	0101,0201	–	0501,–	99/121	188/204	0201,03	4.1	0201*,0402
3	M	C	49	2,32/27,62/2,3	0401,08del		0101,–	0102,0301	103/111	194/200	0302,0602	1.2/3.1	1401,–
4	M	C/B	18	26,30/35,38/4	1101,–	–	–	0102,0301	103/121	188/200	0301,0602	1.2/4.1	
5	M	C	36	1,26/8,56/1,7	0301,0401	0101,–	0101,–	0102,0301	103/111	194/200	0302,0602	1.2/3.1	0401,0401
6	M	C	10	2,29,13,44/3,–	0701,1302	–	–	0102,0201	103/113	218/208	0201,0604	–	1601,1701
7	M	C	50	1,2/44,51/–,–	0701,0801	–	0101,–	–	–	–	0201,04	–	0201,0601
8	W	C	45	2,29/44,45,6	0401,0402	–	0101	03011,–0302	111/117	184/200	0301,0302	3.1/–	0401,–
9	M	C	20	28,3/62,60/3,–	0401,1302	–	–				0302,0602	–	–
10	M	C	30	25,29/14,35/4,8	0102,1401	–	–			194/210	0501,0531	–	–
11	M	C	7	26,31/27,60/1,3	0401,1301	0101	01	–	103/107	200/202	0302,0603	–	–
12	M	C	60	1/8,35/4,7	0301,1303	0101	–	501	–	–	02,0301	–	–

N = Nummer; Ge = Geschlecht; Eth = ethnischer Ursprung; AB = Alter bei Beginn; M = männlich; W = weiblich; del = Deletion

Tab. 4.5 DR15-negative, DQB1*0602-positive Haplotypen von 21 Narkolepsiekranken und Vergleichshaplotypen.

------Zentromerisch					Telomerisch------			------Ethnische Zugehörigkeit				Geschätzte Haplotyphäufigkeit
G51152	QBP	DQB1	CARI	CARII	DQA1	QAP	DRB1	As	B	C	B/C	(Anzahl Probanden) in der Normalbevölkerung in %
DR15 Vergleichshaplotypen												
222	6.2	0602	103	200	01021	1.2	1501		+	+	–	6–15 % (C) 1,4–1,6 (B) †
220	6.2	0602	103	200	01021	1.2	1501	+				6–12 % (As) †
222	6.2	0602	103	200	01021	1.2	1503		+			11–13 % (B) †
*DR15-negative, DQB1*0602-positive Haplotypen*												
222	6.2	0602	103	200	01021	1.2	1101	–	2	–	–	4 % (B)†
220	6.2	0602	103	200	01021	1.2	1101	–	9	1	1	
222	6.2	0602	103	200	01021	1.2	0301	–	1	2	–	0,3–0,8 % (C)††
220	6.2	0602	103	200	01021	1.2	0301	–	–	1	–	
222	6.2	0602	103	204	01021	1.3	12022	–	1	–	–	0,7–0,8 % (B)†
220	6.2	0602	103	204	01021	1.3	12022	–	1	–	–	
222	6.2	0602	103	200	01021	1.2	0806	–	–	1	–	0,3–1,4 % (B,C)†††
222	6.2	0602	103	200	01021	1.2	08del	–	–	1	–	<0,3 % (As, B, C)*
222	6.2	0602	103	202	01022	1.2	1602	–	1	–	–	<0,3 % (As, B, C)**
*DQA1*0102-positive, nicht Narkolepsie-typische Haplotypen*												
222	6.2	0604	103	210	01021	1.2	1302		+	+	–	2–5 % (C), 1–1,6 % (B)†
220	6.2	0604	103	208	01021	1.2	1302	+				1,3–6 % (As)†
220	6.2	0609	103	206	01021	1.2	1302	+	+	+	–	1–3 % (C),0,7–0,8 %(B), 0,3–1,3 %(As)†
214	5.11	0502	103	202	01022	1.2	1601		+	+	–	1–1,6 % (C)†
214	5.11	0502	103	202	01022	1.2	1602	+	+	+	–	0,3–3 % (C), 3 % (A), 1,4–1,6 %(B)†

Tab. 4.5 DR15-negative, DQB1*0602-positive Haplotypen von 21 Narkolepsiekranken und Vergleichshaplotypen (Fortsetzung).

	------Zentromerisch				Telomerisch------			------Ethnische Zugehörigkeit				
								As	B	C	B/C	Geschätzte Haplotyphäufigkeit
G51152	QBP	DQB1	CARI	CARII	DQA1	QAP	DRB1	(Anzahl Probanden) in der Normalbevölkerung in %				in der Normalbevölkerung in %
DQB1*0602-positive, nicht Narkolepsie-typische Haplotypen												
222	6.2	0602	103	202	0104	1.3	1401		+			1,4–1,6 % (B)†
n. d.	6.2	0602	n. d.	n. d.	0103	1.3	1301			+		0,3–1,3 % (C)†

B = Afro-amerikanische Schwarze, C = Kaukasier, As = Asiaten, B/C = kaukasisch-schwarze Herkunft.

† = Häufigkeit bei Kaukasiern anhand von in Deutschland, Norwegen und Nordamerika erhobenen Daten; Häufigkeit bei Asiaten anhand von Untersuchungen bei Japanern und Chinesen.

†† = Tritt bei Nordamerikanern und deutschen Kaukasiern nicht auf. 0,3 % wurde willkürlich als Konfidenzintervall angenommen (bei 300 Haplotypen nicht festgestellt). Einige Haplotypen wurden in Norwegen und bei australischen Kaukasiern nicht gefunden.

††† = Tritt bei Nordamerikanern, deutschen oder norwegischen Kaukasiern nicht auf. Einige dieser Haplotypen wurden in Südeuropa und Nord-Afrika gefunden, häufig in Algerien (Haplotyphäufigkeit in dieser ethnischen Gruppe 1,4 %).

* = Deutscher Narkolepsiekranker, bereits veröffentlicht [444]; dieser Haplotyp wurde bisher in der Normalbevölkerung nicht gefunden, die Häufigkeit wird als sehr gering eingeschätzt.

** = Bisher nie in der Normalbevölkerung festgestellt, wird als sehr niedrig eingeschätzt.

= Nur mindestens zweimal aufgetretene Haplotypen wurden gelistet.

n. d. = Nicht bestimmt.

+ = Weist auf eine Häufigkeit von > 0,3 % in der entsprechenden ethnischen Gruppe hin. (Literatur bei [336])

typen von 12 DR15-negativen, DQB1*0602-positiven Narkolepsiekranken sind mit den Vergleichshaplotypen in Tabelle 4.5 aufgelistet.

Das Fehlen eines einheitlichen Haplotyps bei DQB1*0602-negativen Patienten kann ein Hinweis für andere Empfänglichkeitsgene außerhalb des HLA-Systems sein. Im Hundemodell wird die Narkolepsie als voll penetrantes, einfach autosomal-rezessives Gen Carnarc-1 [344] übertragen, das nichts mit dem MHC-Polymorphismus zu tun hat. Versuche, Carnac-1 bei Multiplex-Familien nachzuweisen, sind fehlgeschlagen [343].

Die vorliegenden genetischen Untersuchungen zeigen:
• Die Narkolepsie weist eine große genetische Heterogenität auf.
• Das „Narkolepsie-Gen" ist in der DQ-Region lokalisiert.
• Durch Einbeziehung der Mikrosatelliten kann das „Narkolepsie-Gen" im Bereich zwischen DQA1 und DQB1 genauer lokalisiert werden.
• Gene, die nicht im HLA-System liegen, können an der Pathophysiologie der DR15/DQ6-negativen Narkolepsie beteiligt sein.
• DR15/DQ6-negative Narkolepsiepatienten weisen möglicherweise einen hohen Anteil symptomatischer Narkolepsien auf.
• Der Übertragungsmodus ist mit den bisher vorliegenden Daten nicht eindeutig festzulegen.

4.6   Familiäre Häufung von Narkolepsie-spezifischen Symptomen bei sporadischer Narkolepsie und bei Multiplex-Familien

Nach der Erstbeschreibung einer Familie mit mehreren Narkolepsiekranken durch Westphal [534] beschrieben von Krabbe und Magnussen 1942 [260] eine weitere Familie. Die Familienangehörigen hatten nach dem heutigen Kenntnisstand vermutlich eine Schlafapnoe. Aus insgesamt 250–300 veröffentlichten Fällen konnten Krabbe und Magnussen ca. 54 familiär bedingte Fälle identifizieren. 1960 fanden Yoss und Daly [550] bei einem Drittel ihrer über 400 Narkolepsiepatienten eine familiäre Häufung. Sie beschrieben 1959 eine Familie mit 13 betroffenen Mitgliedern in vier Generationen, von denen drei eine Kataplexie hatten. Es wurde lange davon ausgegangen, daß ca. 25 % bis 50 % der Narkolepsiekranken einen betroffenen nahen Verwandten haben. Billiard [49], der Narkolepsie nur bei Vorliegen klarer Kataplexien diagnostiziert, fand bei Verwandten I. Grades mit dem Einzelsymptom Tagesschläfrigkeit eine familiäre Häufung von 30–52 %, die sich unter Berücksichtigung des Symptoms Kataplexie auf 6–18 % reduzierte. Die Befunde verschiedener Autoren zur familiären Häufung narkoleptischer Symptome sind in der folgenden Tabelle 4.6 wiedergegeben.

Billiard et al. [49] errechneten ein empirisches Risiko von 40 für Angehörige I. Grades, das bedeutet für sie ein 40mal höheres Risiko an Narkolepsie zu erkranken als für die Allgemeinbevölkerung. Eine männliche Dominanz von 2,3:1 [51] konnte 1996 bei einer Nachuntersuchung dieser Daten nicht bestätigt werden.

Billiards Gruppe schloß aus ihren Daten, daß das Auftreten von Narkolepsie bzw. Tagesschläfrigkeit bei Angehörigen von Narkolepsiekranken für eine gemeinsame genetische Komponente beider Symptome spricht. Der errechnete Risikofaktor für

Tab. 4.6 Studien zur familiären Narkolepsie.

Autoren	Anzahl der Narkolepsie-patienten	Erkrankte Verwandte I. Grades	Erkrankte Verwandte II. Grades
Krabbe und Magnussen 1942 [260]	250–300	nb	~ 20 %
Yoss and Daly 1960 [550]	400	nb	~ 30 %
Nevsímalová-Bruhova und Roth 1972 [373]	64	34 %	nb[1]
Kessler et al. 1974 [247]	50	52 %	18 %
Baraitser und Parkes 1978 [36]	50	50 %	16 %
Honda et al. 1983 [213]	232	30 %	6 %
Billiard et al. 1988 [52a]	35	13 %	5,8 %
Montplaisir und Poirier 1988 [357a]	48	44 %	23 %
Guilleminault et al. 1989 [176]	334	40 %	6 %
Billiard et al. 1994 [49]	188	23 %	7,5 %
Nevsímalová et al. 1998 [371a]	153	25 %	9,8 %
Mayer et al. 1998 [315]	411	5,4 %	7,8 %

nb = nicht berichtet.
[1] „.... identische Symptome kamen nur bei einer Minderheit der Verwandten vor. Bei den übrigen Familienmitgliedern wurde ,unabhängige Narkolepsie' (= Schlafattacken) festgestellt."

Tagesschläfrigkeit – man rechnet mit unter 3,5 % – ist zu niedrig, um einen einfachen Übertragungsmodus annehmen zu können.

4.6.1 Familiäre Häufung von Parasomnien

In der *eigenen Datenbasis* (1996) von 411 Narkolepsiepatienten der letzten 15 Jahre, die den neuesten Narkolepsie-Kriterien [7, 8] entsprechen, untersuchten wir Auftreten und Verlauf der Erkrankung [315]. Bei sechs Narkolepsiepatienten (1,5 %) fanden wir mindestens einen oder mehrere Angehörige I. Grades mit einem oder mehreren Narkolepsie-typischen Symptomen. 47 Familienmitglieder, darunter fünf angeheiratete, wurden hinsichtlich des Vorliegens narkoleptischer Symptome befragt. Alle Eltern der Index-Patienten, alle Geschwister und Verwandten I. Grades wurden in die Untersuchung mit einbezogen. Bei verstorbenen Angehörigen wurde versucht, von mindestens zwei Angehörigen die Anamnese zu erheben. Bei Kindern unter 15 Jahren wurde immer von den Eltern eine zusätzliche Anamnese erhoben. Bei vier Familien konnten Verwandte zweiten Grades interviewt werden. Die Familien erhielten den Stanford-Center-for-Narcolepsy-Sleep-Inventory-Test, SSI (145 Fragen). Fünf Familien füllten einen speziell entwickelten Parasomnie-Fragebogen für Narkolepsiepatienten aus. Neun von 47 Verwandten I. Grades (zwei waren verstorben) hatten die klassischen narkoleptischen Symptome Kataplexie und Tagesschläfrigkeit plus ein oder mehrere assoziierte Symptome (Tab. 4.7). Sieben Verwandte I. Grades, von denen zwei verstorben waren, und zwei Verwandte II. Grades hatten Tagesschläfrigkeit.

32 (7,8 %) Narkolepsiepatienten berichteten, einen oder mehrere Angehörige (inklusive der Verstorbenen) mit vermehrter Tagesschläfrigkeit zu haben. Der Anteil Verwandter I. Grades (n = 22) betrug 5,4 %. Bei diesen Familienmitgliedern wurden andere organische Erkrankungen, die Tagesschläfrigkeit verursachen können, per

Tab. 4.7 Kataplexien und Tagesschläfrigkeit bei Verwandten von sechs Narkolepsiepatienten.

Index-Patient Geschlecht Geburtsjahr	Verwandte I. Grades mit Narkolepsie	Verwandte II. Grades mit Narkolepsie	Verwandte I. Grades mit Tagesschläfrigkeit	Verwandte II. Grades mit Tagesschläfrigkeit
1 (m) 1925	Mutter*, Bruder, Schwester	–	–	–
2 (m) 1941	Vater, Schwester	–	Tochter, Sohn	Großmutter*, Urgroßvater*
3 (m) 1928	Tochter	–	zwei Söhne	–
4 (w) 1925	Bruder	–	Vater*	–
5 (m) 1942	Tochter	–	Vater*	–
6 (w) 1953	Vater*	–	Bruder	–

* verstorben, w = weiblich, m = männlich

Telefoninterviews ausgeschlossen. Da wir nicht bei allen 411 Patienten mit sporadisch auftretender Narkolepsie die Anzahl der Verwandten I. Grades erfragt hatten, nahmen wir aufgrund der Telefoninterviews eine Anzahl von im Mittel sechs Verwandten I. Grades pro Patient an. Unter der Annahme von 2466 Verwandten I. Grades lag die Narkolepsiehäufigkeit (n = 9) bei 0,43 % und die Häufigkeit der Tagesschläfrigkeit (n = 22) bei 0,89 %. Das empirische Risiko (Lamda) betrug, basierend auf den finnischen Prävalenzdaten [219], für unsere Narkolepsiepopulation 0,43/0,026 = 16,5; das Risiko für die Tagesschläfrigkeit konnte wegen fehlender Prävalenzdaten für die Allgemeinbevölkerung nicht errechnet werden.

Von den untersuchten 411 Patienten mit sporadisch auftretender Narkolepsie erhielten 39 einen speziellen Fragebogen zur Erhebung des Auftretens von Parasomnien (Tab. 4.8).

Das Risiko, an einer Parasomnie zu erkranken, lag bei Verwandten I. Grades (n = 39 unter Annahme von 234 Verwandten I. Grades) bei 11,1 %. Das empirische Risiko für Parasomnien konnte wegen der fehlenden Prävalenzzahlen in der Bevölkerung nicht berechnet werden.

4.6.2   Polysomnographische Ergebnisse bei Multiplex-Familien

Die Polysomnographien der Familienmitglieder mit Narkolepsie (s. Tab. 4.7) zeigten mit Ausnahme des Index-Patienten aus Familie 03 (letzte Kataplexien vor 10 Jahren) in allen Fällen mindestens zwei SOREMP und verkürzte Schlaflatenzen.

Im SSI hatten die Familienmitglieder mit Narkolepsie subjektive Einschlaflatenzen von unter 5 min angegeben, im MSLT lagen die Mittelwerte der Schlaflatenzen bei 5,29 ± 0,98 min (1,4–14 min). Vier von ihnen fühlten sich nach den Schlafepisoden am Tage nicht erfrischt. Die Anzahl der Tagschlafepisoden wurde im Mittel mit 5,07 ± 1,16 angegeben. Alle waren bereits mindestens einmal mit Stimulanzien behandelt worden.

Zwei von fünf lebenden Verwandten I. Grades mit Tagesschläfrigkeit, aber ohne Kataplexie, gaben Einschlaflatenzen von mehr als 10 min an. Die Verwandten I. Grades mit alleiniger Tagesschläfrigkeit hatten im MSLT mittlere Einschlaflatenzen von

Tab. 4.8 Ergebnisse des Parasomnie-Fragebogens bei 39 Narkolepsiepatienten.

Auftreten und Art der Parasomnie	Ja (% gesamt)	Durchschnittsalter zu Beginn	Keine	Keine Antwort
Somniloquie	26 (67)	25,5 (8–48)	13	0
Alpträume	19 (49)	21,5 (4–46)	15	5
Pavor nocturnus	18 (46)	28 (5–52)	18	1
Bruxismus	18 (46)	21,4 (5–48)	19	2
Dissoziation vom REM (R)	14 (36)	31,3 (5–51)	24	1
Schlafwandeln	4 (10)	18 (6–36)	34	1
Enuresis > 5 Jahre	3 (08)	9 (5–12)	36	0
Jactatio capitis	0	–	39	0
Familiär gehäufte Parasomnie	8 (21)	–	31	0

n = 39, mittleres Alter = 45 Jahre; weiblich = 17, mittleres Alter = 43,7 Jahre; männlich = 22, mittleres Alter = 46,06 Jahre; 38 Patienten DR15(2)-positiv, Klasse-II-Typisierung erfolgte nur bei Index-Patienten.

11 ± 2,6 min, die durchschnittliche Anzahl ihrer Tagschlafepisoden betrug 1,8 ± 0,7. Alle fühlten sich nach den Tagschlafepisoden erfrischt, vier fühlten sich nach dem Nachtschlaf nicht erholt. Nur ein Verwandter hatte bisher Stimulanzien eingenommen.

Von 15 Familienmitgliedern mit Kataplexien wiesen 10 Angehörige hypnagoge Halluzinationen, zwei Schlaflähmungen und 13 automatisches Verhalten auf. Von den Verwandten mit alleiniger Tagesschläfrigkeit hatten zwei hypnagoge Halluzinationen, keiner hatte Schlaflähmungen, vier hatten automatisches Verhalten. Von den Familienmitgliedern ohne Kataplexien und Tagesschläfrigkeit hatte in Familie 01 eine Schwester Bruxismus, ein Mann in der dritten Generation Jactatio capitis und ein Mädchen in der vierten Generation Somniloquie und Bruxismus. In Familie 02 hatte die Tochter der narkoleptischen Schwester des Index-Patienten Somniloquie und Pavor nocturnus. In Familie 03 hatte eine der Enkeltöchter des Index-Patienten Somniloquie, die andere Schlafwandeln.

4.6.3   HLA-Typisierung von Multiplex-Familien

Durch Klasse-II-HLA-Typisierung konnten unter den 411 untersuchten Patienten 12 DR15(2)-negative Patienten identifiziert werden. Unter den 399 DR15(2)-positiven Patienten fand sich in 295 Fällen (bei 104 Patienten fehlten die Angaben zu DQ) eine Assoziation mit DQ6, in 99 Fällen zusätzlich mit DQ3, in 71 Fällen mit DQ2, in 37 mit DQ7, in 3 mit DQ6, in 2 mit DQ4 und in einem Fall mit DQ8.

In den Multiplex-Familien war nur der Index-Patient der Familie 03 DR15(2)-negativ. Die folgende Tabelle 4.9 und Abbildung 4.3 zeigen die Stammbäume der Multiplex-Familien mit den kompletten Haplotypen.

4.6.4   HLA-Segregation in Multiplex-Familien

In Familie 01 sind alle drei narkolepsiekranken Geschwister der Generation II (II 1, 3, 8) DR15(2)/DQ6(1)-positiv. Genotypisch haben nur zwei von ihnen (II 1, 8) denselben Haplotyp (b), der wahrscheinlich von der narkoleptischen Mutter stammt (I2), wäh-

Tab. 4.9 Stammbäume von 6 Multiplex-Familien
(mit Geburtsdaten, Symptomen, Haplotypen und polysomnographischen Befunden).

Familie 01

ft	II1	II2	II3	II6	II8	III1	III2	III3	III5	III6	III7	IV1	IV2I	V3
Ges	m	w	m	w	w	m	w	m	w	w	m	m	w	w
b	1925	1928	1928	1929	1933	1949	1953	1956	1953	1962	1963	1982	1985	1978
ao	17	–	21	–	17	–	–	–	–	–	–	–	–	–
cat	+	–	+	–	+	–	–	–	–	–	–	–	–	–
hh	+	–	+	–	+	–	–	–	–	–	–	–	–	–
sp	–	–	–	–	–	–	–	–	–	–	–	–	–	–
eds	+	–	+	–	+	–	–	–	–	–	–	–	–	–
ab	+	–	+	–	+	–	–	–	–	–	–	–	–	–
sd	+	–	+	–	–	–	–	–	–	–	–	–	–	–
pa	s,b,R	–	st,R	b	R	–	–	–	–	–	j	–	–	s,b
HT	ab	de	ac	ab	ab	fg	ad	bd	jb/a	nt	kb	fd	fd	hb/a
MSL	2,25	nd	4,4	nd	nd	nd	11,8	11,8	nd	nd	nd	–	07	nd
	–	2x	–	–		5x	5x	–	–		–	1x	–	
SOR	2x	nd	2x	nd	nd	nd	–	1x	–	–	–	–	–	–

Familie 02

ft	II1	III2	III3	IV1	IV2	IV4	IV5
Ges	m	m	w	m	w	m	w
b	1912	1941	1944	1967	1964	1966	1971
ao	20	20	15	–	18	–	–
cat	+	+	+	–	–	–	–
hh	(+)	+	–	–	+	–	–
sp	–	–	–	–	–	1x	–
eds	+	+	+	(+)	+	–	–
ab	+	+	–	–	+	–	–
sd	+	+	+	–	–	+	+
pa	s,sw	s,st	s,st	s,sw,b	–	–	s,st
HT	ab	ac	ad	ce	ae	fd	ga
MSLT	1,4	6,25	4,7	nd	12	nd	12
	4x	4x	5x	–	4x	–	4x
SOR	3x	4x	–	–	–	–	–

Tab. 4.9 Stammbäume von 6 Multiplex-Familien
(mit Geburtsdaten, Symptomen, Haplotypen und polysomnographischen Befunden) (Fortsetzung).

Familie 03

ft	II4	II5	III3	III5	III7	IV1	IV2
Ges	m	w	m	w	m	w	w
b	1928	1936	1959	1960	1968	1981	1987
ao	10	–	9	13	12	5	–
cat	+	–	–	+	(?)	–	–
hh	+	–	–	+	–	–	–
sp	+	–	–	+	–	+	–
eds	+	–	+	+	(+)	–	–
ab	+	–	+	+	–	–	+
sd	+	–	+	+	–	–	–
pa	s,st,b	–	st,b	st,b	–	s,st	sw
HT	ab	cd	ac	bd	ad	ed	fd
MSLT	8,20	nd	6	14	14,5	14,25	12,5
4x	–	5x	2x	2x	4x	1x	
SOR	–	–	–	2x	–	–	–

Familie 04

ft	I1	I2	II1	II2	II3	II4	III1	III2	III3	III4	III5	III6	IV1	IV2	V3
b	1895	1897	1920	1925	1933	1937	1940	1948	1951	1961	1963	1966	1986	1984	1993
Ges	m	w	m	w	m	w	m	w	w	m	m	w	w	m	w
ao	–	–	–	–	–	–	50	18	–	–	–	–	–	–	–
cat	–	–	–	+	+	–	–	–	–	–	–	–	–	–	–
eds	–	–	–	+	+	–	–	–	–	–	–	–	–	–	–
hh	–	–	–	-	+	–	–	–	–	–	–	–	–	–	–
sp	–	–	–	+	+	–	–	–	–	–	–	–	–	–	–
ab	–	–	–	+	+	–	–	–	–	–	–	–	–	–	–
sd	–	–	–	+	+	–	–	–	–	–	–	–	–	–	–
pa	–	–	–	-	-	–	–	–	–	–	–	–	–	–	–
HT	ab	cd	–	ac	ac	ef	–	–	gh	ae	ae	ij	eg	ei	aj
MSL	nd	nd	nd	5,8	5,7	nd	nd	nd	nd	nd	nd	nd	nd	nd	nd
	–	–	–	5x	4x	–	–	–	–	–	–	–	–	–	–
SOR	–	–	–	1x	5x	–	–	–	–	–	–	–	–	–	–

Tab. 4.9 Stammbäume von 6 Multiplex-Familien
(mit Geburtsdaten, Symptomen, Haplotypen und polysomnographischen Befunden) (Fortsetzung).

Familie 05

ft	II6	II7	III5
b	1942	1942	1973
Ges	m	w	w
ao	15	–	22
cat	+	–	+
eds	+	–	+
hh	+	–	–
sp	+	–	–
ab	+	–	+
sd	+	–	+
pa	b,s, R	–	s
HT	ab	cd	ac
MSLT	2	18,5	5,7
	5x	2x	5x
SOR	5	–	5

Familie 06

ft	I1	I2	I3	II1	II2	II3	II4
b	1919	1927	1923	1953	1955	1964	1961
Ges	w	m	w	w	m	w	w
ao	–	?	–	15	33	–	–
cat	–	+	–	+	–	–	–
eds	–	–	–	+	+	–	–
hh	–	?	–	+	–	–	–
sp	–	?	–	–	–	–	–
ab	–	+	–	+	–	–	–
sd	–	+	–	+	+	–	–
pa	–	–	–	st	st	–	–
HT	np	ab	cd	ad	bc	np	ac
MSLT	–	–	–	3,1	–	–	–
	–	–	–	5x	–	–	–
SOR	–	–	–	5x	–	–	–

ft = Familienstammbaum, b = Geburtstag, Ges = Geschlecht, ao = Alter bei Krankheitsbeginn, cat = Kataplexie, hh = hypnagoge Halluzinationen, sp = Schlaflähmung, eds = Tagesschläfrigkeit, ab = automatisches Verhalten, sd = Schlaffragmentierung, pa = Parasomnien, b = Bruxismus, j = Jactatio capitis, R = Dissoziation vom REM-Schlaf, s = Somniloquie, sw = Schlafwandeln, st = Pavor nocturnus, HP = Haplotyp (a – × dargestellt in der folgenden Abbildung), MSL = MSLT, SOR = SOREM, nd = nicht durchgeführt, – = Symptom nicht vorhanden, + = Symptom vorhanden, ? = bei verstorbenen Patienten anamnestisch nicht eindeutiges Symptom

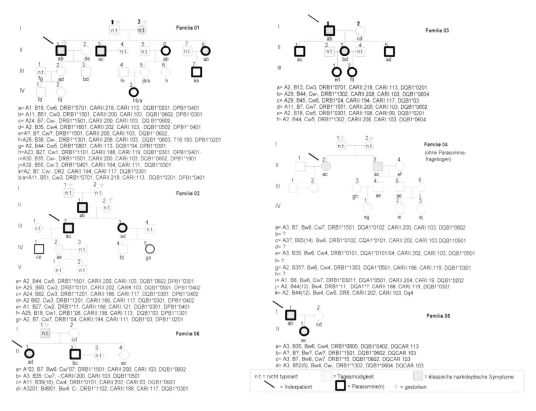

Abb. 4.3 Stammbäume von Multiplex-Familien [315].

rend II 3 einen anderen mütterlichen Haplotyp (c) erbte. II6, die mit zweien ihrer Geschwister HLA-identisch ist, hat keinerlei Narkolepsie-typische Symptome. Der Haplotyp (b) wird bei zwei Familienmitgliedern der Generation III (III 3, 7) und teilweise (durch Rekombination DRB1*1501/ DQB1*0602-negativ) von III 5 und IV 3 geerbt. Es existieren in dieser Familie drei weitere DRB1*1501-, CARII:200-, CARI:103- und DQB1*0602-Haplotypen (e, i, k) in den Generationen II und III. Keine dieser Personen leidet an Narkolepsie oder assoziierten Symptomen, allerdings haben zwei von ihnen Parasomnien (III 7, IV 3).

Familie 02 zeigt eine durchgängige Segregation der Narkolepsie mit dem Haplotyp (a) (A2, B44, Cw5, DRB1*1501, CARII:200, CARI:103, DQB1*0602, DPB1*0301). Familienmitglieder, die über häufiges Träumen kurz nach Schlafbeginn berichten, aber keine Kataplexien aufweisen (IV 2, 5), haben ebenfalls diesen Haplotyp. Vier Personen mit Parasomnien haben den Haplotyp (a), einer jedoch nicht.

In Familie 03 gibt es zwei Narkolepsiekranke mit allen Symptomen. I 1 ist DR15(2)-negativ, aber DQ6(1)-positiv. Sein DQ6(1)-Subtyp ist DQB1*0604 statt DQB1*0602, sein Haplotyp beinhaltet nicht CARII:200 und CARI:103. Seine narkolepsiekranke Tochter hat den „klassischen" Haplotyp DRB1*1501, CARII:200, CARI:103, DQB1*0602 (d) von der gesunden Mutter. Die beiden Söhne des Index-Patienten mit Tagesschläfrigkeit (III 1, 4) haben den väterlichen Haplotyp (a).

In Familie 04 teilen die narkolepsiekranken Geschwister den identischen Haplotyp (a). Die Verwandten I. und II. Grades, die DR15(2)/DQ6(1)-positiv sind, haben mit Ausnahme des verstorbenen Vaters, der nicht typisiert werden konnte, keine narkoleptischen oder assoziierten Symptome.

In Familie 05 hat der narkoleptische Index-Patient den Haplotyp DR15(2)/DQ6(1) (b) und seine gesunde Frau einen anderen, DR15(2)/DQ6(1)-positiven Haplotyp (c). Die narkoleptische Tochter hat den Haplotyp (c) der Mutter geerbt. Da die Eltern des Index-Patienten verstorben sind, konnten wir die Segregation des Haplotyps (b) nicht zurückverfolgen. Der Index-Patient und seine Tochter haben Parasomnien.

In Familie 06 haben der narkoleptische Vater und die Tochter den identischen DRB1*1501-, CARII:200-, CARI:103-, DQB1*0602-positiven Haplotyp (a). Beide haben Parasomnien. Eine nicht-erkrankte Schwester der Index-Patientin mit Parasomnie hat einen anderen Haplotyp.

Für die Parasomnien konnte keine Assoziation mit einem bestimmten Haplotyp nachgewiesen werden.

In Multiplex-Familien sind die Symptome Kataplexie und Tagesschläfrigkeit sowie das Einzelsymptom Tagesschläfrigkeit bis auf eine Ausnahme mit dem Haplotyp DRB1*1501, CARII:200,CARI:103, DQB1*0602 assoziiert. Der DR15(2)-negative Index-Patient aus Familie 03 hat einen DQB1*0604-Subtyp der Spezifität D6(1) und stellt somit nur eine Variante des üblichen Haplotyps ohne Assoziation mit CARII:200 und CARI:103 dar.

Die Segregation der Narkolepsie und ihrer Einzelsymptome mit DRB1*1501, CARII:200, CARI:103, DQB1*0602 zeigt in den Familien 01, 02 und 04 eine unterschiedliche Penetranz. Sie ist in Familie 02 am höchsten.

Bei einigen Familienmitgliedern der Familien 03 und 05 segregieren die Narkolepsie und Einzelsymptome mit DRB1*1501, CARII:200, CARI:103, DQB1*0602 vom nicht-erkrankten Elternteil. In diesen Familien beruht die Segregation der Erkrankung mit HLA einzig auf der Präsenz dieses Haplotyps, egal ob er von einem kranken oder gesunden Familienmitglied stammt. Der Krankheitsbeginn könnte somit in der Tat nur von der spezifischen, an DRB1*1501, CARII:200, CARI:103, DQB1*0602 geknüpften immunologischen Reaktion abhängen. Die DR15(2)/DQB6(1)-negative Familie zeigt eine ähnliche Segregation wie von anderen Autoren beschrieben [126, 463].

Unsere Befunde lassen für die Narkolepsie-typischen Symptome zwei Vererbungsmodelle zu:
1. dominant mit niedriger Penetranz,
2. multifaktoriell bei jedem Haplotyp DRB1*1501, CARII:200,CARI:103, DQB1*0602.
3. In ein drittes mögliches Vererbungsmodell könnten andere Nicht-HLA-Gene involviert sein.

Die Haplotypen bei Parasomnien sind sehr variabel und lassen keine Segregation mit einem bestimmten Haplotyp erkennen. Sie zeigen eine sehr hohe Assoziation mit DRB1*1501, CARII:200, CARI:103 und DQB1*0602. Die starke klinische und HLA-Assoziation mit der Narkolepsie lassen an einen gemeinsamen Vererbungsmodus mit höherer Penetranz der Parasomnien denken.

Das empirische Risiko für Verwandte I. Grades, eine Narkolepsie zu entwickeln, scheint in der deutschen Narkolepsie-Population sehr viel niedriger zu sein als in der französischen oder amerikanischen. Darüber hinaus ist das Risiko einer Narkolepsie sehr viel niedriger als das einer vermehrten Tagesschläfrigkeit oder Parasomnie. Bei Angehörigen von Multiplex-Familien ist das Risiko für alle drei Symptome erhöht. Da das Risiko unabhängig vom DRB1*1501-, CARII:200-, CARI:103- und DQB1*0602-Haplotyp zu sein scheint, kann dies implizieren, daß auch der mit 30–35 % hohe Anteil der gesunden Bevölkerung mit diesem Haplotyp eine Narkolepsie entwickeln kann. Dies würde u.a. erklären, warum die Wahrscheinlichkeit, an einer Narkolepsie zu erkranken, für Verwandte I. Grades von Patienten mit familiärer Narkolepsie nur wenig höher ist als bei Gesunden. Der relative hohe Anteil DRB1*1501/DQB1*0602-negativer Patienten, ob mit sporadisch auftretender oder familiär bedingter Narkolepsie, weist ebenfalls darauf hin, daß für die Vererbung bei diesen Patienten noch ein Genort außerhalb des HLA-Systems in Frage kommt. Dies scheint in Anbetracht der Häufigkeit des Narkolepsie-Gens DRB1*1501, CARII:200, CARI:103, DQB1*0602 wenig wahrscheinlich. Vielleicht ist ein weiteres rezessives Gen, wie das Carnarc-1 beim Hund, involviert.

Mögliche Vererbungsmodelle der Narkolepsie sind:
1. dominant mit niedriger Penetranz,
*2. multifaktoriell bei jedem Haplotyp DRB1*1501, CARII:200,CARI:103, DQB1*0602,*
3. Vererbung über Gene außerhalb des HLA-Systems.

4.7   Zwillingsforschung

Weltweit wurde bisher über zwölf monozygote Zwillinge [113, 128, 190, 229, 301, 357, 410] mit mindestens einem narkoleptischen Zwilling berichtet. Mono- und dizygote Zwillinge eignen sich besonders für genetische Untersuchungen, da sie die Überprüfung verschiedener Modelle zulassen, die sich auf Geschlecht oder auf genetische, Umgebungs- oder Interaktionseinflüsse beziehen lassen. Die meisten Zwillingsuntersuchungen wurden leider publiziert, bevor die HLA-Typisierung bekannt war. Von den drei konkordanten Zwillingspaaren hatte ein Paar atypische Symptome, Polysomnographien waren nicht veranlaßt worden [229]. Beide von Mamelak et al. [301] untersuchten Zwillinge hatten Kataplexien. Die einzigen konkordanten Paare [128, 190] waren DR15-negativ (beide hatten Kataplexien und pathologische Befunde in MSLT und Polysomnographie). Die erkrankten Zwillinge von fünf Paaren [247, 357, 176, 410] hatten Kataplexien und verkürzte Einschlaf- und REM-Latenzen im MSLT. In Tabelle 4.10 sind einige Publikationen über Untersuchungen monozygoter Zwillinge mit Narkolepsie zusammengefaßt.

Die hohe Anzahl diskordanter Zwillinge läßt die Annahme zu, daß andere als genetisch bedingte Faktoren unabhängig vom HLA-System für die Auslösung der Erkrankung eine große Rolle spielen. Auf der Basis einer genetischen Disposition können unterschiedlichste Einflüsse wie Infektionen, Traumen oder psychische Belastungen zur Auslösung einer Narkolepsie führen.

Tab. 4.10 Publikationen über Untersuchungen monozygoter Zwillinge mit Narkolepsie.

Referenz	Symptome	Polygraphie	HLA-Typisierung
Imlah 1961 [229]	Kataplexie bei beiden, nicht durch Emotionen ausgelöst	Nd	Nd
Mitchell und Cummins 1965 [345]	Diskordant (Abstract, zitiert von Honda und Matsuki 1990)	–	–
Takahashi (zitiert von Kessler 1976, [247])	I: Asphyxia neonatorum, Kataplexie mit 17 Jahren abklingend C: Keine narkoleptischen Symptome	I: SOREMP[1]	Nd
Mamelak et al. 1979 [301]	Kataplexie bei beiden, keine Angabe von Einzelheiten	I: SOREMP[1] C: normal?[1]	Nd
Schrader et al. 1980 [463]	I: Narkolepsie 25 Jahre nach Beginn einer multiplen Sklerose; durch Lachen ausgelöste Kataplexien C: Keine narkoleptischen Symptome	I: SOREMP[1] C: normal[1]	Dw2 +
Asaka et al. 1986 [24]	2 diskordante Paare (Abstract zitiert von Honda und Matsuki 1990)	–	–
Montplaisir und Poirier 1987 [357]	I: Kataplexie berichtet C: Keine narkoleptischen Symptome	I: 4/2[2] C: normal[2]	DR2 +
Douglass et al. 1989 [128]	Kataplexien bei beiden durch Lachen ausgelöst Regelmäßige Beinzuckungen	4/3 and 9/2[2]	DQ1 + (DR2-)
Guilleminault et al. 1989 [176]	I: Kataplexie C: Keine narkoleptischen Symptome	I:4/3[2] C: normal[2]	DR2, DQw6 +
Pollmächer et al. 1990 [410]	I-1: Kataplexie beim Lachen C-1: Keine narkoleptischen Symptome I-2: Kataplexie durch Emotionen C-2: Keine narkoleptischen Symptome	I-1: 3.7/4[2] C-1: 4.7/0[2] I-2: 2.4/5[2] C-2: 10.4/0[2]	Beide Paare DR2 +
Dahlitz et al. 1994 [113]	I-1 bis 3: Zweifelsfreie Kataplexie C-1 bis 3: Keine narkoleptischen Symptome	Nd	Alle drei Paare DR2, DQw6+
Hayduk et al. 1996 [190]	I: Kataplexie C: eds, hh	I: 2 SOREMP 3,7 C: 2 SOREMP 7,5	I: DR14, DQB 5,3 C: DR4, DQB 8

Nd = nicht durchgeführt, I = Index-Fall, C = Co-Zwilling,
[1] = Langzeitregistrierung, SOREMP = Sleep-onset-REM-Periode,
[2] = Schlaflatenz in Minuten/Anzahl der SOREMP im MSLT

4.8 Genetik der Narkolepsie beim Tier

Die Narkolepsie tritt auch bei Tieren, z.B. bei Hunden, Pferden und Rindern, auf [32]. Beim Dobermann und Labrador wird das Syndrom auf „Carnarc-1", einem einfachen, autosomal rezessiven Gen mit voller Penetranz übertragen [333]. Kataplexien können bei heterozygoten Tieren durch eine medikamentöse Kombination von cholinerg stimulierenden und adrenerg blockierenden Substanzen ausgelöst werden, nicht aber bei gesunden Tieren [342]. Üblicherweise können Kataplexien nur bei homozygoten Hunden ausgelöst werden, so daß Heterozygotie auf „Carnac-1" bereits einen gewissen Grad an Empfänglichkeit für narkoleptische Symptome ausmachen könnte. Immungenetische Untersuchungen bei narkoleptischen Hunden konnten zeigen, daß bei den meisten Rassen das „Narkolepsie-Gen" nicht mit einem besonderen MHC-Klasse-II-Haplotyp assoziiert ist [118, 361]. Bei einer systematischen Kopplungs-Studie fand sich ein Marker mit vollständiger Bindung an „Carnarc-1", das „Human-µ-switch-Gen" [341]. Dieses Ergebnis schließt die Beteiligung des MHC-Systems beim Hund natürlich nicht aus. Immunologische „Switch genes" sind an einem komplexen Prozeß beteiligt, der somatische Zell-Rekombinationen beinhaltet und der B-Zellen erlaubt, die Immunglobulin-Klasse durch Aktivierung zu ändern. Sie sind z.T. an der Prädisposition für einige Autoimmunerkrankungen beteiligt.

MHC-Klasse-II-Gene im Hirngewebe von Menschen und Hunden werden altersabhängig exprimiert [500]. Die Mikrogliaproduktion von MHC-Klasse II erreicht höchste Werte zwischen dem 3.–8. Lebensmonat, entsprechend dem Manifestationsalter der Narkolepsie bei Hunden. Dieses Ergebnis läßt die Annahme zu, daß HLA-Klasse-II-Genprodukte und die sie produzierenden Mikrogliazellen an der Entstehung der Narkolepsie beteiligt sind. Der Versuch, Gliazellen von erkrankten Hunden auf Welpen vor dem Zeitpunkt der Erstmanifestation der Narkolepsie zu übertragen, hat bisher zu keiner Übertragung der Narkolepsie in vivo geführt.

Bei Hunden konnte festgestellt werden, daß die Narkolepsie durch eine Mutation des Hypocretinrezeptor-2-Gens hervorgerufen wird [290], wodurch die Existenz eines HLA-unabhängigen Genlocus bestätigt wird.

5 Diagnostik

Die Narkolepsie ist eine Schlaf-Wachstörung mit einer Störung der REM-Schlaf-regulation. Die grundlegenden Meßmethoden zur Erfassung und Beschreibung der Narkolepsie müssen daher die Registrierung von Schlaf mit Differenzierung von NREM- und REM-Schlaf beinhalten. Die Wachstörung mit Tagesschläfrigkeit, automatischem Verhalten, Kataplexien und hypnagogen Halluzinationen erfordert entweder eine kontinuierliche 24-Stunden-Aufzeichnung von Schlafen und Wachen oder geeignete Tests zur Erfassung der Symptome im Tagesgang, wie z.B. den MSLT oder MWT.

Die Leistungsfähigkeit kann mit psychometrischen Tests erfaßt werden, die jeweils auf den Schlaf-Wachzustand bezogen werden müssen.

Nach einer Einführung in die Grundlagen des Schlafes werden die zur Erfassung der Narkolepsie gängigen Tests dargestellt.

5.1 Grundlagen des Schlafes

Da sich dieses Buch nicht nur an Schlafspezialisten wendet, sollen für das Verständnis des Lesers einige Grundlagen des Schlafes erläutert werden.

Im Schlaflabor werden polysomnographische Ableitungen nach den Empfehlungen der Deutschen Gesellschaft für Schlafforschung und Schlafmedizin durchgeführt [405].

Dabei werden folgende Messungen durchgeführt bzw. folgende Parameter bestimmt:
- Elektroenzephalogramm
- Elektrookulogramm
- Elektromyogramm der submentalen Muskulatur
- Elektrokardiogramm
- Atemfluß (Nase/Mund)
- Atmungsanstrengung (Thorax und Abdomen)
- O_2-Sättigung
- Elektromyogramm der Musculi tibiales anteriores
- Schnarchgeräusche

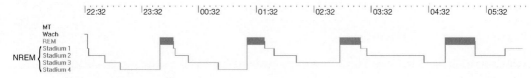

Abb. 5.1 Ideales Schlafprofil.

Die Polysomnographie erfaßt alle Meßgrößen, die zur Erkennung der Schlafstruktur und zum Ausschluß der wichtigsten schlafbezogenen körperlichen Ursachen erforderlich sind. Sie wird nach den Richtlinien von Rechtschaffen und Kales [417] ausgewertet. Der Schlaf besteht aus „Rapid-eye-movement"-(REM-) und „Non-rapid-eye-movement"-(NREM-)Schlaf. Der NREM-Schlaf wird in vier Schlafstadien eingeteilt, die unterschiedliche Schlaftiefen repräsentieren. Die Schlaftiefe hängt davon ab, wie leicht der Schlafende aus dem jeweiligen Stadium erweckbar ist. Aus einem NREM-Schlaf Stadium 1 sind Schlafende am leichtesten zu erwecken und aus Stadium 4 am schwersten. Die unterschiedlichen Schlafstadien sind gekennzeichnet durch bestimmte Muster von EEG, EOG und EMG. Der REM-Schlaf ist gekennzeichnet durch eine EEG-Aktivierung, Verlust des Muskeltonus und schnelle Augenbewegungen. Beim Erwecken aus REM-Schlaf können 80 % der Schlafenden einen Traum erinnern, weshalb dieses Stadium auch Traumschlafstadium genannt wird. Die Charakteristika der verschiedenen Schlafstadien sind in Tabelle 5.1 dargestellt. Ein ideales Schlafprofil zeigt Abbildung 5.1.

Bei der Auswertung des Schlafprofils werden die in Tab. 5.2 aufgeführten Begriffe verwendet.

Die Grob- oder Makrostruktur der Polysomnographie nach Rechtschaffen und Kales allein reicht nicht aus, alle aufgezeichneten Phänomene zu beschreiben. Die Schlafforschungsgesellschaften haben daher zusätzliche Richtlinien zur Beschreibung weiterer

Tab. 5.1 Schlafstadien und ihre polysomnographischen Charakteristika [417].

Schlafstadium	Polysomnographische Charakteristika
NREM 1	Theta- und Alpha-Wellen < 50 % der Epoche*, langsame Augenbewegungen, EMG leicht erniedrigt
NREM 2	Theta-Wellen, Spindeln, K-Komplexe, keine Augenbewegungen, EMG erniedrigt
NREM 3	Theta- und Delta-Wellen > 20 % bis < 50 % der Epoche, keine Augenbewegungen, EMG stark erniedrigt
NREM 4	Theta- und Delta-Wellen > 50 % einer Epoche, keine Augenbewegungen , EMG stark erniedrigt
REM	Theta-, gelegentlich Alpha-Wellen, schnelle phasische Augenbewegungen, niedriger Muskeltonus
Wach	Beta- und Alpha-Wellen > 51 % einer Epoche, schnelle Augenbewegungen, Muskeltonus hoch

* Epoche = Zeiteinheit von 30 s, innerhalb derer die vorwiegende EEG-Aktivität bestimmt wird.

Tab. 5.2 Terminologie bei der Auswertung des Schlafprofils.

Begriff	Erläuterung
Schlaflatenz (min)	Zeit zwischen dem Löschen der Lichter im Schlaflabor und den ersten drei durchgängig registrierten Epochen des Stadiums NREM 1 oder einer Epoche jedes anderen Schlafstadiums
REM-Latenz (min)	Zeit zwischen dem ersten Einschlafen und der ersten Epoche REM-Schlafs
Wachzeit nach Schlafbeginn (min)	Summe aller Zeiten, die nach dem Einschlafen als wach registriert werden
Gesamte Zeit im Bett (min)	Zeit, die im Bett verbracht wird (unabhängig von Schlafen oder Wachen)
Gesamtschlafzeit (min)	Gesamtschlafzeit inklusive zwischenzeitlicher Wachepisoden
Schlafperiode (min)	Gesamtschlafzeit abzüglich sämtlicher Wachzeiten
Schlafeffizienz %	$100 \times$ Schlafperiode/Gesamtschlafzeit
NREM 1 %	Prozentualer Anteil des Stadiums 1 an der Gesamtschlafzeit
NREM 2 %	Prozentualer Anteil des Stadiums 2 an der Gesamtschlafzeit
NREM 3 %	Prozentualer Anteil des Stadiums 3 an der Gesamtschlafzeit
NREM 4 %	Prozentualer Anteil des Stadiums 4 an der Gesamtschlafzeit
REM %	Prozentualer Anteil des Stadiums REM an der Gesamtschlafzeit
Schlafzyklen	Zeitraum zwischen der ersten Epoche NREM-Schlafs oder dem ersten NREM-Schlaf nach REM-Schlaf bis zum Abschluß des ersten bzw. folgenden REM-Schlafs

Merkmale herausgegeben, um diese zu vereinheitlichen. Meistens handelt es sich um Merkmale, die die Mikrostruktur des Schlafs repräsentieren, wie z.B. die Arousals.

Alle Merkmale, die zusätzlich registriert werden, können quantifiziert werden, wie z.B. die Anzahl der Apnoen, Arousals, Beinbewegungen etc. Anhand ihrer Gesamtzahl erfolgt in Abhängigkeit vom Alter eine Schweregradeinteilung. Diese Einteilung ist allerdings zumeist nur ein unzulänglicher Versuch, die komplexen Schlafstörungen zu quantifizieren, sie sollten daher immer in Zusammenhang mit dem klinischen Bild und den Risikofaktoren beurteilt werden. So ist z.B. die Anzahl der Beinbewegungen pro Stunde ohne klinische Relevanz, wenn nicht gleichzeitig die Störung der Schlafarchitektur durch bewegungsabhängige Weckreaktionen und die Beeinträchtigung der Befindlichkeit des betroffenen Individuums am Tage berücksichtigt werden.

5.2   Polysomnographie

5.2.1   NREM-Schlaf und seine Charakteristika in der Nacht und am Tage

Mit Einführung der polysomnographischen Meßmethode (Messung von EEG, EOG und EMG während des Schlafes) konnten schon 1963 von Rechtschaffen et al. [417] spezielle Befunde bei Narkolepsiekranken erhoben werden, die sie von Gesunden unterscheiden:

- Verkürzte Einschlaflatenz, häufige „Sleep-onset-REM-Perioden" (Definition seinerzeit: Beginn von REM-Schlaf 15 min nach Schlafbeginn, heute < 8–10 min) [102, 199, 234, 239, 403, 82, 496, 359],
- Normale REM-Schlafdauer und Anzahl von Schlafzyklen,
- Verringerter Tiefschlaf und
- Vermehrte Körperbewegungen im Schlaf.

Weitere Narkolepsie-typische Befunde wurden beschrieben:
- Vermehrtes Schlafstadium NREM 1 [201, 355, 356, 53],
- Vermindertes Schlafstadium NREM 2 [201, 53, 560],
- Vermehrtes Erwachen und längere Wachliegezeiten nach Schlafbeginn [201, 203, 355, 360, 53, 79, 65] und
- Verminderte Schlafeffizienz [53, 560, 65].

Der Tiefschlafanteil (Stadien NREM 3 und 4) wird entweder als normal [201, 203, 53, 360] oder als vermindert [356, 50, 560] angegeben. Unter ambulanten Bedingungen, mit einer 24-Stunden-EEG-Kontrolle [65], zeigen Narkolepsiekranke im Vergleich zu Gesunden am Tag eine deutlich vermehrte Schläfrigkeit, in den Wachphasen am Tag eine deutlich verminderte „Active wakefulness" [472] und in den Schlafphasen häufiger Schlafstadien NREM 1, Tiefschlaf und REM. Die ambulanten Messungen weisen in den Tagschlafepisoden im Mittel weniger SOREMP und weniger Schlaf auf (130 min statt 240–300 min) als unter Ableitebedingungen im Schlaflabor.

Der Erholungsschlaf Narkolepsiekranker nach Schlafentzug [501, 378] zeigt im Vergleich mit Gesunden eine signifikante Zunahme der Tiefschlafstadien mit rasch abnehmender Tendenz nach dem ersten Schlafzyklus. Die Tiefschlafanomalie spricht für ein vermehrtes Schlafbedürfnis der Narkolepsiekranken ohne Veränderung des homöostatischen Prozesses [61] der Schlafregulation (Abb. 5.2).

Der REM-Schlaf wird durch Schlafentzug nicht beeinflußt. Unter „konstanter Bettruhe" nach Schlafentzug zeigt sich eine 4-Stunden-Rhythmik der Tiefschlafaktivität [378]. Dieser „ultradiane Rhythmus" entspricht dem Gesunder unter „konstanter Bettruheroutine" [564]. Narkolepsiekranke, die in einer Studie [527] nur im Bett liegen mußten, zeigten im Vergleich mit Narkolepsiekranken, die sich frei bewegen durften, eine Zunahme aller Schlafstadien, so daß anzunehmen ist, daß Narkolepsiepatienten einen hohen Schlafdruck haben, der durch Aktivität partiell unterdrückt werden kann.

Wie bei anderen Schlaf-Wachstörungen wurde davon ausgegangen, daß der fragmentierte Nachtschlaf die Tagesschläfrigkeit der Narkolepsiekranken verursacht. Broughton et al. [65] konnten bei polysomnographischen Ableitungen über 24 h diesen Zusammenhang allerdings nicht bestätigen.

Narkolepsiepatienten haben einen erhöhten Schlafdruck und eine ca. 4stündige ultradiane Tiefschlafrhythmik.

Tabelle 5.3 faßt die typischen polysomnographischen Befunde bei der Narkolepsie zusammen.

5.2.2   REM-Schlaf und seine Charakteristika in der Nacht und am Tage

Polysomnographische Aufzeichnungen während des Auftretens von Kataplexien [179] zeigen eine EEG-Aktivität wie im Wachen: die Augen bewegen sich, und der EMG-Tonus des M. submentalis zeigt einen plötzlichen Abfall [63, 76, 200, 348]. Dyken et al.

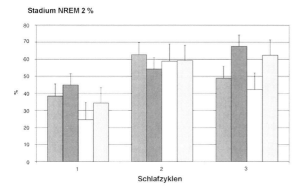

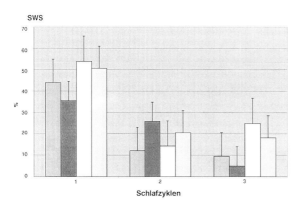

Abb. 5.2 a, b Verteilung der Schlafstadien NREM 2 und 3+4 (Tiefschlaf) während aufeinanderfolgen-
der Schlafzyklen bei Narkolepsiepatienten und Kontrollprobanden nach
Schlafentzügen von 16 und 24 Stunden. Die Werte sind in Prozent der
Gesamtschlafzeit jedes einzelnen
Schlafzyklus angegeben (Mittelwerte und Standardfehler). (Mit
freundlicher Genehmigung von
M. Tafti).
Narkol 16, 24: Narkolepsiepatienten
nach 16 und 24 Stunden Schlafentzug, Kontrolle 16, 24 respektive

☐ Narkol. 16
◼ Kontrolle 16
☐ Narkol. 24
☐ Kontrolle 24

Tab. 5.3 Polysomnographische Befunde bei Narkolepsie.

Nächtlicher Schlaf

– Verkürzte Einschlaflatenz
– Verkürzte REM-Latenz
– Vermindertes Schlafstadium NREM 2, oft auch NREM 3 und 4
– Vermehrtes Schlafstadium NREM 1 und nicht klassifizierbares Schlafstadium
– Vermehrtes Erwachen und vermehrte Wachliegezeit nach dem Einschlafen
– Vermehrte Körperbewegungen

Wachzustand

– Vigilanzschwankungen
– Dissoziation von REM-Schlaf in den Wachzustand während Kataplexien, Schlaflähmungen und
  hypnagogen Halluzinationen
– Pathologisch verkürzte Einschlaflatenz mit häufigem Auftreten von verfrühtem REM-Schlaf =
  SOREMP

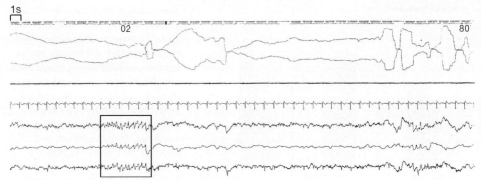

Abb. 5.3 Polygraphisch aufgezeichnete Sägezahnwellen (im Rahmen) während einer Kataplexie.

[130] gelang es, in einer gekoppelten Video-Polygraphie während einer Kataplexie REM-Schlaf aufzuzeichnen. Bei den vier Patienten wechselte während der Parese/ Paralyse die typische okzipitale 8–13 Hz Alpha-Aktivität des Wachens in ein langsames Alpha/Theta-Muster; in der Vertexregion zeigte sich ein niederfrequentes Muster aus Mischwellen mit intermittierenden Sägezahnwellen bei gleichzeitigem Spannungsabfall im EMG mit gelegentlichen Bursts von Muskelaktivität. Sägezahnwellen treten meist einige Minuten vor den ersten schnellen Augenbewegungen auf; es handelt sich um biphasische, präzentral lokalisierte, steile Entladungen mit Amplituden bis 150 µV (Abb. 5.3).

Bei Schlaflähmungen und hypnagogen Halluzinationen finden sich ähnliche polysomnographische Veränderungen wie bei Kataplexien [203].

Während des Auftretens von Kataplexien können keine Muskeleigenreflexe ausgelöst werden, und der H-Reflex [179] und die F-Welle [546] sind erloschen oder abgeschwächt (Abb. 5.4).

54 % aller Narkolepsiepatienten beginnen ihren Nachtschlaf mit Sleep-onset-REM [409], bei den restlichen 46 % tritt dieser Schlaftyp innerhalb der ersten 60 min auf. Patienten mit längeren REM-Latenzen haben eine längere Gesamtschlafzeit, eine höhere Schlafeffizienz, mehr Tiefschlaf, weniger häufiges Erwachen und weniger Wachzeiten während des Schlafs.

Der REM-Schlaf der Narkolepsiekranken ist fragmentiert [355, 356], im Vergleich zu Gesunden findet sich vom 1. zum 2. Schlafzyklus keine Zunahme des REM-Schlafs und der Muskel-Twitches [155, 502].

Patienten im Alkoholdelir oder mit einer Meprobamatintoxikation haben Dissoziationen vom Wachen mit lebhaften Halluzinationen, die polysomnographisch durch niedrigamplitudige Mischwellenaktivität mit phasischen und tonischen Muskelanspannungen im EMG imponieren [499]. Dieser an einen REM-Schlaf mit erhaltenem EMG erinnernde Zustand wurde anfangs Schlafstadium 7 genannt, heute wird er als dissoziierter REM-Schlaf bezeichnet [82, 168, 355, 356, 457]. Tierexperimentell kann dieses Stadium durch pontine Läsionen im Bereich des Perilocus coeruleus hervorgerufen werden (wichtiges, im Hirnstamm gelegenes Zentrum für den Schlaf, s. 3.3.1 und 3.3.2). Es zeigt abhängig von der Ausdehnung der Läsion unterschiedliche Verhaltensmuster [236, 358, 266]. Schenck und Mahowald bezeichneten diese Form des REM-Schlafes wegen der beeindruckenden Verhaltensweisen als „REM behavior disorder" oder als Verhaltensstörung im REM-Schlaf (s. Assoziationen der Narkolepsie mit anderen Erkrankungen). Dieses Stadium kann bei ca. 70 % der nicht behandelten Narkolepsiekranken auftreten [203, 356], unter Medikation mit trizyklischen Antidepressiva wird es bei 50–100 % der Patienten beobachtet [168, 415, 503].

5.3   Polysomnographische Langzeitaufzeichnungen

Experimentelle Langzeituntersuchungen im Schlaflabor über 24–48 h werden eingesetzt, um den Ruhe-Aktivitäts-Zyklus [254], die Schlaf-Wach-Rhythmen und die Periodizität des NREM/REM-Zyklus am Tag und in der Nacht zu untersuchen [34, 465, 117, 502, 527]. Darüber hinaus werden sie zur Diagnostik unklarer Hypersomnien empfohlen [49].

Ambulante polysomnographische Untersuchungen von Narkolepsiekranken [65] zeigen ähnliche Ergebnisse unter Labor- wie unter Alltagsbedingungen. Die REM-Schlaffragmentierung [356, 65, 155] ist bei Langzeitaufzeichnungen deutlich geringer als unter den kurzen polysomnographischen Ableitungen im Schlaflabor; in der Stunde vor durchgängigem Nachtschlaf treten weniger Schlafepisoden auf und die Länge des Tagschlafs ist deutlich vermindert (130 min statt 240–300 min) ebenso wie die Anzahl der Tagschlafepisoden mit SOREMP [501].

5.4   Multipler Schlaf-Latenz-Test (MSLT)

Der multiple Schlaf-Latenz-Test wurde entwickelt, um den Schweregrad der Tagesschläfrigkeit und das Auftreten von verfrühtem REM-Schlaf am Tag registrieren zu können [90]. Er wurde in einer Vielzahl von Studien an Gesunden [566] und an Schlaf-Wach-Gestörten, insbesondere an Narkolepsiekranken, validiert [91, 422, 352].

Der Test wird nach Aufzeichnung der Schlaf-Wach-Protokolle der vorausgehenden 1–2 Wochen und einer Polysomnographie in der gewohnten Schlafzeit während der vorangegangenen Nacht durchgeführt. Die Ableitung erfolgt in einem dunklen, gut temperierten Raum im Liegen. Sie beginnt 1,5–3 h nach dem Erwachen und wird mindestens viermal im Abstand von zwei Stunden wiederholt.

Abb. 5.4a–c Polysomnographie während einer Kataplexie.
Der abgebildete Patient ist in ein lebhaftes Gespräch mit einem Nachbarn zu seiner Rechten verwickelt, der einen Witz erzählt. Der Patient lacht heftig und erleidet für die Dauer von ca. 45 s eine Kataplexie.
Die Bilderserie zeigt den Patienten lachend **(a)**, in eine Kataplexie mit Tonusverlust fallend **(b)** und die Beendigung der Kataplexie **(c)** mit Öffnen der Augen.
Das parallel registrierte EEG zeigt in Bild 1, 2 und 3 REM-Schlaf. Die schnellen Augenbewegungen sind am besten in Bild 3 erkennbar. Bis auf zwei kurze tonische EMG-Phasen und Kabelartefakte in Bild 1 durch den Versuch, die Kataplexie zu durchbrechen, findet man eine Atonie des Musculus mentalis und ein niedrig-amplitudiges, gemischtwelliges EEG.

a) vorher

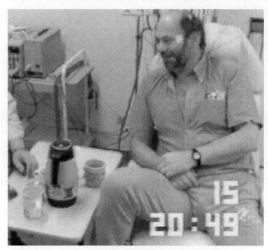

b) während der Kataplexie

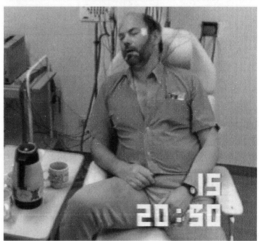

c) Ende der Kataplexie

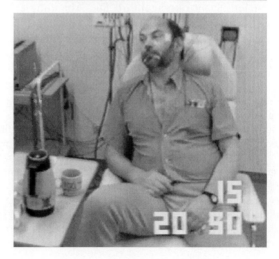

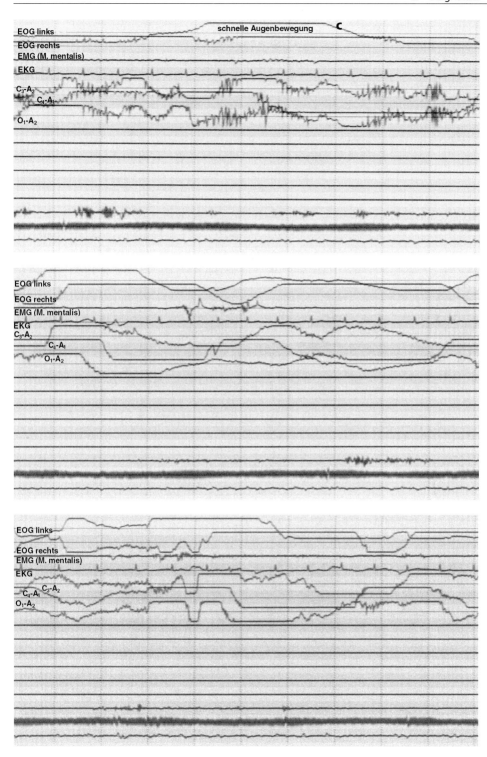

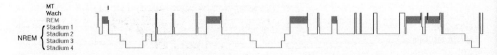

Abb. 5.5a Hypnogramm einer 16jährigen Patientin.

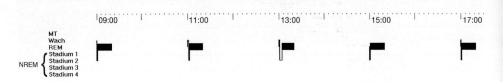

Abb. 5.5b MSLT einer 16jährigen Patienten.

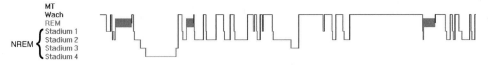

Abb. 5.5c Hypnogramm eines 33jährigen Patienten.

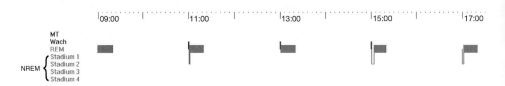

Abb. 5.5d MSLT eines 33jährigen Patienten.

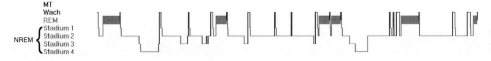

Abb. 5.5e Hypnogramm einer 57jährigen Patientin.

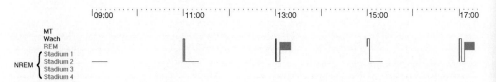

Abb. 5.5f MSLT einer 57jährigen Patientin.

Abb. 5.5a–f Hypnogramme **(a, c, e)** und MSLT **(b, d, f)** von drei Narkolepsiepatienten.

Bei Gesunden beträgt die durchschnittliche Schlaflatenz (definiert als Zeit zwischen „Licht aus" und der ersten Epoche Schlaf, unabhängig vom Schlafstadium) 10–20 min [92], bei Narkolepsiekranken beträgt die mittlere Einschlaflatenz < 5 min [518, 226]. Anhand der Ergebnisse des MSLT können die unterschiedlichen Schweregrade der Schläfrigkeit festgelegt werden [23], es fehlen allerdings ausreichende Validierungen, um die einzelnen Hypersomnien differenzieren zu können [359].

Ca. 80 % der Narkolepsiekranken weisen zwei oder mehr SOREMP im MSLT auf [518, 422, 79]. Um eine bessere Sensitivität und Spezifität des MSLT zu erreichen, wurde von Moscovitch et al. [359] vorgeschlagen, als Grenzwert für Narkolepsiekranke die Einschlaflatenz bei < 8 min und das Auftreten von mindestens 2 SOREMP festzulegen. In einem einzelnen MSLT oder in einer einzelnen Nachtableitung haben allerdings mehr als die Hälfte aller Narkolepsiepatienten mit eindeutigen Kataplexien keine verkürzten Einschlaflatenzen oder zweimalige SOREMP. Carskadon [88] erwähnt seltene Fälle mit 1 SOREMP, die eine genaue klinische Beschreibung der Symptome erfordern. Patienten mit SOREMP haben signifikant kürzere Einschlaflatenzen als jene ohne SOREMP [501]. Der MSLT hat für die Diagnose einer Narkolepsie einen höheren prädiktiven Wert als langzeitpolysomnographische Aufzeichnungen.

Mehr als die Hälfte aller Narkolepsiepatienten mit eindeutigen Kataplexien hat in einem einzelnen MSLT oder in einer einzelnen Nachtableitung keine verkürzten Einschlaflatenzen oder zweimalige SOREMP.

Patienten mit SOREMP haben kürzere Einschlaflatenzen als Patienten ohne SOREMP.

Die Abbildungen 5.5a–f zeigen Hypnogramm (a, c, e) und MSLT (b, d, f) von drei Narkolepsiepatienten. In den MSLT findet sich mehrfach vorzeitiger REM Schlaf 0–8 min nach dem Einschlafen. In Abbildung 5.6 ist in der Polysomnographie der 16jährigen Patientin ein SOREMP dargestellt (< 8 min nach dem Einschlafen), bei den anderen Patienten ist er ebenfalls verkürzt.

Im MSLT läßt sich durch die Veränderung der Einschlaflatenzen im allgemeinen recht gut der Behandlungserfolg einer Tagesschläfrigkeit [25] ablesen, er versagt jedoch bei der Dokumentation des Behandlungserfolges von Stimulanzien bei Narkolepsiekranken [518]. Dies mag daran liegen, daß Stimulanzien ihren Einfluß nicht auf die Einschlafneigung, sondern auf die Fähigkeit, wach zu bleiben, ausüben. Es wurde

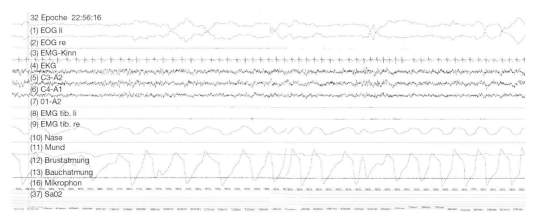

Abb. 5.6 Darstellung eines SOREMP in der Polysomnographie (16jährige Pat.).

daher eine Variante des MSLT, der „Maintenance of wakefulness test", MWT, entwik-
kelt [186, 451, 452].

Der MWT mißt die Fähigkeit, wach zu bleiben. Vergleichsstudien von MSLT und
MWT zeigen sehr unterschiedliche Schlaflatenzen [349, 79] oder eine unterschiedliche
Anzahl von SOREMP [211]. Nicht medikamentös behandelte Narkolepsiekranke
haben im MWT doppelt so lange Schlaflatenzen wie im MSLT [508]; ein Vergleich zur
Anzahl der SOREMP liegt nicht vor.

5.5   Weitere Untersuchungsmethoden

Die Überprüfung der Vigilanz hat für die Narkolepsie einen hohen Stellenwert, da die
durch die Tagesschläfrigkeit bedingten Leistungseinbußen [73, 280, 164] quantifiziert
werden müssen. Der Begriff „Vigilanz" wird in der schlafmedizinischen Literatur sehr
unscharf benutzt, so z.B. als Wachheit, Aufmerksamkeit, Arousal etc. Er wurde von
dem englischen Neurologen Henry Head [191] geprägt, der ihn als „Verfügbarkeit
und Organisationsgrad adaptiven Verhaltens in Abhängigkeit vom dynamischen
Zustand der neuralen Gesamtaktivität" definierte. Mackworth [297] bezeichnete ihn
als „a state of readiness to detect and respond to certain specified small changes occur-
ring at random timed intervals in the environment" [116, 125]. Neuere Konzepte
[411, 532] unterscheiden zwischen einer der Aufmerksamkeit vorausgehenden zentralnervösen Aktivierung (phasisch und tonisch), der selektiven und geteilten Aufmerksamkeit sowie der Vigilanz. Geeignete Testverfahren sind in der Tabelle 5.4 dargestellt
[533].

5.5.1   Flimmerverschmelzungsfrequenz

Bereits in den 40er Jahren wurde der Flimmerverschmelzungstest zur Erkennung von
Müdigkeit eingesetzt [167]. In Untersuchungen von Industriearbeitern konnten
Grandjean et al. [165] feststellen, daß mit zunehmender Müdigkeit die Schwellenwerte
absinken.

Bei Narkolepsiekranken liegen die Schwellenwerte des Flimmerverschmelzungs-
tests signifikant niedriger als bei Gesunden; durch Behandlung mit Amphetaminen
können diese wieder angehoben werden. Levander und Sachs [281] fanden eine spezifische Störung der zeitlichen Auflösung des Stimuluseingangs, der nicht Arousal-
abhängig zu sein scheint.

5.5.2   Pupillographie

Die Messung der Pupillenweite und ihre Veränderung geben den Wechsel zwischen
Wachheit und Schläfrigkeit sehr gut wieder [552]. Der Pupillendurchmesser repräsentiert die periphere Manifestierung des autonomen Nervensystems. Pupillenverengung
begleitet Schläfrigkeit, und Miosis oder parasympathische Dominanz charakterisieren
den Schlafbeginn oder das Schlafstadium [460]. Narkolepsiekranke zeigen im Dunkeln
durchschnittlich engere Pupillen mit häufigerer Änderung des Durchmessers als
Gesunde [537]; diese Befunde korrelieren mit den MSLT-Befunden [460]. Die Pupillometrie zeigt sehr empfindlich den Einfluß von Stimulanzien. Bei Narkolepsiekranken

Tab. 5.4 Untersuchungsmöglichkeiten einzelner Aufmerksamkeitskomponenten.

Aufmerksamkeits-komponente	Merkmale	Geeignete Testverfahren
Aktivierung tonisch	Zirkadianer Aspekt des allgemeinen Erregungsniveaus und der Wachheit Unterliegt nicht der bewußten Kontrolle Der Vigilanz und der selektiven sowie geteilten Aufmerksamkeit vorausgehend	Multipler Schlaf-Latenz-Test Maintenance of wakefulness test Flimmerverschmelzungsfrequenz Pupillographie Langzeit-EEG Evozierte Potentiale Reaktionszeitmessungen
Aktivierung phasisch	Fähigkeit, das tonische Aktivierungsniveau auf einen kritischen Stimulus hin zu erhöhen	Reaktionszeitmessungen mit Warnreiz Evozierte Potentiale (CNV) TAP
Selektive Aufmerksamkeit	Fähigkeit, unter hohem Tempo die Aufmerksamkeit über längere Zeiträume für eine bestimmte Aufgabe aufrecht-zuerhalten Fähigkeit, Störreize, Interferenzen und Ablenkungen „auszublenden"	Reaktionszeittests mit hoher zeitlicher Anforderung (z.B. FCRT) Arbeitsleistungsserie TAP
Geteilte Aufmerksamkeit	Geschwindigkeit der Informationsverarbeitung Fähigkeit zu geteilter und paralleler Informationsverarbeitung Fähigkeit zu automatisierter und kontrollierter Verarbeitung	Tests mit Anforderungen an verschiedene Sinnesmodalitäten unter hoher zeitlicher Belastung Wiener Determinationsgerät TAP
Vigilanz	Unspezifische organismische Reaktionsbereitschaft, über lange Zeiträume auf seltene und zufällig auftretende Reize zu reagieren Unterliegt der bewußten Kontrolle	Reaktionstests mit geringer zeitlicher Anforderung (z.B. FCRT) Vigilanztest nach Quatember und Maly TAP

Sämtliche Tests werden von einer Fülle von Faktoren beeinflußt (Zeitdauer, Motivation, Feedback etc.).
FCRT = Four-Choice-Reaction-Test; CNV = Contingent negative wave variation; TAP = Testbatterie zur Aufmerksamkeitsprüfung

besteht eine enge Korrelation zwischen der mittels der Stanford Sleepiness Scale gemessenen Müdigkeit und der Pupillenweite (je schläfriger, desto enger die Pupillen) mit einer Periodizität von 90 min [412].

5.5.3 Evozierte Potentiale

Aguirre und Broughton [3] führten bei Narkolepsiekranken vor und nach MSLT P300- und „Contingent negative wave variation-"(CNV-)Untersuchungen durch. (Bei den P300- und CNV-Untersuchungen handelt es sich um ereigniskorrelierte Potentiale.

Die P300 geben Aufschluß über kontrollierte, nicht automatisierte Informationsverarbeitung. Bei den CNV handelt es sich um langsame Potentiale, die auf einen Warnreiz hin Orientierungsreaktionen hervorrufen.)

Die bei den P300-Untersuchungen von Gesunden abweichenden Befunde interpretierten sie als größere Aufmerksamkeitsanstrengung der Patienten, ein akustisches Signal zu identifizieren. Längere N1–S1- und S2-Latenzen bei der CNV-Untersuchung wiesen auf die Schwierigkeit hin, Stimuli zu diskriminieren. In weiteren Studien konnten mittels evozierter Potentiale keine Narkolepsie-spezifischen Befunde erhoben werden [8, 176].

5.5.4 Reaktionszeitmessungen

Meier-Ewert und Wismans [323] verglichen die Reaktionszeiten Gesunder und Narkolepsiekranker vor und nach Medikation mit Propanolol mit dem visuellen Vigilanztest nach Qatember und Maly (30-Minuten-Version). Sie fanden bei den Patienten viermal häufiger falsche und zwölfmal häufiger ausgelassene Reaktionen sowie längere mittlere Reaktionszeiten (0,59 s gegenüber 0,44 s) und Streuungen, die im Testverlauf abnahmen.

5.5.5 Schläfrigkeitsfragebogen

Die Stanford Sleepiness Scale (SSS) ist der am weitesten verbreitete Fragebogen zur Beurteilung der Einschlafneigung [207]. Aus sieben vorgegebenen Beschreibungen von ausgeprägter Wachheit bis hin zum Schlaf muß sich der Proband zu vorgegebenen Zeiten eine Beschreibung aussuchen. Die SSS-Ergebnisse korrelieren bei schlafdeprivierten Gesunden gut mit den Einschlaflatenzen im MSLT [122], können aber bei Patienten mit vermehrter Tagesschläfrigkeit aufgrund von Fehlwahrnehmungen ihrer Müdigkeit vollkommen unzutreffend sein [64, 186, 176].

Die Epworth Sleepiness Scale, ESS [232] erfragt das Einschlafrisiko in acht vorgegebenen Situationen. Die ESS kann Gesunde von Patienten mit Tagesschläfrigkeit unterscheiden.

5.5.6 Leistungstests

Bisher wurden nur wenige systematische neuropsychologische Untersuchungen bei Narkolepsiekranken durchgeführt. Eine retrospektive Unterteilung in Tests mit und ohne Leistungsdefizit zeigte, daß Narkolepsiekranke keine oder nur geringe Leistungsdefizite bei kurzen Aufgaben mit Anforderungen aufwiesen (z.B. Reaktionszeiten, Kurz- oder Langzeitgedächtnis). Monotone Aufgaben mit geringer Informationsvorgabe, die über einen bestimmten Zeitraum angewendet werden, zeigten hingegen klare Unterschiede. Tabelle 5.5 gibt einen Überblick über die angewendeten neuropsychologischen Tests [467], erweitert um rezente Literatur.

Die neuropsychologischen Tests zeigen eindeutig, daß grundlegende Mechanismen der Informationsverarbeitung bei Narkolepsiepatienten unbeeinträchtigt sind, die

Tab. 5.5 Überblick über neuropsychologische Untersuchungsergebnisse bei Narkolepsiepatienten (modifiziert nach Schulz und Wilde-Frenz [467]).

Test	Test-dauer	Vergleich zwischen Patienten und Kontrollprobanden	Autoren
Wilkinson Auditory Vigilance Test	60 min	Niedrigere Leistung bei Patienten	Valley und Broughton [514]
Wilkinson Addition Test	30 min	Kein Vergleich mit Kontrollprobanden	Billiard [46]
Wilkinson Addition Test	20 min	Niedrigere Leistung bei Patienten	Mitler et al. [349]
Mackworth Clock	30 min	Niedrigere Leistung bei Patienten	Meier-Ewert und Wismans [323]
4-Choice serial reaction time	10 min	Niedrigere Leistung bei Patienten	Valley und Broughton [514], Godbout und Montplaisir [161]
Digit Symbol Substitution Test (DSST)	20 min	Niedrigere Leistung bei Patienten	Mitler et al. [349]
Continuous Performance Test (Word List Recall)	16,6 min	Niedrigere Leistung bei Patienten	Henry et al. [195]
Sternberg Memory Scanning Task	15 min	Signif. Unterschied Sternberg y intercept	Henry et al. [195]
Reaction Time	Kurz	Kein signif. Unterschied	Valley und Broughton [514], Rogers und Rosenberg [431]
Rey Auditory Verbal Learning	Kurz	Kein signif. Unterschied	Rogers und Rosenberg [431]
Rey Complex Figures	Kurz	Kein signif. Unterschied	Rogers und Rosenberg [431]
Paced Auditory Serial Addition Task (PASAT)	6,5 min	Kein signif. Unterschied	Valley und Broughton [514]
Memory Test Battery	Kurz	Kein signif. Unterschied	Aguirre et al. [3]
Serial Search Task	Kurz	Kein signif. Unterschied	Pollak et al. [407]
Complex Verbal Reasoning Task	Kurz	Kein signif. Unterschied	Pollak et al. [407]
Finger Oscillation Test	2 min	Kein signif. Unterschied	Henry et al. [195]
Pace Auditory Serial Addition Task (PASAT), Semantic Matching Task	Kurz	Kein signif. Unterschied bei high Arousal, signif. Unterschied bei Low-Arousal-Bedingung	Hood und Bruck [218]
D2-Test	Kurz	Kein signif. Unterschied	Hood und Bruck [218]
Geteilte Aufmerksamkeit, Reaktionswechsel	4 min 5–10 min	Signif. Unterschied gegenüber Apnoe-Pat.	Rieger et al. [423]

zeitliche Leistungskonstanz hingegen gering ist. Komplexe kognitive Aufgaben sind am empfindlichsten für die Fluktuation der Arousals. Es bleibt unklar, ob diese Änderungen Narkolepsie-typisch sind, oder genauso gut bei schlafdeprivierten Gesunden auftreten können.

6 Klinisches Bild

6.1 Definition und Schweregradeinteilung

(Nach der revidierten Internationalen Klassifikation der Schlafstörungen ICSD-R von 1997)

Die Narkolepsie ist eine primäre Schlaf-Wachstörung. Sie ist in der revidierten Internationalen Klassifikation der Schlafstörungen ICSD-R von 1997 [227] unter den Dyssomnien eingeordnet.

Diagnostische Kriterien: Narkolepsie [227]

A *Die Beschwerden bestehen in übermäßiger Schläfrigkeit oder plötzlicher Muskelschwäche.*

B *Wiederholt auftretende Tagschlafepisoden oder ein unwillkürliches Einnicken tritt nahezu täglich mindestens drei Monate lang auf.*

C *Ein plötzlich auftretender bilateraler Verlust des die Körperhaltung stabilisierenden Muskeltonus bei intensiven Gefühlsempfindungen (Kataplexie).*

D *Nebenmerkmale beinhalten:*
   1 Schlafparalyse;
   2 hypnagoge Halluzinationen;
   3 Verhaltensautomatismen;
   4 unterbrochene Hauptschlafepisode.

A *Die Polysomnographie zeigt eines oder mehrere der folgenden Merkmale:*
   1 Schlaflatenz unter 10 min;
   2 REM-Schlaflatenz unter 20 min;
   3 mittlere Schlaflatenz unter 5 min im MSLT;
   4 zwei oder mehr Schlafperioden beginnen mit REM-Schlaf.

A *Die HLA-Typisierung ist DQB1*0602 oder DR15 positiv.*

B *Kein Vorliegen irgendeiner anderen körperlichen oder psychiatrischen Störung, die für diese Symptome verantwortlich sein könnte.*

C *Andere Schlafstörungen können zwar vorhanden sein, dürfen aber nicht die primäre Ursache der Symptome sein; z. B. periodische Beinbewegungen oder zentrales Schlafapnoe-Syndrom.*

Minimalkriterien: *B + C, oder A + D + E + G*

Die ICSD-R hält für das Leitsymptom Tagesschläfrigkeit eine Schweregradeinteilung vor, die die sozialen Einschränkungen, typische Situationen, in denen Schläfrigkeit auftritt (orientiert an der Epworth-Schläfrigkeitsskala), und durchschnittliche MSLT-Ergebnisse beinhaltet.

Schweregradeinteilung der Schläfrigkeit nach der ICSD-R von 1997 [227]

(Die Schläfrigkeit kann akut, subakut oder chronisch auftreten. Die Dauer ist für jede Erkrankung spezifiziert.)

1. Leicht:
Nur in Situationen der Entspannung oder solchen, die geringe
Aufmerksamkeit erfordern (z. B. Fernsehen, als Beifahrer),
leichte Beeinträchtigung sozialer und beruflicher Leistungen,
mittlere Schlaflatenz im MSLT 10–15 min.

2. Mittelschwer:
Tägliches Auftreten zu Zeiten sehr leichter körperlicher Aktivität,
in Situationen, die mittelgradige Aufmerksamkeit erfordern
(z. B. Autofahren, im Kino oder Konzert sitzen),
mittlere Beeinträchtigung sozialer und beruflicher Leistungen,
mittlere Schlaflatenz im MSLT 5–10 min.

3. Schwer:
Tägliches Auftreten zu Zeiten körperlicher Aktivität, die leichte
oder mittlere Aufmerksamkeit erfordert (z. B. Essen, Unterhaltung),
ausgeprägte Beeinträchtigungen der sozialen oder beruflichen Fähigkeiten,
mittlere Schlaflatenz im MSLT unter 5 min.

Für die Beurteilung der anderen Symptome der Narkolepsie liegen keine Schweregradeinteilungen vor.

Die Narkolepsie ist eine Modellerkrankung für viele Schlaf-Wachstörungen:
*   Sie beinhaltet eine Störung des Wachens, die Einsprengsel von REM- und NREM-Schlaf aufweisen kann.
*   Sie beinhaltet eine Störung des Schlafs am Tag und in der Nacht.
*   Sie zeigt Übergänge zwischen den drei Zuständen Wach, REM- und NREM-Schlaf.
*   Durch ihre sehr hohe Assoziation mit dem humanen Leukozytenantigen HLA-DQ6 eignet sie sich auch als immungenetische Modellerkrankung der Schlafstörungen.

6.1.1   Narkolepsie ohne Kataplexie

Wenn Tagesschläfrigkeit und Kataplexie zu Beginn der Erkrankung nicht gemeinsam auftreten, ist die Tagesschläfrigkeit meist das initiale Symptom, die Kataplexie kann mit einer Latenz von zwei Jahren bis Jahrzehnten folgen. Ohne das gleichzeitige Auftreten einer Kataplexie ist die Narkolepsie nicht eindeutig von der idiopathischen

Hypersomnie (s. Differentialdiagnosen) zu unterscheiden, die sich ebenfalls am häufigsten im zweiten Lebensjahrzehnt erstmals manifestiert. Noch vor wenigen Jahren war die Definition der Narkolepsie sehr unscharf und schloß Fälle mit Hypersomnien, die sich nicht durch andere Krankheitsbilder erklären ließen, mit ein. Diese Unschärfe der Definition hat zu häufigen falsch-positiven Diagnosen geführt. Mignot et al. [339] haben diese Kriterien sehr viel schärfer formuliert und für alle Patienten, die anamnestisch oder klinisch keine Kataplexien aufweisen, im MSLT eine mittlere Einschlaflatenz von 5 min, den Nachweis von HLA-DR15 und zwei SOREMP (Auftreten von vorzeitigem REM-Schlaf bis 10 min nach dem Einschlafen) gefordert. Hierdurch konnte die Diagnosesicherheit deutlich verbessert werden.

Diagnostische Kriterien der Narkolepsie nach Mignot et al. [339]:
- *eindeutige Kataplexie;*
- *durchschnittliche Schlaflatenz im Multiplen-Schlaf-Latenz-Test < 8 min;*
- *zwei SOREMP im Multiplen-Schlaf-Latenz-Test (unter 10 min);*
- *Nachweis von HLA-DR15/DQ6 (Anm. d. Verf.).*

6.2 Symptome

Die meisten Menschen denken bei Narkolepsie an die „Schlafkrankheit" und assoziieren sie vorwiegend mit dem Symptom der Tagesschläfrigkeit. Sie umfaßt jedoch mehrere Symptome, die pathophysiologisch unterteilt werden können in:

1. NREM-assoziierte Symptome,
2. REM-assoziierte Symptome,
3. Kombination von NREM- und REM-assoziierten Symptomen und
4. dissoziierte Symptome [299].

Die Symptome können ineinander übergehen bzw. sich bis zur Unkenntlichkeit vermischen. Narkolepsiekranke leiden unter der Schwierigkeit, einen bestimmten Schlaf- oder Wachzustand länger aufrechterhalten zu können im Sinne einer Störung der Grenzen zwischen Wachen und Schlaf („State boundary control" [73]). Die Häufigkeit narkoleptischer Symptome ist in der folgenden Tabelle 6.1 wiedergegeben.

Vergleichbare Zahlen wurden auch in anderen Ländern erhoben. Transkulturelle Unterschiede konnten nicht festgestellt werden [68, 69,70].

Zunächst sollen einige Begriffsbestimmungen vorgenommen werden, die sowohl für den schlafmedizinisch erfahrenen als auch für den unerfahrenen Leser in der deutschsprachigen Literatur nicht einheitlich benutzt werden. Dies ist Folge der uneinheitlichen Übersetzung aus dem anglo-amerikanischen Sprachgebrauch und der Mischung aus lateinisch-griechischen Wortanteilen. Der für die Narkolepsie wichtigste Begriff ist die Hypersomnie oder Hypersomnolenz, der mit vermehrter Schläfrigkeit übersetzt werden kann. Sie kann auftreten als vermehrte Tagesschläfrigkeit oder als verlängerter Nachtschlaf. Im anglo-amerikanischen Sprachgebrauch wurde der Begriff „Excessive daytime sleepiness" geprägt. Dieser Begriff wird sowohl mit Tagesschläfrigkeit als auch mit Tagesmüdigkeit übersetzt. Der Begriff „Sleepiness" wird am besten mit „Schläfrigkeit", der Begriff „Tiredness" mit Müdigkeit übersetzt. Schläfrigkeit reprä-

Tab. 6.1 Symptome der Narkolepsie [280].

Essentielle Symptome	%
Tagesschläfrigkeit mit Tagschlafepisoden	95,83
Kataplexie	87,98
Fakultative Symptome	
Schlaflähmung	40,67
Hypnagoge Halluzinationen	44,82
Gestörter Nachtschlaf	42,50
Automatisches Verhalten	16,67
Assoziierte Symptome	
Gedächtnisprobleme	37,50
Einschlafbedingte Unfälle	25,00
Depression	30,00
Potenzstörungen	29,17
Persönlichkeitsveränderungen	38,33

(n = 120 Probanden, davon: 49 weiblich, 71 männlich) (mit freundlicher Genehmigung von F. Leu)

NREM- und REM-assoziierte Symptome

NREM-assoziierte Symptome

REM-assoziierte Symptome

sentiert einen Zustand, bei dem Schlaf kaum oder nicht widerstanden werden kann; Müdigkeit repräsentiert einen Zustand, bei dem eine starke Einschlafneigung verspürt wird, die aber trotzdem nicht zum Einschlafen führt. Schläfrigkeit ist das Leitsymptom aller Hypersomnien, Müdigkeit das Leitsymptom der Insomnien. Beide Begriffe sind semantisch nicht eindeutig definiert und müssen somit entsprechend durch Konventionen festgelegt werden.

- *Tagesschläfrigkeit:*
  - *Leitsymptom der Hypersomnien*
  - *Unfähigkeit wach zu bleiben*
- *Tagesmüdigkeit:*
  - *Leitsymptom der Insomnie*
  - *Unfähigkeit einzuschlafen*

Bei den meisten Patienten ist die Tagesschläfrigkeit das erste Symptom, mit dem sich die Narkolepsie manifestiert [549, 8, 280]. Die Schläfrigkeit entwickelt sich zu einem chronischen Zustand, an den die Patienten sich gewöhnen, so daß sie sich ihrer oft nicht bewußt sind [8]. Schläfrigkeit besteht zumeist schon im Vorfeld der Tagschlafepisoden und geht nahtlos in sie über. Durch die Schläfrigkeit werden Aufmerksamkeit, Motivation und Urteilsvermögen vermindert.

6.2.1   NREM- und REM-assoziierte Symptome

Tagschlafepisoden: Häufig auftretende, ungewollte Schlafepisoden mit NREM- und REM-Schlafanteilen gehören zu den essentiellen Symptomen der Narkolepsie. Sie können mit NREM- oder verfrühtem REM-Schlaf beginnen. Üblicherweise treten sie regelmäßig in monotonen Situationen wie z. B. beim Autofahren oder passiven Zuhören von Vorträgen auf. Sie können aber auch bei normalerweise als stimulierend erlebten Anlässen in Erscheinung treten, wie beim Essen, bei einer anregenden Unterhaltung oder beim Laufen.

Die Schlafepisoden können imperativen Charakter haben, oder es kann ihnen eine Phase zunehmender Schläfrigkeit mit Gähnen, Schwere der Augenlider und Anspannung vorausgehen [446, 388].

> **Patientenschilderungen**
>
> Wenn ich mich an den Mittagstisch setze, kann es passieren, daß ich ohne Vorzeichen plötzlich tief einschlafe, mein Oberkörper langsam zusammensackt und der Kopf in den Teller fällt. Ich kann nichts dagegen unternehmen, und es ist mir sehr peinlich.
>
> Ich ging mit meinen beiden Vorgesetzten zu einer Besprechung, bei der alle Mitarbeiter anwesend waren. Ich saß zwischen meinen beiden Chefs. Das Thema des Vortrags interessierte mich sehr. Trotzdem schlief ich unter den Augen aller Anwesenden plötzlich ein.

Die Schlafepisoden werden am häufigsten durch Langeweile (52,5 %) und Schlafmangel (54,17 %) ausgelöst [280]. Arbeit unter Streß, körperliche Arbeit und Anspannung vermindern bei 25–31,6 % der Patienten die NREM-Symptome. Die Schlafepisoden variieren von Patient zu Patient erheblich. Sie können mehrfach am Tage auftreten und zwischen Sekunden und Stunden anhalten. Billiard et al. [47] fanden bei Narkolepsiekranken, die nach Belieben schlafen durften, im Mittel 4,3 Tagschlafepisoden mit einer durchschnittlichen Gesamtdauer von 208 min. Die längsten Tagschlafepisoden finden sich zwischen 8–10, 12–14 und 14–16 Uhr, die kürzesten zwischen 10–12 und 18–20 Uhr. Vorzeitig auftretender REM-Schlaf (SOREM) tritt am häufigsten zwischen 12 und 14 Uhr auf und läßt nach 18 Uhr nach. Die meisten Patienten fühlen sich nach einer längeren Schlafepisode am späten Vormittag wacher als nach mehreren kurzen Schlafepisoden [365]. Das Phänomen der Schlaftrunkenheit, ein Zustand unvollständigen Erwachens, kann nach kurzen Tagschlafepisoden ausgeprägter sein; am späten Nachmittag ist es meist von längerer Dauer [366].

Nachtschlaf: Die Mehrheit der Narkolepsiepatienten leidet unter einem erheblich gestörten Nachtschlaf. Er ist bei bis zu 40 % aller Patienten das zweite Symptom, mit dem die Narkolepsie beginnt. Die Störung des Nachtschlafs ist so sehr ein fester

Bestandteil der Erkrankung, daß eine narkoleptische Pentade vorgeschlagen wurde [351] (s. Abschnitt 6.2.5: Kombination von Symptomen). Der Schlaf ist meist leicht und durch vermehrten Wechsel von Schlafstadien, häufige Weckreaktionen und z.T. lange Wachliegezeiten gestört [324]. Vermehrte Körperbewegungen, u.a. durch die Assoziation mit weiteren Dyssomnien, wie z.B. den „periodischen Bewegungen im Schlaf" und der „Schlafapnoe", sollen nach Aldrich [7] bei bis zu 50% aller Narkolepsiekranken auftreten. Darüber hinaus wurden häufig Parasomnien gefunden, wie z.B. die „Verhaltensstörung im REM-Schlaf" bei 7% der Patienten [458, 310].

Polysomnographisch kann der Nachtschlaf mit einer Verkürzung der REM-Latenz oder mit verfrühtem REM-Schlaf beginnen. Er zeigt bei etwa 2/3 bis 4/5 der Narkolepsiekranken polysomnographische Auffälligkeiten mit vermehrten Weck- und Wachliegezeiten, entweder bereits zu Beginn der Erkrankung, meist aber erst zu einem späteren Zeitpunkt [388, 280]. Abbildung 6.1 zeigt ein entsprechendes Hypnogramm.

6.2.2   NREM-assoziierte Symptome

Automatisches Verhalten: Es handelt sich um ein unspezifisches Symptom, das gekennzeichnet ist durch die Fortsetzung einer automatisierten Tätigkeit im Zustand der Schläfrigkeit.

Patientenschilderungen

Eine Bankangestellte verläßt immer als letzte das Büro, weil sie ihre eigenen Statistiken prüfen muß. Bei dieser monotonen Tätigkeit unterlaufen ihr häufig Fehler, die sie im Zustand der Schläfrigkeit nicht registriert.

Ein Lehrer berichtet, fast jeden Morgen auf der Autofahrt zur Schule erst 1–3 km von der Schule entfernt wieder richtig wach zu werden, wobei er sich meist nicht daran erinnern kann, an der Schule vorbeigefahren zu sein.

Eine junge Frau muß jeden Morgen auf dem Weg zur Arbeit mehrere Verkehrsampeln überqueren. Oft findet sie sich morgens am Arbeitsplatz ein und realisiert, daß sie sich nicht erinnern kann, wie sie die Straßen mit Ampeln, die sie manuell betätigen muß überquert hat. Einmal wurde sie fast von einem Auto angefahren. Sie war sich sicher, die Ampel betätigt und die Straße bei grünem Licht überquert zu haben, obwohl sie weder die Ampel betätigt hatte noch ein grünes Licht erschienen war.

In Folge des automatischen Verhaltens kommt es zu Unfällen, Einschränkung des Erinnerungsvermögens sowie Sprach- und Bewegungsautomatismen [170, 320]. Das automatische Handeln kann von wenigen Sekunden bis zu 30 min anhalten. Es betrifft 17 bis 58% aller Narkolepsiekranken [8, 324] und geht oft mit einer Amnesie einher. Automatisches Verhalten tritt meist in monotonen Situationen auf und kann durch Aktivität überwunden werden [8, 280].

Das Symptom automatisches Handeln ist unspezifisch für die Narkolepsie, aber spezifisch für den Zustand der Schläfrigkeit, es kann daher auch bei allen anderen Hypersomnien [9] auftreten.

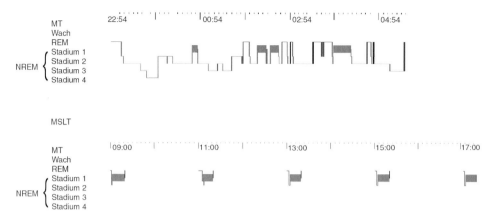

Abb. 6.1 Nachtschlaf-Hypnogramm mit häufigen Wachliegezeiten zwischen 2 und 4 Uhr. Im MSLT fünf SOREMP.

6.2.3   REM-assoziierte Symptome

Kataplexie: Die Kataplexie ist das einzige Symptom der Narkolepsie, das krankheits-spezifisch ist und sie von jeder anderen Schlaf-Wachstörung unterscheidet.

Kataplexien sind definiert als plötzlicher bilateraler Verlust des Haltemuskeltonus, ausgelöst durch intensive Gefühlsempfindungen [227], aber auch als rein subjektives Gefühl von Muskelschwäche [168, 216]. Es liegt dabei keine Bewußtseinstrübung vor, es sei denn, die Kataplexie geht in eine Schlafattacke und/oder in eine hypnagoge Halluzination über [388]. Glatte Muskulatur, respiratorische und Zungen-Schlund-Muskulatur sind nie betroffen. Unilaterale Kataplexien sollen laut älterer Literatur extrem selten sein [539, 547]. Nach neueren Untersuchungen und eigener Erfahrung treten sie bei bis zu 20 % der Patienten auf [19].

Am häufigsten werden Kataplexien ausgelöst durch Lachen [388], Stolz und Überraschung [216, 226]. Auch Ärger, Furcht, extreme Konzentration und starke körperliche Anstrengung beim Sport können Kataplexien auslösen. Häufig kommt es nur zu einem Zucken der Gesichtsmuskulatur, verbunden mit Dysarthrie und myoklonieähnlichen, immer wieder einschießenden motorischen Impulsen [391], den sogenannten „Jelly attacks" [112]. Die meisten Patienten versuchen, Situationen zu vermeiden, durch die Kataplexien ausgelöst werden, einige können sie durch Muskelanspannung verhindern [392].

Das Symptom Kataplexie ist das einzige, das die Narkolepsie sicher von anderen Hypersomnien unterscheidet [9]. Bei den meisten Patienten ist das erste Krankheitssymptom der Narkolepsie allerdings die Tagesschläfrigkeit (79 % [280]), seltener die Kataplexie (41,6 % [280]). Bei 55,8 % ist die Kataplexie das zweite Symptom, mit dem sich die Narkolepsie manifestiert [280]. Bei 10–18 % [8, 280] der Patienten beginnen die Kataplexien zehn oder mehr Jahre nach dem ersten Symptom der Narkolepsie.

Patientenschilderungen

Eine Jugendliche wirft beim Basketballspielen einen Ball in den Korb, was sie mit einem triumphierenden Gefühl erfüllt, wodurch ihr sofort die Beine wegknicken und sie zu Boden stürzt.

Ein Patient schildert, beim Ausspielen eines sehr guten Skatblatts eine starke Vorfreude auf den Gewinn erlebt zu haben, so daß ihm die Hände versagten und die Karten auf den Tisch fielen.

Ein älterer Narkolepsiepatient möchte in einer Veranstaltung einen wichtigen Beitrag leisten. Jedesmal, wenn er die Hand heben will, um sich zu melden, kann er sie wegen seiner Aufregung nicht anheben. Er beschließt den Saal zu verlassen und sich zu sammeln. Bei der Rückkehr hat er sich soweit in der Gewalt, daß er sich für einen Beitrag per Handheben melden kann. Er geht voller Stolz, sein Ziel erreicht zu haben, zum Mikrofon, spricht einige Worte und sackt in einer Kataplexie vollständig zu Boden.

Der ICSD-R [227] verlangt als diagnostische Kriterien für die Narkolepsie die Tagesschläfrigkeit oder Kataplexien, nicht jedoch beide Symptome, so daß die diagnostische Abgrenzung mit dieser Klassifikation bis heute ungenau bleibt. Auch für Narkolepsiepatienten ist es manchmal schwierig, Kataplexien eindeutig als solche zu identifizieren, da auch bei Gesunden starke Affekte eine Muskelschwäche auslösen können (Weichwerden in den Knien).

Dahlitz [112] konnte bei 183 Narkolepsiekranken, die mit 188 Schlaf-Wach-Gesunden verglichen wurden, eine 15mal höhere Neigung zur Muskelatonie beim Lachen und anderen affektiven Stimuli feststellen. In einer Validierung des „Stanford Center for Narcolepsy Questionnaire" [19] zu 51 Kataplexie-bezogenen Fragen berichteten viele Schlaf-Wach-Gestörte häufig über eine Muskelschwäche im Bereich der unteren Extremitäten während und nach sportlichen Aktivitäten, bei Streß, Ärger und erhöhter Anspannung. Die Kataplexien der Narkolepsiepatienten konnten hiervon eindeutig diskriminiert werden durch:

- Muskelerschlaffung, die vorwiegend Gesicht und Kiefer mit einbezieht,
- signifikant häufigere Angabe von verschwommenem Sehen und
- Auslösung durch positive Gefühle wie Lachen, Scherzen und Stolz.

In Tabelle 6.2 sind die Unterschiede zwischen „Kataplexien" bei Narkolepsiepatienten und „Muskelschwäche" bei Schlaf-Wach-Gestörten, die keine Narkolepsie haben, und Gesunden dargestellt.

Die drei häufigsten Kataplexie-Auslöser sind Lachen 53,8 %, Ärger 36,1 %, einen Witz zu erzählen oder hören 32,2 %, Aufregung 18,3 % und Streß 16,4 %. Das beidseitige Auftreten einer Muskelschwäche konnte die Gruppe der Narkolepsiekranken nicht eindeutig von den Schlaf-Wach-Gestörten mit physiologischer Muskelschwäche unterscheiden. 68 % der Patienten gaben an, immer bilaterale Kataplexien der oberen Extremitäten, und 81 % immer bilaterale Kataplexien der unteren Extremitäten zu haben [19]. Unilaterale Kataplexien sind möglich und können eine Extremität oder eine Körperhälfte betreffen. In einer Familie mit mehreren narkolepsiekranken Mit-

Tab. 6.2 Unterschiede zwischen Kataplexie und Muskelschwäche.

	Kataplexie bei Narkolepsie	Muskelschwäche bei Schlaf-Wach-Gestörten/Gesunden
Tonusverlust/-minderung	Fast immer Einbeziehung von Gesichts- und Kiefermuskeln, verschwommenes Sehen	Schwäche der unteren Extremitäten
Tonusverlust/-minderung	Obere Extremitäten: 68 % bilateral Untere Extremitäten: 81 % bilateral	Immer bilateral
Auslöser	Positive Gefühle: Lachen, Scherzen, Stolz	Sport (während und danach), Streß, Ärger, erhöhte Anspannung

gliedern betraf der Tonusverlust bei allen nur eine Hand. Alle berichteten, daß z.B. beim Tischdecken Gläser, Tassen o. ä. zu Boden gefallen seien.

Die Frequenz der Kataplexien variiert erheblich und ist u. a. abhängig von der Exposition gegenüber affektiven Stimuli. Patienten in Kliniken haben oft mehr Kataplexien, wenn sie sich durch die Kontakte mit Mitpatienten stärker stimulieren als zu Hause, während Patienten, die in Familie und Beruf vielen affektgeladenen zwischenmenschlichen Situationen ausgesetzt sind, die Klinikumgebung als entspannend und wenig Kataplexie-fördernd empfinden. Schläfrigkeit kann die Bereitschaft zur Kataplexie verstärken [388].

Die Kataplexien dauern zwischen 5–30 s, können aber auch bis zu 30 min und länger anhalten [388, 441], nur selten mehrere Stunden bis Tage als „Status kataplekticus" [388, 7]. Kataplexien enden immer schlagartig bis schnell. Bei Entzug von trizyklischen Antidepressiva können noch bis zu 14 Tagen nach Absetzen „Rebound Kataplexien" auftreten [168]. Patienten mit eindeutigen Kataplexien weisen auch häufiger andere fakultative narkoleptische Symptome auf.

Ein Beispiel einer Kataplexie zeigt Abbildung 6.2.

Kataplexien gehen mit einer Hemmung des monosynaptischen H-Reflexes und der polysynaptischen Sehnenreflexe einher. Die Aktivität des H-Reflexes wird physiologisch nur im REM-Schlaf unterdrückt, was die Beziehung zwischen den die Motorik hemmenden Komponenten des REM-Schlafs und der plötzlichen Atonie und Areflexie während der Kataplexie unterstreicht.

Kataplexien haben einen sehr viel höheren prädiktiven Wert für die Diagnostik der Narkolepsie als der Nachweis von zwei verfrühten REM-Schlafphasen oder als die Tagesschläfrigkeit [359].

Die häufigsten Auslöser von Kataplexien sind Lachen, Ärger, einen Witz erzählen oder hören, Aufregung und Streß.

Kataplexien können häufig auch einseitig auftreten.

Kataplexien haben einen höheren prädiktiven Wert für die Diagnose der Narkolepsie als z. B. zwei Sleep-onset-REM-Perioden.

Kataplexien unterscheiden sich von der Muskelschwäche bei anderen Erkrankungen durch die Einbeziehung von Gesichts- und Kiefermuskulatur.

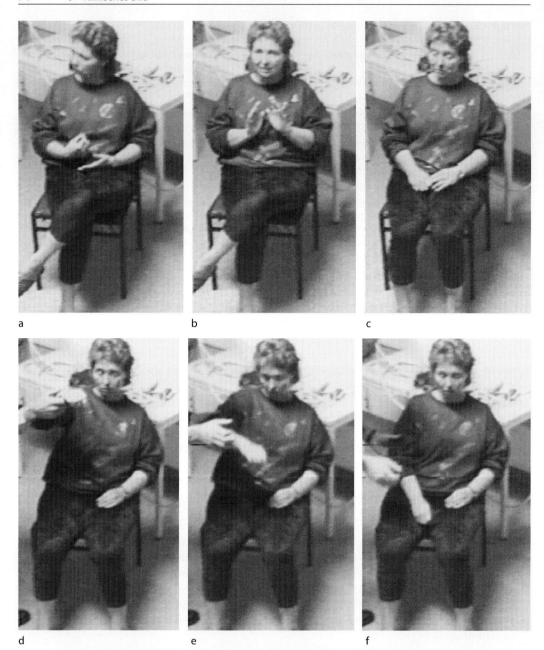

a   b   c

d   e   f

Abb. 6.2a–f Patientin vor und während einer Kataplexie. Die Bildserie zeigt die Patientin in einer Unterhaltung **(a, b)**, in eine Kataplexie fallend **(c)** und mit deutlichem Tonusverlust der Muskulatur **(d, e, f)** (der vom Untersucher angehobene Arm fällt schlaff herab).

Durch Absetzen einer antikataplektischen Medikation kann ein REM-Rebound mit Häufung von Kataplexien auftreten.

Schlaflähmungen: Die Schlaflähmung ist die vorübergehende Unfähigkeit am Übergang vom Wachen zum Schlafen (hypnagog) oder vom Schlafen zum Wachen (hypnopomp), Bewegungen auszuführen oder sprechen zu können.

Patientenschilderungen

Ich wache morgens auf und merke, ich kann mich nicht bewegen. Ich werde panisch und denke, was passiert, wenn mich keiner findet. Ich male mir aus, daß ich bei vollem Bewußtsein zugrunde gehe. Nach einer viertel Stunde kann ich mich plötzlich wieder bewegen und bin sehr erleichtert.

Mein Mann weiß um meine Schlaflähmung. Wenn ich beim Einschlafen komische Geräusche von mir gebe, versetzt er mir einen leichten Stoß in die Rippen, dann kann ich mich wieder bewegen. Wenn er einen anderen Körperbereich anstößt, kann ich mich weiterhin nicht bewegen.

Die ersten Schlaflähmungen wirken oft sehr beunruhigend, während sie später nicht mehr als störend erlebt werden [8, 280]. Sie können Sekunden bis Minuten lang anhalten und enden meist spontan oder durch externe Stimuli. Schlaflähmungen treten meist unregelmäßig auf, können aber auch jede Nacht oder vor und nach Tagschlafepisoden auftreten [388]. In Kombination mit hypnagogen Halluzinationen und Angst werden sie als Rosenthal-Syndrom bezeichnet [436]. Isolierte Schlaflähmungen können sporadisch oder mit familiärer Häufung ohne Narkolepsie auftreten [7, 41, 111] und kommen in einigen ethnischen Gruppen [203], insbesondere bei afrikanischen Vorfahren [41], vermehrt vor.

In repräsentativen epidemiologischen Telefoninterviews bei 4115 Deutschen und 3970 Italienern mittels des Sleep-EVAL-Systems zur Ermittlung der Prävalenz der Schlaflähmung [381] gaben 6,2 % der Befragten an, in ihrem Leben mindestens eine Schlaflähmung erlitten zu haben. Bei 0,8 % traten mindestens einmal wöchentlich, bei 1,4 % mindestens einmal monatlich und bei 4 % einmal im vorangegangenen Jahr Schlaflähmungen auf. Die Häufigkeit hing nicht von der Dauer des Symptoms ab. Hypnagoge und hypnopompe Halluzinationen sowie Tagesschläfrigkeit waren in der Gruppe mit wöchentlich und monatlich auftretenden Schlaflähmungen häufiger als bei seltenem Auftreten. Kataplexien traten bei 1,5 % der Patienten einmal wöchentlich, bei 2,5 % der Patienten einmal monatlich und bei 0,8 % der Patienten einmal jährlich auf. Schlaflähmungen konnten in jedem Alter beginnen, waren aber in der Altersgruppe von 25–45 Jahren mit 36,7 % am häufigsten.

Schlaflähmungen treten in der Bevölkerung sehr häufig auf bei anxiolytischer Medikation, bei automatischem Verhalten, bipolaren Psychosen, hypnopompen Halluzinationen, Insomnien und Beinkrämpfen. Wenn diese Faktoren sowie körperliche Erkrankungen ausgeschlossen sind, liegt die Prävalenz in der Bevölkerung bei 1,7 %. Durch die enge Assoziation von Schlaflähmungen mit automatischem Verhalten und hypnopompen Halluzinationen in der Bevölkerung wird deutlich, daß die fakultativen Narkolepsiesymptome in bezug auf die Diagnosesicherung wenig spezifisch sind.

Hypnagoge und hypnopompe Halluzinationen: Es handelt sich um Halluzinationen am Übergang vom Wachen zum Schlafen (hypnagog) und umgekehrt (hypnopomp). Die Halluzinationen können sehr blande visuelle Erlebnisse sein, die die Umgebung miteinbeziehen [8], oft handelt es sich aber auch um extrem lebhafte und angstbesetzte visuelle Halluzinationen, die gelegentlich mit taktilen und kinetischen Halluzinationen kombiniert sind. Viele Patienten berichten, daß sich ihre Halluzinationen steuern und inhaltlich bestimmen lassen im Sinne von Wachträumen bzw. „luziden Träumen" [299].

Patientenschilderungen

Ich erinnere mich, daß mein Sohn nachts an das Bett gekommen ist und mit mir gesprochen hat. Als ich ihn am nächsten Morgen darauf anspreche, lacht er mich aus, weil er überhaupt nicht ans Bett gekommen ist.

Ich höre die Türklingel und gehe zur Tür. Ich öffne die Tür und sehe, daß der Postbote die Post gebracht hat. Wenig später werde ich vom Klingeln wach, gehe zur Tür, öffne sie und finde die Post vor. Ich war mir unsicher, was Traum und Wirklichkeit war.

Ich sehe einen Film, der mich interessiert, bis zum Ende. Hinterher will ich mit meinem Mann über den Film sprechen und merke, daß der Film ab einer bestimmten Stelle, an der ich wohl eingeschlafen bin, von mir zu Ende geträumt wurde, ohne daß die Geschichte überhaupt mit der tatsächlichen Filmgeschichte übereinstimmte. Ich hatte mir den Film selbst zu Ende geträumt.

Ich sehe meine Großmutter, unterhalte mich mit ihr und wundere mich gleichzeitig, wie dies passieren kann, da die Großmutter schon lange tot ist.

In Telefoninterviews mit einer repräsentativen Bevölkerungsstichprobe (n = 4972) in England gaben 37 % der Befragten an, im letzten Jahr mindestens zweimal hypnagoge Halluzinationen gehabt zu haben, 12 % hatten mit gleicher Frequenz unter hypnopompen Halluzinationen gelitten [380]. Am häufigsten wurde über Stürze in einen Abgrund berichtet. Das Auftreten scheint altersgebunden zu sein. Während fast 50 % der 15- bis 45jährigen über hypnagoge Halluzinationen berichteten, waren es bei den 45- bis 64jährigen nur 34 % und bei über 65jährigen ca. 25 %. Hypnagoge Halluzinationen wurden signifikant häufiger von Patienten mit Insomnie, Hypersomnie und psychiatrischen Erkrankungen angegeben. Hypnopompe Halluzinationen scheinen, wenn sie gemeinsam mit einem weiteren narkoleptischen Symptom auftreten, ein besserer Marker für Narkolepsie zu sein als hypnagoge Halluzinationen, da diese in der Bevölkerung weit verbreitet sind.

Hypnagoge und hypnopompe Halluzinationen werden auch unter psychoaktiven Substanzen wie Khat [166] und Haschisch beschrieben.

Hypnopompe Halluzinationen unterscheiden die Narkolepsie besser von anderen Erkrankungen als hypnagoge Halluzinationen.

6.2.4   Dissoziierte Symptome

Bei der Untersuchung der Übergänge zwischen den Zuständen Wach, NREM-Schlaf und REM-Schlaf konnte gezeigt werden, daß viele narkoleptische Symptome keinem der bekannten Zustände eindeutig zuzuordnen sind [299]. Sie enthalten Eigenschaften von zwei oder mehr Zuständen. Dissoziationen von Wach und REM-Schlaf sind Kataplexien, hypnagoge Halluzinationen und Schlaflähmungen; Dissoziationen von Wach und NREM-Schlaf sind automatisches Verhalten und Tagesschläfrigkeit. Das Konzept der Dissoziation ermöglicht es, elektrophysiologische Veränderungen, wie z.B. die Aufhebung des Tonusverlustes bei den Verhaltensstörungen im REM-Schlaf oder die hohen α-Anteile im REM-Schlaf, sinnvoll einzuordnen.

Die bedeutendste Dissoziation vom REM-Schlaf ist die bei Narkolepsiepatienten sehr häufig auftretende REM-Schlafverhaltensstörung (siehe dort).

Patientenschilderungen

Ein Patient träumte vom Fußballspielen. Er sei einem Ball hinterhergelaufen, gestürzt und habe im Liegen mit knapper Not den Ball noch in die Torecke geschossen. Er wachte wenig später vor dem Bett liegend auf.

Ein Patient träumte, daß er versuchte, aus einem verschlossenen Raum herauszukommen, er habe die Tür nicht aufbekommen. Er sei vor dem Schrank stehend aufgewacht, an dem er herumhantiert habe.

6.2.5   Kombination von Symptomen

Yoss und Daly prägten 1957 [549] den Begriff der narkoleptischen Tetrade, bestehend aus den Symptomen Tagesschläfrigkeit, Kataplexie, Schlaflähmungen und hypnagogen Halluzinationen. Bei etwa 30 % der Betroffenen besteht diese Tetrade [8, 280]. Monosymptomatische Formen mit Kataplexien sind mit 2 % selten, singuläre Schlafattacken mit 4 % etwas häufiger. Ca. 1/3 der Patienten weist zwei Symptome auf, in 95 % Schlafattacken und Kataplexien, nur 30 % aller Patienten haben drei Symptome [280]. Die narkoleptische Pentade schließt die nächtlichen Schlafstörungen mit ein [352]. Die Zahl der Symptome kann nach Belieben ausgedehnt werden, ist im Prinzip aber nur für die führenden Symptome sinnvoll.

6.3   Krankheitsbeginn und Geschlechtsverteilung

Die Narkolepsie kann in fast jedem Alter erstmals auftreten. Ein Beginn vor der Pubertät ist selten [181, 258], wird aber wegen der langen Latenz zwischen Erstmanifestation und Diagnosestellung unterschätzt. Für die Erstmanifestation narkoleptischer Symptome wird ein sehr unterschiedliches Alter angegeben (Tab. 6.3).

Nevsímalova et al. [372] und Navelet et al. [367] beschrieben Säuglinge, die bei Geburt und im ersten Lebensjahr Kataplexien hatten. Das höchste Alter bei Erstmanifestation wurde von Parkes et al. [395] mit 70 Jahren angegeben.

Im Alter von 25 Jahren soll das Risiko, an einer Narkolepsie zu erkranken, um 85 % gesunken sein [388]. Rye et al. [447] fanden, daß bei 50 % von 41 konsekutiv untersuchten Narkolepsiepatienten mit und ohne Kataplexien die Diagnose erst nach dem

Tab. 6.3 Durchschnittliches Alter bei erstmaligem Auftreten von Narkolepsiesymptomen.

Autor	Gesamtzahl/ Kinder	unter 5 J. %	5–10 J. %	11–15 J. %	Mittleres Alter*
Yoss und Daly 1960 [550]	400/16	11,7 %	18,8 %	28,2 %	< 15
Parkes et al. 1975 [389]	100/27	2 %	10 %	15 %	22
Navelet et al. 1976 [367]	88/0	0 %	0 %	35 %°	29,8**
Passouant und Billiard 1976 [400]	50/8	0 %	6 %	10 %	–
Kales et al. 1982 [239]	50/0	0 %	0 %	58 %	19,6
Billiard et al. 1983 [47]	70	0 %	5,7 %	38,5 %	22
Honda 1988 [216]	596/?	0 %	5,3 %	40,7 %	14°°
Rosenthal et al. 1990 [437]	106/0	0 %	0 %	0 %	21,3
Challamel et al. *** 1994 [97]	77/77	11,6 %	76,1 %	12,3 %	9,9
Guilleminault und Pelaya 1998 [178]	1074/51	9,8 %	45 %	25,5 %	7,9

* = Mittleres Alter bei Beginn der Erkrankung, ** = Mittleres Alter bei Diagnosestellung, *** = Die Kohorte bestand nur aus Kindern, ° = Beginn vor dem 15. Lebensjahr, ohne Differenzierung in Altersgruppen, °° = Altersgipfel der ersten Narkolepsiesymptome, ? = Nur Angabe des Altersgipfels bei Beginn der ersten Symptome

40. Lebensjahr gestellt wurde. Bei den über 40jährigen Patienten mit Kataplexien begann die Tagesschläfrigkeit meist im dritten Lebensjahrzehnt, die Latenz bis zur ersten Kataplexie betrug 32–60 Jahre. Bei den Patienten ohne Kataplexien, die nach dem 40. Lebensjahr Tagesschläfrigkeit entwickelten, war die Symptomatik geringer ausgeprägt als bei Manifestation vor dem 40. Lebensjahr.

Einige Autoren [549, 441, 51, 216, 176] fanden mehr betroffene Männer als Frauen, andere Untersucher geben keine Geschlechtsunterschiede im höheren Alter an [388, 7, 106].

Bei Spätmanifestation der Narkolepsie ist die Latenzzeit zwischen Auftreten der Tagesschläfrigkeit und Kataplexie mit 32–60 Jahren besonders lang. Narkolepsien mit Spätmanifestationen sind weniger ausgeprägt als solche mit früher Manifestation.

6.4   Auslösende Faktoren

Die Ereignisse, die einer Narkolepsie vorausgehen und für ihre Auslösung verantwortlich gemacht werden können, sind vielfältig: Fieber, Schädel-Hirn-Traumen, Operationen, Anästhesie, körperliche Erschöpfung, psychischer Streß, Schlafentzug, Menarche, Schwangerschaft, Geburt sowie entzündliche (Enzephalitis, Multiple Sklerose), vaskuläre (Ischämien), tumoröse (Tuberkulome, Lymphome, Angioblastome etc.) und degenerative Erkrankungen des ZNS [389, 303, 30], um nur einige zu nennen.

Faktoren, die zur Annahme einer symptomatischen Narkolepsie berechtigen, sind:
• Läsionen des Hirnstamms oder Diencephalons,
• andere Zeichen oder Symptome einer neurologischen Erkrankung vor Beginn der ersten Symptome der Narkolepsie,
• Fehlen einer familiären Narkolepsiebelastung und
• Fehlen des HLA-DQ-6-Antigens.

Letztlich konnte noch kein Beweis dafür erbracht werden, daß es sich bei Narkolepsien mit vermutlich symptomatischer Genese nicht um idiopathische Narkolepsien handelt, die durch ein entsprechendes Ereignis ausgelöst wurden, das nicht mehr erinnert wird. In Anbetracht der fehlenden Klarheit über den Vererbungsmodus mit Nachweis einer Häufung HLA-DQ6-negativer Narkolepsiepatienten bei familiärem Auftreten der Narkolepsie [334] muß im Einzelfall sehr genau recherchiert werden, bevor die Diagnose einer symptomatischen Narkolepsie gestellt wird. In einer eigenen Untersuchung HLA-DR15-negativer Narkolepsiepatienten [315] konnte gezeigt werden, daß bei fast allen Patienten in der Vorgeschichte ein Auslöser eruiert werden konnte und im Einzelfall auch neuroradiologische Veränderungen des ZNS nachweisbar waren. Die zeitlichen und ursächlichen Zusammenhänge sind jedoch oft sehr vage.

6.5   Narkolepsie bei Kindern

Die Narkolepsie beginnt meist in der Adoleszenz. In Anbetracht der bisher noch langen Latenzzeit zwischen Erstmanifestation der Symptome und Diagnose kann jedoch davon ausgegangen werden, daß Erkrankungen vor dem 10. Lebensjahr durchaus üblich sind, vermutlich aber nicht als solche erkannt werden. Warum das so ist, wird aus den Berichten von Navelet et al. [367] deutlich, die bei 13 % einer Gruppe von 88 erwachsenen Narkolepsiepatienten die Diagnose eines hyperkinetischen Syndroms in der Kindheit vorfanden, das retrospektiv als Frühsymptom einer Narkolepsie angesehen wurde. Guilleminault und Pelayo [178] fanden bei 10 von 51 narkoleptischen Kindern die Vordiagnose „hyperkinetisches Syndrom". Diese prospektiv bei Jugendlichen erhobenen Daten sind z. Z. von allen bisherigen Untersuchungen am validesten und für die Schwierigkeiten, die bei der Diagnostik neu Erkrankter auftreten, symptomatisch.

Von den genannten 51 Kindern (29 männlich, 22 weiblich, mittleres Alter 7,9 ± 3,1 Jahre, 2 bis 11,8 Jahre) hatten zehn Kataplexien und 39 Tagesschläfrigkeit als erstes Symptom.

Bei Kindern unter fünf Jahren wurde über Stürze, sozialen Rückzug, Erregbarkeit, Aggressivität und bei einem Kind über Alpträume berichtet. Tagesschläfrigkeit wurde spontan nie als Symptom genannt, wenngleich die Eltern auf gezieltes Befragen über mehrere Tagschlafepisoden und Schwierigkeiten, morgens zu erwachen, berichteten. Die Eltern konsultierten wegen des Verdachts auf Epilepsie im Mittel drei Spezialisten. Bei allen Kindern unter fünf Jahren wurde erst zwei bis fünf Monate nach Erstmanifestation der Symptome die korrekte Diagnose gestellt. Die Symptome der Kinder über fünf Jahre sind in Tabelle 6.4 angegeben.

Wegen der Verhaltensauffälligkeiten wurden 39 Kinder anfänglich von Schulpsychologen gesehen. Bei 60 % der Kindergartenkinder wurden die Eltern auf die „Faulheit" der Kinder angesprochen, in der Schule wurden 31 % wegen wiederholten Einschlafens bestraft, bei 62 % aller Schulkinder wurden schlechte Schulleistungen bemängelt, die dazu führten, daß 34 % der Betroffenen in Spezialklassen untergebracht wurden. Bei sechs Kindern wurde sogar illegaler Drogenkonsum vermutet.

Die Kinder tendierten dazu, die Symptome gegenüber Familienangehörigen mindestens innerhalb der ersten drei Monate nicht zu erwähnen. Von den Eltern wurde z. T. berichtet, daß die Kinder vor dem Zubettgehen agitiert waren, weinten und sich wei-

Tab. 6.4 Symptome und Erstdiagnosen von Kindern mit Narkolepsie (älter als fünf Jahre, nach Guilleminault u. Pelayo [178]).

Symptome	n
Einschlafen in der Klasse, kontinuierliche Schläfrigkeit	33
Schwierigkeiten, am Morgen wach zu werden mit aggressivem Verhalten beim Wecken	14
Abruptes Stürzen in der Schule	23
Lernstörungen: Erinnerungsvermögen, Konzentration, Leistung verschlechtert mit inadäquater Auffassung und Aufmerksamkeit	19
Verhalten: Hyperaktivität mit Aufmerksamkeitsstörung, mit verbaler und körperlicher Aggressivität, mit starken Erregungsausbrüchen	12
Ungewöhnliches häusliches Verhalten, Halluzinationen, wiederholte Alpträume	3
Erstdiagnosen	
Neurologische Erkrankung (Epilepsie, Hirntumor)	24
Hyperkinetisches Syndrom	10
Schizophrenie	1
Schlafstörung	10

gerten, schlafen zu gehen. Kataplexien wurden immer durch Lachen ausgelöst, aber auch durch die Angst, diese vor dem Freundeskreis zu erleben, sowie bei Angst und Ärger im allgemeinen. Die Kataplexien traten von Stürzen bis zum Einknicken in den Knien in allen Varianten auf. Bei allen Kataplexien war die Gesichtsmuskulatur mit einbezogen und die Sprache verwaschen. Dahl et al. [110] berichteten von zwei Kindern, die ihre Kataplexien als „Schwindel" beschrieben. Schlaflähmungen traten bei 38 Kindern auf, 30 hatten hypnagoge Halluzinationen, zwölf hatten Pavor nocturnus und 22 mindestens einmal wöchentlich Alpträume.

31 Kinder hatten SOREMP in der Polysomnographie, im MSLT lag die mittlere Schlaflatenz unter 5 min (Mittel: 1,5 min ± 39 s). SOREMP traten bei fünf Kindern dreimal, bei zehn Kindern viermal und bei den restlichen Kindern in allen Durchgängen auf. Die Häufung von SOREMP in der Polysomnographie und im MSLT wurde von allen Autoren übereinstimmend gefunden [110, 538, 554]. Die Autoren fanden des weiteren altersentsprechend längere Schlafzeiten und höhere Anteile von Tiefschlaf. Außer einem Kind waren alle Kinder trotz unterschiedlicher ethnischer Herkunft HLA-DR15/DQ6-positiv.

Kinder unter fünf Jahren und 60 % der älteren Kinder erhielten Stimulanzien, wobei wegen des geringeren Nebenwirkungsspektrums für die Jüngeren Pemolin gewählt wurde. Sowohl die Eltern als auch die Kinder registrierten unter Medikation ein leichteres morgendliches Erwachen. In den Verlaufsbeobachtungen über 3 bis 20 Jahre konnten trotz Medikation Tagesschläfrigkeit, Tagschlafepisoden und Schwierigkeiten, morgens zu erwachen, nie vollkommen eliminiert werden. Kinder, die weniger als einmal wöchentlich Symptome (Kataplexien und auxiliäre Symptome) hatten, reagierten besser auf die Behandlung als solche mit höherer Frequenz. Die Compliance der Medikamenteneinnahme war bis zum 7. Lebensjahr gewährleistet, danach nahm sie ab.

90 % der Kinder versuchen, die Symptome der Narkolepsie vor ihren Mitschülern zu verbergen [12], 80 % geben an, sich ihren Symptomen gegenüber hilflos zu fühlen, 83 % halten ihre Symptome für ein Handicap in der Schule, beim Sport und bei sozialen Aktivitäten. 80 % äußern depressive Verstimmungen darüber, nicht so mithalten zu können wie ihre Gleichaltrigen. 90 % schämen sich für ihre Symptome.

Viele Eltern haben Schwierigkeiten, die Diagnose Narkolepsie zu akzeptieren. Häufig liegt dies an der Äußerung der Spezialisten, Narkolepsie würde in diesem Alter nicht auftreten. Viele Eltern betrachten die Symptome auch als entwicklungsbedingt.

Dahl et al. [110] stellten Übergewicht oder die Tendenz zum Übergewicht bei einer Gruppe von 16 jugendlichen Narkolepsiepatienten fest und vermuten entweder einen verminderten schläfrigkeitsbedingten Kalorienverbrauch, eine Dysregulation von Appetit und Schlaf oder eine Symptomverstärkung bei Kindern mit Narkolepsie durch die Adipositas. Von anderen Autoren konnte eine Assoziation mit Adipositas nicht bestätigt werden.

Narkolepsie vor dem 10. Lebensjahr tritt bei ca. 20 % aller Narkolepsiepatienten auf.

Die wichtigsten Fehldiagnosen vor dem 5. Lebensjahr sind Epilepsie und hyperkinetisches Syndrom.

Kataplexien bei Kindern beziehen wie bei Erwachsenen immer die Gesichtsmuskulatur mit ein.

Kinder neigen dazu, ihre Narkolepsiesymptome zu verheimlichen.

6.6   Verlauf und Prognose

Die Narkolepsie ist eine lebenslang andauernde Erkrankung. Sie beginnt meist langsam, die Symptome können sich innerhalb von Tagen, aber auch von Jahren entwickeln [389, 395]. Einige Autoren gehen von einer Stabilität der Symptome im Verlauf des Lebens aus [550, 441, 239, 326], andere von einer Besserung [556, 400, 47, 481]. Die Verläufe sind individuell genauso unterschiedlich wie die Symptomkonstellationen, so daß immer nur eine individuelle Prognose entsprechend der situativen Ent- oder Belastung zum jeweiligen Untersuchungszeitpunkt erstellt werden kann.

Eine katamnestische Untersuchung in Japan über 20–30 Jahre [215] zeigte, daß die Symptome Tagesschläfrigkeit bei 10,9 %, Kataplexien bei 20,8 %, hypnagoge Halluzinationen bei 34,8 % und Schlaflähmung bei 45,9 % der Patienten verschwanden. Das Symptom Tagesschläfrigkeit ging nicht vollständig zurück, wurde jedoch nicht mehr als störend empfunden. Auf Altersgruppen bezogen zeigten Patienten im 4. Lebensjahrzehnt die wenigsten Symptome, was relativ unverständlich erscheint, da die meisten Menschen in diesem Alter einem erheblichem Druck im Beruf ausgesetzt sind.

6.7   Häufige Assoziationen mit anderen Erkrankungen

Da viele Symptome der Narkolepsie im Grenzbereich zwischen Wachzustand, NREM- und REM-Schlaf angesiedelt sind, finden sich erwartungsgemäß Assoziationen mit anderen Schlaf-Wachstörungen.

6.7.1   Schlafapnoe

Eine Schlafapnoe tritt bei bis zu 50 % aller Narkolepsiepatienten auf [8]. Beiden Erkrankungen gemeinsam ist das Leitsymptom Tagesschläfrigkeit. Durch die apnoebedingte Schlaffragmentierung kann es zum Schlafdefizit und zu einzelnen SOREMP kommen. In einer Studie mit 100 Schlafapnoe-Patienten hatten 25 % zwei oder mehr SOREMP im MSLT [177]. Die beiden Erkrankungen können eindeutig durch das Fehlen von Kataplexien beim Schlafapnoe-Syndrom unterschieden werden. Eine Narkolepsie-bedingte Tagesschläfrigkeit bei Schlafapnoikern muß mit entsprechenden Medikamenten behandelt werden.

6.7.2   Periodische Beinbewegungen

Bis zu 40 % aller Narkolepsiepatienten sollen periodische Bewegungen im Schlaf aufweisen [59]. Dies ist nicht unwahrscheinlich, da bei Narkolepsiepatienten eine Störung der nächtlichen Motorik vorliegt [310], die zu häufigen, mit Beinbewegungen einhergehenden Arousals führt. Diese können zusätzlich durch die Einnahme von trizyklischen Antidepressiva verursacht oder verstärkt werden. Es scheint aber wenig wahrscheinlich, daß der gestörte Nachtschlaf von Narkolepsiepatienten auf die periodischen Bewegungen im Schlaf zurückzuführen ist.

6.7.3   Parasomnien und Verhaltensstörungen im REM-Schlaf (RBD)

Mahowald und Schenck prägten 1985 [298] den Begriff der „REM behaviour disorder, RBD" (Verhaltensstörung im REM-Schlaf). Die polysomnographischen Untersuchungen dieser Patienten zeigten eine Enthemmung phasischer und tonischer Komponenten des REM-Schlafs mit Aufhebung der Muskelatonie, Bewegungen im REM-Schlaf mit Ausagieren der Träume und EEG-Veränderungen. Als Vorboten der RBD fanden sich bei 25 % der Betroffenen Parasomnie-ähnliche Ereignisse oder Parasomnien. Viele Patienten mit symptomatischer RBD haben eine Narkolepsie [455]. Dissoziationen vom REM-Schlaf wurden bei Narkolepsiepatienten bereits in den sechziger Jahren beschrieben. Sie fanden sich auch in den Polysomnographien unserer Narkolepsiepatienten, die anamnestisch Parasomnien angegeben hatten.

In einer eigenen Studie wurden retrospektiv 87 Narkolepsiepatienten mit Dissoziationen vom REM-Schlaf oder ohne Dissoziationen vom REM-Schlaf hinsichtlich motorischer Störungen oder Parasomnien, die der Narkolepsie vorausgingen, untersucht [310]. Von den 87 Patienten berichteten 14 über motorisches Verhalten im Traumschlaf (10 Männer, Durchschnittsalter: 42,3 Jahre und 4 Frauen, Durchschnittsalter: 37 Jahre). Diese Patienten hatten im Schlaf um sich geschlagen oder den Bettpartner getreten (14 Patienten) oder sogar sich selbst oder ihren Partner verletzt (3 Patienten). Sie erfüllten damit die minimalen diagnostischen Kriterien einer RBD [298]. Diese Patientengruppe wurde mit einer alters- und geschlechtsgleichen Gruppe von 13 Narkolepsiepatienten ohne anamnestische RBD verglichen.

Alle Patienten erhielten ein bis drei Polysomnographien mit simultanen Videoaufzeichnungen (in der RBD-Gruppe 10 Patienten). Die Schlafstadienklassifikation nach Rechtschaffen und Kales [416] wurde erweitert um ein modifiziertes Stadium-1-REM [499, 498], das gekennzeichnet ist durch ein „30 Sekunden lang andauerndes Auftreten einer niedrigamplitudigen Mischwellenaktivität im EEG, REMs und tonischem EMG des M. mentalis in mehr als 50 % einer Epoche."

Drei Patienten der RBD-Gruppe und alle Patienten der Kontrollgruppe waren mindestens zwei Wochen vor Durchführung der Polysomnographie medikamentenfrei. In der RBD-Gruppe nahmen 7 Patienten Medikamente (trizyklische Antidepressiva, Serotonin-Wiederaufnahme-Hemmer, 5-HT$_2$-Blocker, MAO-A-Hemmer, Gammahydroxybuttersäure, Amfetaminil, Fencamfamin, Mazindol, Pemolin und Methylphenidat).

Die *Ergebnisse* zeigten, daß einige Parasomnien in der RBD-Gruppe signifikant häufiger auftraten als in der Kontrollgruppe (Tab. 6.5).

Die Parasomnien bestanden oft schon seit der Kindheit. In der Kontrollgruppe wurde nur über wenige Parasomnien berichtet. Bei 11 Patienten der RBD-Gruppe traten mehr als eine Parasomnie auf (Tab. 6.6).

Eine RBD zeigte sich bei 12 von 14 Patienten der RBD-Gruppe erst nach Manifestation der ersten Narkolepsiesymptome. Die Häufigkeit der nächtlichen Ereignisse reichte von jeweils nächtlich bis zweimal wöchentlich.

In der Videodokumentation hatten sechs Patienten einfache Bewegungen von Kopf und Beinen im REM-Schlaf. Bei drei Patienten war ein komplexeres Verhalten mit Greifen, Aufsetzen, Wälzen, Kauen und Entfernen imaginärer Objekte zu beobachten. Zwei Patienten zeigten bedrohliche Bewegungen mit Schlagen und Treten. Die Häufigkeit und Anzahl der RBD-Manifestationen waren unregelmäßig über die Nacht verteilt. Drei Patienten ohne Videodokumentation hatten nach Beobachtung des

Tab. 6.5 Art und Häufigkeit von Parasomnien in der RBD- und in der Kontrollgruppe.

	Alpträume (n)	Enuresis (n)	Bruxismus (n)	Pavor nocturnus (n)	Somnam- bulismus (n)	Somniloquie (n)
RBD-Gruppe n = 14	9	7	7	4	5	6
Kontroll- gruppe n = 13	1	0	1	0	1 (unter GHB)	3
p	0,008	0,012	0,047	ns	ns	ns

Zweiseitiger t-Test = p < 0,05; GHB = Gammahydroxybuttersäure; ns = nicht signifikant

Tab. 6.6 Anzahl von Parasomnien in der RBD- und Kontrollgruppe.

Anzahl der Parasomnien	RBD-Gruppe n = 14	Kontrollgruppe n = 13
0	1	7
1	2	4
2	6	2
3	2	0
4	3	0

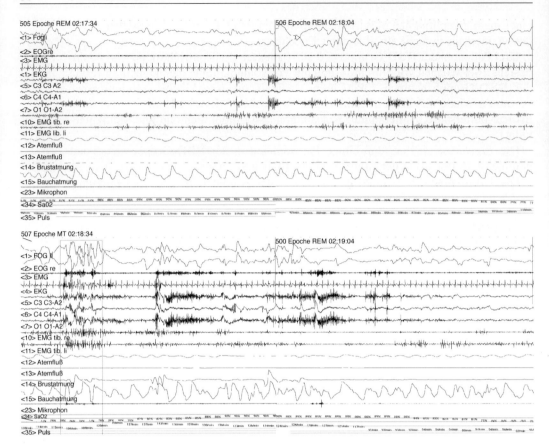

Abb. 6.3a Polysomnographische Charakteristika tonischer Aktivitäten eines 54jährigen Narkolepsie-patienten mit REM-Schlafverhaltensstörung zwischen 2:17 und 2:19.

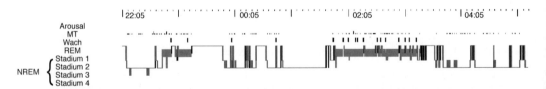

Abb. 6.3b Polysomnographische Charakteristika phasischer Muskelaktivität im REM-Schlaf. Hypno-gramm derselben Nacht mit langem, häufig unterbrochenem REM-Schlaf zwischen 1:50 und 3:10.

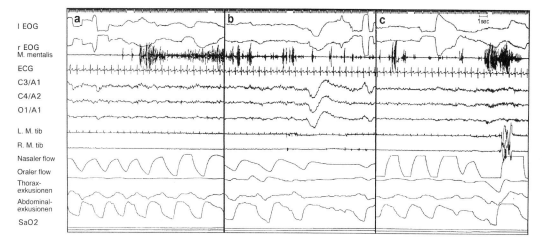

Abb. 6.3c Polysomnographieausschnitt eines 54jährigen Patienten mit Narkolepsie und REM-Schlaf-verhaltensstörung. REM-Schlaf, gekennzeichnet durch schnelle Augenbewegungen und hohe REM-Dichte, im EEG eingestreut Muskelartefakte, kontinuierliche Aktivität beider Beine (im oberen Bildabschnitt ohne Tonuserhöhung des Musculus mentalis, im unteren Abschnitt parallel zur Erhöhung des Musculus mentalis). Videometrisch sprach der Patient um diese Uhrzeit (2:17–2:19 Uhr) und hatte lebhafte Bewegungen der Arme und Beine. I EOG: linkes Elektrookulogramm, r EOG: rechtes Elektrookulogramm. C3–A2: Elektrodenschaltung li. zentral zu rechtem Ohr. C4–A1: Elektrodenschaltung re. zentral zu linkem Ohr. L.M. tib und R.M. tib: Elektromyogramm des linken und rechten Musculus tibialis anterior. Nasaler flow und oraler flow: Atemfluß an Nase und Mund. SaO$_2$: Sauerstoffsättigung im Blut.

Schlaflaborpersonals, das die Patienten ständig auf einem Monitor beobachtete, keine auffälligen Bewegungen. Die Videodokumentationen von zwei Kontrollpatienten zeigten keine motorischen Verhaltensäußerungen im REM-Schlaf.

Polysomnographisch fanden sich in der RBD-Gruppe auffällige, komplexe Verhaltensweisen im Schlaf nur dann, wenn die Amplituden des M. mentalis im EMG höher als 50 μV waren. RBD- und Kontrollgruppe unterschieden sich nur bezüglich ihrer Häufigkeit des Stadiums-1-REM (p = 0,014).

Typische Beispiele tonischer und phasischer Aktivitäten des M. mentalis sowie ein Arousal aus dem REM-Schlaf sind in den Abbildungen 6.3a–c dargestellt.

Bei der Mehrzahl der RBD-Patienten trat die Aktivität im M. mentalis und M. tibialis anterior unabhängig voneinander auf. Im REM-Schlaf waren drei unterschiedliche motorische Muster zu registrieren:

- Tonuserhöhung des M. mentalis mit kurzen, 1–3 s anhaltenden Entladungen des M. tibialis anterior,
- kurze Muskelaktivität des M. tibialis anterior ohne REM-Atonie der Kinnmuskulatur,
- EEG-Arousal, begleitet von einer Erhöhung des Tonus des M. mentalis.

Bei keinem Patienten wurde in der Polysomnographie eine epileptische Aktivität beobachtet.

Alle Patienten waren HLA-DR15(2)-positiv. Die Laboruntersuchungen waren in beiden Gruppen unauffällig. Bei 9 Patienten lagen kraniale Kernspin- oder Computertomographien vor, die bei einem Patienten eine periventrikuläre Marklagerläsion und bei einem anderen Patienten eine Asymmetrie der lateralen Ventrikel zeigten. Die anatomischen Regionen der REM-Generatoren waren nicht betroffen.

Die Charakteristika unserer Narkolepsiepatienten mit Dissoziation vom REM-Schlaf unterscheiden sich von den von Schenck und Mahowald [455] beschriebenen RBD-Patienten in mehreren Punkten. Die von uns untersuchten Patienten waren 15–16 Jahre jünger, hatten drei- bis viermal häufiger Parasomnien vor Beginn der Narkolepsie, zeigten normale REM- und Tiefschlafanteile, hatten seltener neuroradiologische Defekte und keine psychologischen Auffälligkeiten sowie seltener aggressives Verhalten im REM-Schlaf. Alle Patienten mit Dissoziationen vom REM-Schlaf erfüllten die Kriterien einer Verhaltensstörung im REM-Schlaf. Bei 11 Patienten, die kein aggressives Verhalten zeigten, wurde eine „subklinische Verhaltensstörung im REM-Schlaf" [299] angenommen.

Viele der Patienten hatten seit der frühen Kindheit Parasomnien. Häufig fand im Laufe der Jahre ein Symptomwechsel statt, und eine Parasomnie wurde durch eine andere ersetzt. Oft bestand zwischen der Manifestation der neuen Parasomnie und dem Auftreten der letzten Parasomnie ein symptomfreies Intervall von mehreren Jahren. Mit Ausnahme von zwei Narkolepsiepatienten war die Dissoziation vom REM-Schlaf das zeitlich zuletzt aufgetretene Symptom nach Manifestation der Narkolepsie. Dieses Ergebnis zeigt, daß es sich bei der Dissoziation vom REM-Schlaf um eine Facette einer an die Narkolepsie gekoppelten motorischen Störung im REM-Schlaf handelt. Diese Ansicht scheint nur konsequent, da alle anderen Dissoziationen vom REM-Schlaf bei Narkolepsie, wie die hypnagogen Halluzinationen, die Schlaflähmungen und die Kataplexien, auch erst nach Manifestation der Erkrankung auftreten.

Schenck et al. [456] fanden bei 13 von 19 Patienten mit polysomnographisch nachgewiesenen, aber klinisch nicht manifesten Symptomen einer RBD Bewegungen im NREM-, aber nicht im REM-Schlaf. Die Aufhebung der motorischen Hemmung im NREM-Schlaf ist offensichtlich unspezifisch und kann bereits vor Manifestation der Grunderkrankung auftreten. Die Aufhebung der motorischen Hemmung im REM-Schlaf bedarf zumeist eines Auslösers, wie z. B. der Narkolepsie. Die hohe Frequenz und die hohe Assoziation von Parasomnien mit dem Haplotyp HLA-DR15/DQ1/DQB6 bei Patienten aus Multiplex-Familien unterstützen diese Hypothese [310]. Die stärkere Häufung von Parasomnien bei erkrankten Patienten und nicht erkrankten Verwandten deutet auf eine gemeinsame genetische Komponente hin, wenngleich noch unklar ist, welches Gen für die Vererbung zuständig ist.

Die Annahme einer rein medikamentös induzierten Aufhebung der Muskelatonie im REM-Schlaf trifft für die untersuchten Patienten nicht zu, da sowohl die drei Patienten, die bisher noch nie ein REM-supprimierendes Medikament erhalten hatten, als auch alle Patienten, die zum Untersuchungszeitpunkt Medikamente erhielten, bereits vor der Behandlung Symptome der Dissoziation vom REM-Schlaf aufwiesen. Zwei Patienten hatten Dissoziationen vom REM-Schlaf 4 und 28 Jahre vor dem ersten Auftreten von narkoleptischen Symptomen.

Das Auftreten von Stadium-1-REM bei Narkolepsiepatienten, die keine Dissoziation vom REM-Schlaf aufweisen, deutet darauf hin, daß diese sich jederzeit entwickeln könnte und es zur Manifestation vermutlich nur noch spezifischer Auslöser bedarf.

Bei den untersuchten Patienten zeigten sich nur wenige Verhaltensmuster während des REM-Schlafs, die dem orientierenden Verhalten von Tieren entsprechen, deren dorsolateraler Pons zerstört wurde. Das Verhalten bei diesen Tieren ist PGO-Wellen assoziiert, was vermutlich auch beim Menschen zutrifft.

Die REM-Schlafverhaltensstörung (RBD) ist eines der Symptome der Dissoziation vom REM-Schlaf, wie die hypnagogen Halluzinationen, die Kataplexien und Schlaflähmungen. Sie sollte daher in der Routinediagnostik der Narkolepsie stets erfragt und abhängig von der Intensität behandelt werden.

6.7.4   Multiple Sklerose

Bei beiden Erkrankungen liegt eine immunologische Störung vor. Bei der multiplen Sklerose (MS) findet sich gehäuft der Haplotyp HLA-DR15/DQ6. Die Schlafstörungen von Patienten mit Narkolepsie und multipler Sklerose unterscheiden sich nicht wesentlich. Bisher konnte nur in einem Fall von MS im Liquor HLA-DR15 nachgewiesen werden [555]

6.7.5   Schizophrenie

Douglass et al. identifizierten 1991 [127] unter schizophrenen Patienten, die nicht auf die üblichen Neuroleptika, aber auf Stimulanzien reagierten, eine Narkolepsie. 1993 [129] verglichen sie in einer prospektiven Untersuchung die HLA-Antigene und Polysomnographien von 56 hospitalisierten Patienten mit Schizophrenie mit denen von 56 gesunden Kontrollprobanden. Bei den schizophrenen Patienten war die Assoziation mit den Narkolepsie-typischen HLA-Antigenen 3,89mal höher als bei den Kontrollprobanden. Mittels der Polysomnographie konnten zwei Narkolepsiepatienten unter den schizophrenen Patienten identifiziert werden, deren Psychose sich unter Stimulanzien- (Pemolin) und Lithiumbehandlung besserte. Aus ihren Untersuchungen ergibt sich eine Häufigkeit von 3,7–7 % Narkolepsien bei (fehldiagnostizierten? Anm. d. Verf.) schizophrenen Psychosen.

6.7.6   Migräne

Dahmen et al. [114] untersuchten die Beziehung zwischen Narkolepsie und verschiedenen Kopfschmerztypen. Von 68 interviewten Narkolepsiepatienten hatten 54 % (64 % Frauen, 35 % Männer) eine Migräne nach den Kriterien der Internationalen Kopfschmerzgesellschaft, IHS. 12 % hatten eine Migräne mit Aura, 21 % hatten episodische Spannungskopfschmerzen. Ein Zusammenhang zwischen dem Beginn der Narkolepsie und der Migräne wurde nicht gefunden. Die Autoren vermuten gemeinsame pathophysiologische Mechanismen des Serotoninstoffwechsels und der immunologischen Prozesse.

6.7.7   Epilepsie

Eine häufige Fehldiagnose bei Auftreten der Symptome Kataplexie und automatisches Verhalten ist die Epilepsie. Es existieren einige gut dokumentierte seltene Fälle, bei denen Narkolepsie und Epilepsie gemeinsam auftraten [504a]. Dieses Phänomen ist sehr selten und hat oft eine gemeinsame Ursache, wie z.B. ein Schädel-Hirn-Trauma.

Ein gemeinsamer genetischer Ursprung dürfte extrem selten sein. Hurst und Wauquier [225] beschrieben eine Patientin, die im Alter von acht Monaten den ersten
tonisch-klonischen Anfall hatte und im Alter von vier Jahren die erste Kataplexie. Bei
der Mutter wurde später ebenfalls eine Narkolepsie diagnostiziert, beide Schwestern
hatten eine Epilepsie und Narkolepsie.

6.7.8   Guillain-Barré-Syndrom (GBS)

Das Guillain-Barré-Syndrom und die Narkolepsie sind mit HLA-DR- und DQ-Subty-
pen assoziiert. Ein gemeinsames Symptom ist die Tagesschläfrigkeit [519]. Bei zwei
Patienten mit einer persistierenden Tagesschläfrigkeit mehrere Jahre nach Auftreten
eines GBS fanden sich im MSLT verkürzte Einschlaflatenzen und mehrere SOREMP;
die HLA-Typisierung war DR-15/DQ1. Eine gemeinsame Ätiopathologie scheint
möglich.

7 Differentialdiagnose

7.1 Kataplexie, Tagesschläfrigkeit

Kataplexie-ähnliche Zustände treten bei vielen Patienten mit Schlaf-Wachstörungen auf [19]. Kataplexien sind fast beweisend für eine Narkolepsie und zeigen von allen Symptomen die höchste Korrelation mit einer sicheren Diagnosestellung. Dennoch sind einige Differentialdiagnosen abzuklären. Kataplexien und Kataplexie-ähnliche Zustände werden bei symptomatischer Narkolepsie beschrieben, z.B. bei infiltrierenden Hirnstammläsionen [15, 486], Hyperkalzämie [275], Hypoxie [424], hypothalamischen Syndromen [10], Sarkoidose [10, 413], Infektionen [497], Schädelfrakturen und Hirntumoren [477, 469, 134].

Die Differentialdiagnose der Kataplexie umfaßt: akinetische Anfälle, neuromuskuläre Erkrankungen (z.B. Myasthenia gravis, periodische Lähmungen), das Coffin-Lowry-Syndrom [152], orthostatische Dysregulation, transiente ischämische Attacken, vestibuläre Dysfunktion sowie psychologische Störungen und Simulation.

Beim Coffin-Lowry-Syndrom, einer neuromuskulären Erkrankung, hatten 3 von 22 männlichen Patienten eines Kollektivs Kataplexie-ähnliche ohne andere Symptome einer Narkolepsie. Bei einem Patienten sistierten die Zustände des reversiblen Muskeltonusverlustes komplett nach einer Skoliose-Operation.

Eine vermehrte Tagesschläfrigkeit kann auftreten bei:
- Schlafapnoe
- Schlafdeprivation
- Medikamenteneinnahme oder
- Medikamentenmißbrauch (Benzodiazepinrezeptoragonisten, Antidepressiva, Betablocker, Neuroleptika, Barbiturate)
- Zirkadiane Rhythmusstörungen (Schichtarbeit, Jet lag etc.)
- Restless-legs-Syndrom
- Periodische Bewegungen im Schlaf
- Depression
- Kleine-Levin-Syndrom
- Idiopathische Hypersomnie
- Infektionen (z.B. infektiöse Mononukleose)

- Neurologische Erkrankungen (Epilepsie, Parkinson-Krankheit, Chorea Hunting-
  ton, myotone Dystrophie)
- Chronic-fatigue-Syndrom
- Fibromyalgie
- Prader-Willi-Syndrom

7.2   Periodische Bewegungen im Schlaf

Die Prävalenz der periodischen Bewegungen im Schlaf beträgt bis zu 14% in der
Bevölkerung. Sie treten in Abständen von 20–40 s auf mit einer mehr oder weniger
ausgedehnten diskreten Dorsalflexion der Zehen und manchmal des ganzen Fußes,
selten auch der Arme und Beine. Die Störung wird von den Patienten selbst nicht
bemerkt. Die periodischen Bewegungen rufen Arousals hervor, die den Tiefschlafanteil vermindern oder zu Weckreaktionen mit Wachliegeperioden führen. Die Arousal-
bedingte Schlaffragmentierung verursacht das Symptom Tagesschläfrigkeit.

Die Unterschenkelbewegungen folgen Oszillationen, die auch EEG, Herzfrequenz,
Blutdruck und Atmung beeinflussen. Sie treten in den Stadien NREM-1 und -2 auf,
können aber auch im REM-Schlaf und am Tag fortbestehen.

Die periodischen Bewegungen sind altersabhängig. Sie treten bei Kindern mit
ca. 29% häufiger auf als bisher erwartet, bei den über 60jährigen sind 34% betroffen.
Die nächtlichen Beinbewegungen sind oft assoziiert mit Schlafapnoe und Narkolepsie.
Bei Schlafapnoe-Patienten werden häufig erst nach Einleitung der Therapie periodi-
sche Bewegungen im Schlaf demaskiert, die vorher im Arousal bei Beendigung der
Apnoe versteckt waren.

Diagnostische Kriterien:
1. Periodische Bewegungen der Extremitäten, meist der Füße.
2. Polysomnographisch: Regelhafte Muskelkontraktionen (Dauer zwischen 0,5–5 s in
   20- bis 40-Sekunden-Intervallen, gezählt werden Episoden von 4 und mehr Bewegungen).
3. Die Bewegungsstörungen sind mit Arousals verbunden.
4. Die Arousals bewirken Schlaffragmentierung, Reduzierung von Tiefschlaf und
   Tagesschläfrigkeit.

7.3   Syndrom der unruhigen Beine (Restless-legs-Syndrom, RLS)

Im Ruhezustand werden unangenehme Mißempfindungen wahrgenommen, die nur
durch Bewegung gebessert werden können. Die Patienten leiden unter einer quälen-
den Unruhe am Tag und nachts unter Ein- und Durchschlafstörungen sowie unter
einer vermehrten Tagesschläfrigkeit. Das Syndrom beginnt meist im 2. bis 3. Lebensjahrzehnt, Spätmanifestationen bis zum 80. Lebensjahr sind möglich. Es tritt meist
sporadisch auf, in 40–50% besteht eine familiäre Häufung mit dominantem Erbgang.

Polysomnographisch finden sich eine tonische EMG-Aktivität, häufiger Seitenwech-
sel, alternierende Kontraktionen von Antagonisten.

Das Syndrom kann verursacht werden durch: Erkrankungen des Motoneurons,
akute Poliomyelitis, toxische Medikamenteneffekte, Einnahme von Amphetaminen,

Stimulanzien oder Verapamil, sensible Neuropathien bei Diabetes und Amyloidose, Anämie, Zustand nach Gastrektomie, Folsäuremangel, Karzinom, Urämie oder rheumatoide Arthritis.

Diagnostische Kriterien: Das Leitsymptom des RLS sind die Mißempfindungen in den Beinen, die zu Bewegungsunruhe und Schlafstörungen führen.

7.4 Kleine-Levin-Syndrom (KLS)

Das KLS ist selten. Es beginnt fast ausschließlich im 2. Lebensjahrzehnt und tritt in seiner klassischen Form bei männlichen Jugendlichen im Rahmen der Adoleszenz auf, bei Frauen ist es häufig menstruationsabhängig. Es ist gekennzeichnet durch die Trias *episodische Hypersomnie, Veränderungen der Persönlichkeit, gelegentlich mit Hyperphagie und Hypersexualität*. Das klinische Bild entwickelt sich gewöhnlich im Verlauf von wenigen Tagen, häufig im Anschluß an einen banalen Virusinfekt, verstärkte körperliche Belastung oder Störungen des Schlaf-Wach-Rhythmus. Die Jugendlichen wirken psychisch verändert, sind reizbar, schläfrig, antriebslos, klagen über Glieder-, Kopf- oder andere Schmerzen. Sie ziehen sich ins Bett zurück und schlafen sowohl tags als auch nachts. Der Schlaf ist flach und häufig durch Phasen von „Dösen" unterbrochen, die Betroffenen sind meist leicht weckbar. Gelegentlich erwachen sie spontan, um ihre Bedürfnisse zu verrichten und Nahrung und Flüssigkeit zu sich zu nehmen. Sie wirken dann verlangsamt. Hyperphagie und Hypersexualität sind nicht regelhaft vorhanden. In den kurzen unregelmäßig auftretenden Phasen von Wachheit kann es zu einer exzessiven Nahrungsaufnahme oder zu enthemmter Sexualität kommen. Vereinzelt treten Halluzinationen auf.

Dieser Zustand kann von 20 h bis zu mehreren Wochen anhalten. Die Frequenz liegt zwischen ein bis mehrmals im Jahr, gelegentlich liegen zwischen zwei Episoden auch mehrere Jahre.

Die Schlafzyklik ist nicht beeinträchtigt, es findet sich insgesamt ein vermehrter Schlafanteil/24 h; der Schlaf ist stark fraktioniert mit häufigen Wachliegezeiten.

Diagnostische Kriterien: Periodische Hypersomnie von mindestens drei Tagen Dauer mit vermehrtem Nacht- und Tagschlaf, fakultativ Hyperphagie, Persönlichkeitsveränderungen. Polysomnographisch: gehäufte Arousals, vermehrter, fragmentierter Schlaf.

7.5 Idiopathische Hypersomnie

Das seltene Krankheitsbild tritt vorwiegend bei jungen Männern auf, genaue epidemiologische Daten liegen nicht vor. Die Prävalenz wird mit ca. 2–5 Erkrankungen pro 100 000 Personen angenommen. Roth [442] beschrieb eine nicht imperative Schläfrigkeit mit langen, unerfrischenden Schlafepisoden, verlängertem Nachtschlaf und Schlaftrunkenheit. Er unterschied eine monosymptomatische und eine polysymptomatische Form.

Aldrich [9] zweifelte die Befunde Roths an und fand bei der Untersuchung von 42 Patienten mit idiopathischer Hypersomnie folgende Befunde:

Beginn der Erkrankung mit 19 ± 8 Jahren, Verschlimmerung über mehrere Jahre, häufig Probleme beim Autofahren, im Beruf und sozialen Leben und eine oder mehrere Tagschlafepisoden bei 60 % der Patienten. Die Dauer der Tagschlafepisoden lag bei 51 % unter 30 min, die Tagschlafepisoden waren bei 77 % nicht erholsam. Es fanden sich ein unruhiger Schlaf mit häufigen Arousals, eine kurze mittlere Einschlaflatenz von 6,4 ± 5,7 min und bei mehr als 82 % der Patienten mindestens 1mal wöchentlich ein 12stündiger oder längerer Schlaf. Die mittlere Einschlaflatenz im MSLT lag im Normbereich. Bei 25 % war mehr als 1- bis 2mal/Monat der Nachtschlaf verlängert, 55 % hatten Probleme zu erwachen, 21 % litten unter Schlaftrunkenheit und 50 % wiesen neurovegetative Symptome auf (Raynaud-ähnliche Symptome, Kopfschmerzen, orthostatische Dysregulation).

Narkolepsie und idiopathische Hypersomnie sind schwer voneinander abzugrenzen:

1. Bei Narkolepsiepatienten kann die Tagesschläfrigkeit über Jahre und Jahrzehnte als einziges Symptom existieren, ehe die ersten Kataplexien auftreten.
2. Auch andere Hypersomnien können mit SOREMP einhergehen.
3. Einige Narkolepsiepatienten haben keine SOREMP.
4. Klinisch ähneln sich einige Symptome, wie z. B. Gereiztheit, Verstimmung und hypnagoge Halluzinationen.

Aldrich [9] schlug aufgrund seiner Untersuchungen folgende vorläufige Klassifikation vor, die nicht der ICSD entspricht und sich ganz auf die Befunde Roths stützt:

1. Narkolepsie Charakterisiert durch Schläfrigkeit mit kurzen Schlaflatenzen im MSLT und imperativen Schlafepisoden, die kurz anhalten und erfrischend sind.

1a. Narkolepsie mit Kataplexie
1b. Narkolepsie mit Kataplexie und mindestens 2 SOREMP
1c. Narkolepsie ohne Kataplexie und ohne SOREMP

2. Idiopathische Form (klassische idiopathische Hypersomnie) Charakterisiert durch Schläfrigkeit und Schlafepisoden, denen widerstanden werden kann, die lang anhaltend und nicht erfrischend sind und meist nicht mit SOREMP einhergehen; gelegentlich finden sich eine verlängerte Schlafzeit, Schwierigkeiten, am Morgen zu erwachen, und Schlaftrunkenheit.

3. Gemischte Formen

7.6   ZNS-Hypersomnie

Symptomatische Hypersomnien des ZNS treten auf nach Schädel-Hirn-Traumen, Entzündungen, Vergiftungen oder bei Tumoren. Die Schläfrigkeit kann mit einer Latenz von fünf bis zwölf Monaten auftreten. Der Nachtschlaf kann verlängert sein. Vereinzelt kommt es zu einer morgendlichen Schlaftrunkenheit. Häufig sind Konzentrations- und Gedächtnisstörungen vorhanden. Die Schläfrigkeit kann bis zu 18 Monate nach dem auslösenden Ereignis bestehen bleiben oder sich verschlechtern. Sofern keine manifesten Blutungen oder Tumoren vorliegen, sind computer- oder kernspintomographisch keine Läsionen nachzuweisen. Als Ort der organischen Schädigung werden meist Hypothalamus, 3. Ventrikel, Mittelhirn oder Pons angenommen. Häufig sind Apnoen Ursache der Schläfrigkeit. [227]

Rezente, systematische Untersuchungen liegen zu diesem Krankheitsbild nicht vor.

Diagnostische Kriterien:
Vermehrte Schläfrigkeit, die nach ZNS-Erkrankung auftritt. Polysomnographisch: im MSLT verkürzte Einschlafzeit, in der Nachtableitung verlängerter Nachtschlaf.

7.7   Hypnagoge Halluzinationen

Bei den hypnagogen Halluzinationen handelt es sich um ein diagnostisch unspezifisches Symptom, sofern es nicht mit anderen Symptomen der Narkolepsie gemeinsam auftritt. Nach Ohayon et al. [380] haben 49 % der Bevölkerung zweimal jährlich hypnagoge oder hypnopompe Halluzinationen.

Differentialdiagnostisch sollten abgegrenzt werden:
• pedunkuläre Halluzinationen,
• Halluzinationen bei schizophrenen Psychosen,
• Pseudohalluzinationen,
• Halluzinationen bei alkoholtoxisch, medikamentös und toxisch bedingten Delirien,
• Halluzinationen bei Epilepsien.

Pedunkuläre Halluzinationen: Lhermitte [287] und Van Bogaert [516] beschrieben ein klinisches Bild, das gekennzeichnet war durch neurologische Defizite mesenzephalen Ursprungs verbunden mit Halluzinationen. Nach Kölmel [257] unterscheiden sich diese „pedunkulären Halluzinationen" durch folgende Merkmale von hypnagogen und anderen Halluzinationen: beeinträchtigte Augenbewegungen, Störungen des Schlaf-Wach-Rhythmus, Schwankungen der Bewußtseinslage und Koordinationsstörungen. Die Halluzinationen sind meist visuell, lebhaft und voller Bewegung, aber von nur geringer Farbe, sie können über Tage bis zu mehreren Wochen anhalten, die meisten Episoden dauern aber nur einige Sekunden und treten üblicherweise in der Dämmerung, am Abend oder im Dunklen auf.

7.8   Schlaflähmungen

Schlaflähmungen sind unspezifisch, sofern sie nicht mit anderen Symptomen der Narkolepsie gemeinsam auftreten. Sie kommen bei 6,2 % der Bevölkerung vor [381].

Hudson et al. [224] und Hogben und Cornfield [210] berichten über einen bzw. mehrere Fälle von Patienten mit posttraumatischer Streßstörung, die eine Schlaflähmung beim Erwachen erlitten, wobei bei einer Patientin unklar blieb, ob diese durch Medikamente induziert war.

7.9   Paradigma des zweimaligen Sleep-onset-REM (SOREMP)

Zweimaliger Sleep-onset-REM-Schlaf wird meist als pathognomonisch für die Narkolepsie angesehen. Billiard et al. [47] haben allerdings gezeigt, daß dies nur bei 85 %
aller Patienten der Fall ist. Über SOREMP wird auch bei anderen Krankheiten und
Schlafhygienestörungen berichtet, z. B. bei:

*   älteren gesunden Personen [484, 256],
*   Schlafapnoe [529],
*   Schizophrenie [246, 274] und
*   Depressionen [262, 273, 420].

Neben der Narkolepsie treten SOREMP am häufigsten bei der Depression auf. Der
REM-Schlaf depressiver Patienten (gem. DSM-III-R) zeigt im Vergleich mit dem
REM-Schlaf von Narkolepsiepatienten keine Unterschiede der REM-Gesamtschlaf-
zeit, der mittleren REM-Dichte und mittleren REM-Latenz [409]. Die REM-Latenzen
lagen bei 54 % der Narkolepsiepatienten bei 0 min, bei den restlichen 46 % innerhalb
der ersten 60 min, während bei depressiven Patienten die Latenzen gleichmäßig über
90 min verteilt waren. Die depressiven Patienten mit kurzen REM-Latenzen waren im
Mittel acht Jahre älter als diejenigen mit langen REM-Latenzen, während das Alter
bei den Narkolepsiepatienten keine Rolle spielte.

8 Bewältigungs- und Behandlungsstrategien der Narkolepsie

Bisher ist es noch nicht gelungen, einfache therapeutische Verfahren zu entwickeln, die es ermöglichen, alle narkoleptischen Symptome gleichzeitig befriedigend zu behandeln. Dies liegt unter anderem daran, daß nicht nur ein Zustand des Seins betroffen ist, sondern alle drei: Wachzustand, NREM- und REM-Schlaf. Nichtmedikamentöse Verfahren allein können die Symptomatik zwar abmildern, sie aber nicht vollständig unterdrücken. Auch sie führen häufig zur Einschränkung der Lebensqualität, selbst wenn sie wegen der unerwünschten Nebenwirkungen der Medikamente bevorzugt werden: Eine Unterdrückung der Kataplexien wird z. B. „erkauft" durch Vermeidung bestimmter auslösender Gefühle. Bei der medikamentösen Behandlung müssen zur Unterdrückung des NREM- und des REM-Schlafs Substanzen oft kombiniert eingesetzt werden; die Medikamente haben vielfältige Nebenwirkungen, die sich addieren und darüber hinaus zur Toleranzentwicklung führen können. Stimulanzien sind ähnlich wie Opiate mit erheblichen Vorurteilen behaftet.

Voraussetzung für den Erfolg einer jeglichen Behandlung ist immer das Verstehen und Annehmen der Erkrankung. Hierzu können Broschüren der Selbsthilfegruppen, wissenschaftliche Texte, oft aber auch das erste Zusammentreffen mit anderen Betroffenen beitragen. Wer gesehen hat, wie stark die Beeinträchtigung durch eine schwere Kataplexie oder durch ständige Tagesschläfrigkeit sein kann, ist bereit, anschließend eine schwierige Verhaltenstherapie oder medikamentöse Therapie zu akzeptieren.

Die Behandlung des Narkolepsiekranken muß individuell erfolgen. Der Behandelnde muß die Alltagssituationen seiner Patienten genau kennen, sie dazu anleiten, Therapien zu erproben, die Resultate zu dokumentieren und über sie zu berichten. Für viele einzelne und kombinierte Symptome existieren keine Behandlungsempfehlungen. Diese müssen oft erst erarbeitet werden und verlangen bei schwierigen Medikamentenkombinationen einen hohen Wissens- und Erfahrungsstand des Behandelnden sowie eine große Verantwortungsbereitschaft. Problematisch ist, daß die Wirksamkeit vieler Medikamente nicht in randomisierten, Placebo-kontrollierten Untersuchungen gesichert wurde und daß es für einzelne narkoleptische Symptome kein gängiges, klinisch gut getestetes Präparat gibt.

8.1   Nichtmedikamentöse Behandlung

8.1.1   Echtlichtbehandlung

Uchiyama et al. [511] untersuchten die saisonale Abhängigkeit narkoleptischer Symptome und fanden im Sommer eine Abnahme der Tagesschläfrigkeit, während die Kataplexien zunahmen; im Winter waren die Verhältnisse umgekehrt. Die Beeinflussung der Symptome durch die Jahreszeit ließ vermuten, daß ähnlich wie bei der saisonalen Depression die Symptome durch Echtlichtgabe beeinflußt werden könnten. Hajek et al. [183] behandelten sieben Narkolepsiepatienten mit 500 Lux am Morgen und Abend, ohne in den Polysomnographien und Aktometrien vor und nach der Lichtbehandlung einen Unterschied zu finden. Sie schlossen daraus, daß die Echtlichtexposition keine geeignete Behandlungsmethode der Narkolepsie darstellt. Kritisch anzumerken ist, daß die Lichtmenge möglicherweise zu gering war, um eindeutige Effekte erkennen zu lassen, und daß die abendliche Gabe den Nachtschlaf negativ beeinflußt haben könnte.

Eine alleinige Echtlichtbehandlung der Narkolepsie kann also nicht angeraten werden, da ihre Wirksamkeit nicht belegt ist.

8.1.2   Schlafhygiene

Die Grundregeln der Schlafhygiene [187] sind vorwiegend für Patienten mit Ein- und Durchschlafstörungen entwickelt worden. Für Narkolepsiepatienten müssen sie modifiziert werden als Grundregeln der „Wachhygiene":

1. *Einhaltung der individuell notwendigen Schlafmenge.* Betroffene sollten ihren Schlafrhythmus kennen und sich an ihm orientieren. Sie sollten sich nicht zu Zeiten optimaler Wachheit schlafen legen. Schlafentzug fördert die Einschlafneigung. Gerade bei Kindern mit hohem Aktivitätsniveau sollten Situationen hergestellt werden, die eine Reizabschirmung und Schlaf ermöglichen. Damit kann die Unruhe und Reizbarkeit der Kinder vermieden werden.

2. *Einhaltung regelmäßiger Schlafzeiten.* Schlafzeiten, die nach individuellem Schlafprotokoll nicht erfrischend sind, sollten am Tage vermieden werden.

3. *Einlegen von Tagschlafepisoden bzw. „Nickerchen".* Sie fördern, zum richtigen Zeitpunkt eingesetzt, die Wachheit für mehrere Stunden und ermöglichen manchmal eine Medikamenteneinsparung (s. unter Abschnitt 8.1.3).

4. *Angenehme Wach- und Schlafbedingungen.* Narkolepsiepatienten versuchen oft, durch Schmerzreize oder andere unangenehme Sensationen Wachheit herzustellen. Durch Tagschlafstrategien sollten diese Maßnahmen vermieden werden. Für den Schlaf am Tage sollten Schlafmöglichkeiten zur Verfügung stehen, die einen entspannten Schlaf ermöglichen. Die „heimlichen" Strategien, auf der Toilette oder unter anderen Umständen zu schlafen, sollten vermieden werden.

5. *Ausgeglichene Ernährung.* Nach Mahlzeiten kommt es häufig zu vermehrter Schläfrigkeit. Geringe Nahrungsmengen mehrfach am Tage halten besser wach als wenige große Mahlzeiten. Proteinreiche Kost hält wacher, zuckerhaltige Nahrungsmittel verstärken die Schläfrigkeit.

6. *Genuß von Koffein und anderen stimulierenden Getränken.* Koffeingenuß steigert die Wachheit kurzfristig. Wachhaltende, stark zuckerhaltige Getränke sollten vermieden werden.

7. *Alkoholkarenz, Nikotingenuß.* Alkohol verstärkt anfangs die Einschlafneigung, führt dann aber im späteren Nachtverlauf zu Schlafunterbrechungen. Nikotingenuß wird oft als kurzfristiger, wach machender Stimulus eingesetzt.

8. *Körperliches Training.* Körperliche Bewegung erhöht die bei Narkolepsiepatienten abgeflachte Temperaturkurve, verhindert die dem Schlaf vorausgehenden Perioden „ruhigen Wachseins" und bessert damit die Vigilanz.

Schlafhygienische Regeln bilden die Grundlage einer jeglichen Bewältigungsstrategie der Narkolepsie.

8.1.3   Tagschlafstrategien

Mullington et al. [366] untersuchten bei Patienten mit Narkolepsie die Auswirkungen einer langen und mehrerer kurzer Schlafepisoden hinsichtlich ihrer Leistungsfähigkeit und verglichen sie mit einem Protokoll, das keine Schlafepisoden erlaubte. Sie stellten fest, daß eine lange Schlafepisode, die zeitlich der bei Gesunden vorliegenden Mittagsmüdigkeit entspricht, zu einer Verbesserung der Leistungsfähigkeit führte. Solche experimentell nachgewiesenen Effekte müssen für die Patienten individuell erarbeitet und eingeübt werden, um ihre Lebensumstände angemessen zu berücksichtigen und aus ihnen sinnvolle Strategien abzuleiten. Hierzu ist es erforderlich, Schlafprotokolle oder Langzeitaktometrien zu verwenden, die mit entsprechenden Bemerkungen versehen sein sollten, um die Umstände der Tagschlafepisoden, der nächtlichen Schlafstörungen, Kataplexien und anderer Symptome zu erkennen. Anhand der Protokolle kann gemäß Mullington et al. [366] die optimale Zeit für den Mittagsschlaf errechnet werden ($160°$ nach der durchschnittlichen Nachtschlafmitte). Diese muß auf die Möglichkeiten im Alltag abgestimmt werden.

Da „Nap-Strategien" tatsächlich die Leistungsfähigkeit verbessern und oft einen „Einspareffekt" an Medikamenten bewirken, sollte der/die behandelnde Arzt/Ärztin nicht zögern, mit dem Arbeitgeber, der Schulbehörde etc. zu reden und sich dafür einzusetzen, eine Schlafmöglichkeit einrichten zu lassen. Hierdurch bessert sich die Compliance der Betroffenen, die gerade bei Stimulanzien aufgrund der Nebenwirkung gering ist, deutlich. Eltern und Angehörige sollten über diese Maßnahmen informiert sein und sie unterstützen.

8.1.4   Bewältigungsstrategien (Copingstrategien)

8.1.4.1   Eigene Untersuchungsergebnisse

Angesichts der vielen Probleme in den verschiedensten Lebensbereichen der Narkolepsiepatienten (s. psychosoziale Folgen der Narkolepsie), ist es von besonderer Relevanz, ihr Bewältigungsverhalten zu erforschen. Mit der Frage der Problembewältigung und der Darstellung unterschiedlicher Bewältigungsstrategien beschäftigt sich die Coping-Forschung. Sie hängt eng mit dem Konzept Streß zusammen. Streß kann einerseits bei der Entstehung von Krankheiten eine Rolle spielen, andererseits als Folge von Krankheiten auftreten. In der Regel versteht man unter Coping diejenigen Maßnahmen und Handlungen einer Person, die zum Ziel haben, streßhafte Ereignisse und damit verbundene Belastungen zu verringern. Von den beiden Forschungsrichtungen, der psychoanalytischen und der kognitionspsychologischen, wird hier das kognitionspsychologische „Transaktionsmodell" von Lazarus [278, 279] besprochen, das wissenschaftlich am besten fundiert ist.

Mit der zunehmenden Bedeutung der sozialen Wissenschaften für die Medizin nehmen die Beziehungen von Ärzten und Pflegepersonal zu den Kranken und das Verhalten der Kranken zu ihrer Krankheit im Rahmen von Behandlungskonzepten einen weitaus größeren Raum ein als bisher. Goswami [163] unterstreicht die wichtige Rolle der psychosozialen Betreuung von Narkolepsiepatienten und plädiert für deren Weiterentwicklung, um die Lebensqualität der Patienten zu verbessern.

Garma und Marchand [153] untersuchten drei zusammenhängende, nicht pharmakologische Faktoren bei der Behandlung der Narkolepsie (Verhaltensmanagement, medizinische und psychiatrische Aspekte der Versorgung und die sozialen Faktoren). Sie empfahlen Ärzten, die sozialen Faktoren zwischen ihren Patienten und der Umwelt zu untersuchen und gemeinsam mit den Patienten und ihren Familien angemessene Copingmechanismen auszuarbeiten, die den Streß in unangenehmen sozialen Situationen vermindern sollen. Cohen, Ferrans und Smith [105] fanden, daß Narkolepsiepatienten eine signifikant geringere Selbstachtung aufwiesen als Personen aus der Normalbevölkerung. Diese verminderte Selbstachtung ist abhängig vom Schweregrad der Erkrankung, vom Verständnis des Partners, von den Arbeitsbedingungen usw. Ärzte verschreiben ihren Patienten vorwiegend Medikamente und bieten keine Copinghilfen an [6]. Viele Narkolepsiepatienten sind an einer Psychotherapie und an der Teilnahme in einer Selbsthilfegruppe interessiert.

Um mehr über die Bewältigungsstile deutscher Narkolepsiepatienten zu erfahren [5], versandten wir Fragebögen, die von 141 Patienten (55,3 %) beantwortet wurden. Die Patienten wurden entsprechend der Krankheitsdauer (Median des Zeitraums, in dem die Krankheit erkannt wurde: 25,25 Jahre) in eine Gruppe mit langer ($>$ 25,25 Jahre) und in eine mit kurzer ($<$ 25,25 Jahre) Krankheitsdauer unterteilt. Die Patientendaten sind in Tabelle 8.1 aufgelistet.

29,8 % der Patienten waren entweder arbeitslos, berentet oder in Ausbildung, 18,4 % waren Angestellte oder Beamte, 15,6 % Facharbeiter, 14,9 % Hausfrauen und 11,4 % leitende Angestellte oder Beamte. 56,6 % waren verheiratet und 25,4 % unverheiratet. 39 % hatten einen Hauptschulabschluß, 28,4 % einen Mittelschulabschluß und 19,9 % Abitur.

Alle Patienten erhielten dieselben Fragebögen:
1. Patientenbogen mit demographischen und klinischen Fragen und einer Medikamentenliste;
2. Trierer Skalen zur Krankheitsbewältigung (TSK);
3. Spezifischer Fragebogen zur Krankheitsbewältigung der Narkolepsie (angelehnt an Rogers [428]: Bereich Arbeit (13 Items: I. Arbeit = alle Arbeiten, z. B. Hausarbeit; II. Arbeit = nur Berufstätige), Soziales Leben/Freizeit (16 Items), Familie (19 Items), Autofahren (14 Items), Ausbildung/Schule (13 Items) und Rauchen. Skala (0 = nie; 1 = selten; 2 = manchmal; 3 = häufig; 4 = sehr häufig);

Tab. 8.1 Zusammensetzung der Gesamtstichprobe.

	Gesamt	Frauen	Männer	Gruppe 1 (< 25,25 Jahre)	Gruppe 2 (> 25,25 Jahre)
Anzahl der Patienten	141 (100 %)	74 (52,5 %)	65 (46,1 %)	69 (39 Frauen u. 30 Männer)	68 (35 Frauen u. 33 Männer)
Fehlende Angaben	2			1	1
M Alter ± SD	50,3 ± 16,4	49,3 ± 16,1	51,4 ± 16,8	38,4 ± 12,6	62,3 ± 9,6
Altersgrenzen	14–85 J.	14–75 J.	21–85 J.	14–68 J.	37–85 J.
Modalwert	59	59	57	28	59
Median	53	51	56	35	62

M = Mittelwert, SD = Standardabweichung

4. Beck-Depression-Inventar (BDI) [188];
5. Geriatrische Depressionsskala (GDS): Selbstbeurteilungsskala für die Erfassung depressiver Symptome bei älteren Personen [154] mit 30 Items (Ja oder Nein). Werte über 11 sind ein Anzeichen für das Vorhandensein einer Depression.

Ergebnisse: Die Tabelle 8.2 zeigt die Mittelwerte der Summenwerte zur Krankheitsbewältigung in beiden Gruppen, die in den Fragebögen erhoben wurden.

Patienten im späten Krankheitsstadium nutzen die vorgegebenen Bewältigungsstrategien in den Bereichen „I. Arbeit", „Soziales Leben/Freizeit", „Familie", „Autofahren" und „Ausbildung/Schule" etwas häufiger als die Patienten im frühen Krankheits-

Tab. 8.2 Mittelwert (M) und Standardabweichung (SD) der Summenwerte der einzelnen Bereiche im spezifischen Fragebogen zur Krankheitsbewältigung der Narkolepsie.

Bereiche	Frühes Krankheitsstadium (< 25,25 Jahre erkrankt) M ± SD	Spätes Krankheitsstadium (> 25,25 Jahre erkrankt) M ± SD
I. Arbeit (32)	15,8 ± 5,5	16,4 ± 5,6
II. Arbeit: nur Berufstätige (20)	10,0 ± 5,5	7,9 ± 5,1
Soziales Leben/Freizeit (60)	28,4 ± 10,3	31,4 ± 10,8
Rauchen (4)	0,8 ± 1,2	0,8 ± 1,4
Familie (76)	33,3 ± 11,8	33,5 ± 13,7
Autofahren (56)	29,0 ± 7,3	29,4 ± 9,3
Ausbildung/Schule (52)	19,4 ± 9,5	26,0 ± 6,4

M = Mittelwert, SD = Standardabweichung. Die Zahl in der Klammer neben den Variablen gibt den maximalen Punktwert an, der von den Patienten erreicht werden konnte.

stadium. Frauen haben in beiden Bereichen „Arbeit" höhere Mittelwerte als Männer. Im frühen Krankheitsstadium nutzen Frauen Copingstrategien beim Autofahren früher als Männer in diesem Stadium, während im späten Krankheitsstadium Männer diese Strategie häufiger anwenden als Frauen in eben diesem Stadium (p = 0,033).

Die Ergebnisse der Trierer Skalen zur Krankheitsbewältigung (TSK) sind in Tabelle 8.3 dargestellt.

Patienten mit längerer Krankheitsdauer benutzen Bewältigungsstrategien häufiger als Patienten mit kürzerer Krankheitsdauer, und sie suchen signifikant stärker nach sozialer Einbindung, wie die Varianzanalyse zeigt (p = 0,014). Patienten mit kürzerer Krankheitsdauer grübeln etwas häufiger über ihre krankheitsbedingten Probleme in der Vergangenheit (Rumination) als Patienten mit längerer Krankheitsdauer (p = 0,066).

Frauen im frühen Krankheitsstadium suchen stärker nach Informationen und Erfahrungsaustausch als Männer in derselben Gruppe. Im späten Krankheitsstadium sind Männer bei der Informationssuche aktiver als Frauen. Männer mit längerer und Frauen mit kürzerer Krankheitsdauer haben ein größeres Informationsbedürfnis als Frauen mit längerer und Männer mit kürzerer Krankheitsdauer. Hier besteht eine eindeutige Wechselwirkung zwischen Geschlecht und Krankheitsdauer (p = 0,030).

Eine Übersicht über die Narkolepsie-spezifische Krankheitsbewältigung enthält Tabelle 8.4.

Die Patienten wenden die vorgegebenen spezifischen Copingstrategien außer für das Rauchen nur in ca. 50 % der Fälle an. Frauen benutzen spezifische Copingstrategien häufiger als Männer, insbesondere in den Bereichen „Arbeit" (ANOVA: p = 0,033), „Soziales Leben" und „Freizeit" (ANOVA: p = 0,067). Der Fragebogen zur spezifischen Krankheitsbewältigung zeigt Korrelationen zwischen den Bereichen „Arbeit", „Soziales Leben/Freizeit" und „Familie" (p > 0,01) und „Arbeit (Beruf)" mit „Ausbildung/ Schule". Die spezifischen Bereiche „Soziales Leben/Freizeit" und „Familie" korrelieren am höchsten mit den Faktoren der TSK „Suche nach sozialer Einbindung", „Bedrohungsabwehr" und „Suche nach Information und Erfahrungsaustausch".

Die Anzahl der narkoleptischen Haupt- und Begleitsymptome korreliert stark mit den Bereichen Arbeit, soziales Leben/Freizeit, Familie, Autofahren, d. h., je mehr Symptome vorliegen, desto häufiger werden die spezifischen Bewältigungsstrategien angewendet. Die Bewältigungsstrategie „Suche nach Information und Erfahrungsaustausch" wird um so häufiger benutzt, je mehr Hauptsymptome vorliegen.

Die Tabelle 8.5 gibt eine Übersicht über alle erfragten spezifischen Copingstrategien, aufgelistet nach der Anwendungshäufigkeit.

Im BDI haben in der Gruppe 1 20,6 % eine mäßige und 23,6 % eine schwere Depression, während in Gruppe 2 24,6 % eine mäßige und 14,5 % eine schwere Depression haben. Die Anzahl depressiver Patienten in beiden Gruppen unterscheiden sich im BDI und GDS nicht wesentlich. In beiden Tests ist die Anzahl der mäßig depressiven Patienten in Gruppe 1 höher als in Gruppe 2, das Ergebnis ist nur im BDI signifikant. In beiden Gruppen haben Frauen erwartungsgemäß etwas höhere Depressionswerte als Männer. Patienten mit kürzerer Krankheitsdauer sind tendenziell depressiver als Patienten mit längerer Krankheitsdauer (ANOVA: p = 0,062).

Es gibt keinen Zusammenhang zwischen Lebensalter und Depression und zwischen Krankheitsdauer und Depression. Die Anzahl der Hauptsymptome, Lebensalter und Krankheitsdauer zeigen ebenfalls keine Korrelationen.

Tab. 8.3 Mittelwert (M) und Standardabweichung (SD) der T-Normwerte der einzelnen Faktoren in den Trierer Skalen zur Krankheitsbewältigung.

Faktoren	Frühes Krankheitsstadium (< 25,25 Jahren erkrankt)				Spätes Krankheitsstadium (> 25,25 Jahren erkrankt)			
	Frauen		Männer		Frauen		Männer	
	M	SD	M	SD	M	SD	M	SD
Rumination	48,2 ± 11,6		46,8 ± 8,8		42,9 ± 8,5		46,1 ± 10,8	
Suche nach sozialer Einbindung	41,1 ± 11,5		41,5 ± 13,2		47,1 ± 11,8		45,3 ± 11,7	
Bedrohungsabwehr	34,1 ± 16,2		35,8 ± 14,3		39,6 ± 11,0		37,6 ± 13,9	
Suche nach Inform. und Erfahrungsaustausch	42,8 ± 10,0		38,3 ± 12,2		39,6 ± 8,9		43,0 ± 11,6	
Suche nach Halt in der Religion	44,0 ± 10,3		47,8 ± 10,7		44,3 ± 10,6		46,6 ± 10,8	

Tab. 8.4 Mittelwert (M) und Standardabweichung (SD) der Summenwerte einzelner Bereiche im spezifischen Fragebogen zur Krankheitsbewältigung der Narkolepsie.

Copingbereiche	Gesamt			Männer			Frauen		
	n	M	SD	n	M	SD	n	M	SD
I. Arbeit (32)	140	16,1 ± 5,5		74	17,0 ± 5,2		64	15,0 ± 5,8	
II. Arbeit, nur Berufstätige (20)	78	9,2 ± 5,4		38	9,3 ± 4,9		40	9,1 ± 5,9	
Soziales Leben/Freizeit (60)	138	29,9 ± 10,6		74	31,5 ± 9,8		62	28,1 ± 11,3	
Rauchen (1 Item, 4)	62	0,8 ± 1,3		33	0,9 ± 1,4		28	0,8 ± 1,1	
Familie (76)	139	33,4 ± 12,7		73	35,6 ± 11,7		64	30,8 ± 13,5	
Autofahren (56)	94	29,2 ± 8,3		43	29,0 ± 9,2		50	29,2 ± 7,4	
Ausbildung/Schule (52)	11	20,6 ± 9,1		5	24,4 ± 8,0		6	17,3 ± 9,2	

n = Anzahl der Patienten; M = Mittelwert; SD = Standardabweichung. Die Zahl in der Klammer neben den Variablen gibt den maximalen Punktwert an, der von den Patienten erreicht werden konnte

Tab. 8.5 Auflistung der am häufigsten verwendeten Copingstrategien (spezifischer Fragebogen zur Krankheitsbewältigung der Narkolepsie).

Sehr häufig n (%)	Copingstrategie
85 (60,3)	Während der Mittagszeit halte ich ein Nickerchen, um danach wacher zu sein.
71 (50,4)	Ich versuche, meine Symptome stärker durch mein Verhalten zu beeinflussen, um dadurch weniger Medikamente einnehmen zu müssen.
69 (48,9)	Vor sozialen Aktivitäten (Geselligkeiten, Zusammentreffen, Feiern etc.) halte ich ein Nickerchen, um wacher zu sein
60 (42,6)	Wenn ich müde bin, vermeide ich es zu fahren.
59 (41,8)	Wenn ich müde bin, vermeide ich bestimmte Aufgaben, die Aufmerksamkeit verlangen.
52 (36,9)	Wenn ich müde bin, vermeide ich es, einzukaufen oder Besorgungen zu erledigen.
51 (36,2)	Ich teile mir meine Arbeit entsprechend ein, um die wachen Phasen auszunutzen.
50 (35,5)	Ich fahre keine allzu großen Strecken, weil mich das ermüdet.
49 (34,8)	Meine engsten Freunde und Bekannte sind über meine Muskelschwäche informiert, so daß sie mir im eintretenden Fall helfen können, indem sie mich festhalten oder mich irgendwo hinsetzen.
49 (34,8)	Wenn ich eine Muskelschwäche bekomme, dann weiß meine Familie oder mein/e Partner/in darüber Bescheid und hilft mir, damit ich mich nicht verletze.
47 (33,3)	Wenn ich müde bin, höre ich auf zu fahren und halte ein Nickerchen.
47 (33,3)	Wenn ich müde bin, höre ich mit meiner begonnenen Aufgabe auf, um mich hinzulegen.
44 (31,2)	Ich vermeide Situationen, die problematisch für mich sein könnten (z.B. Theater, Geselligkeiten).
38 (27,0)	In den Phasen, in denen ich sehr wach bin, kümmere ich mich intensiv um meine Familie bzw. meine/n Partner/in.
36 (25,5)	Ich erzähle meinen Kindern (Partner/in) über die Krankheit, um Verständnis zu wecken.
35 (24,8)	Wenn ich merke, daß ich einen Aussetzer (automatisches Verhalten) bei einer häuslichen Tätigkeit hatte, dann höre ich mit der Tätigkeit auf und mache eine kleine Pause.
32 (22,7)	Wenn ich müde bin, höre ich auf zu fahren und trinke einen Kaffee.
30 (21,3)	Wenn ich während des Fahrens Trugwahrnehmungen erlebe, halte ich sofort an und mache eine kleine Pause.

Die Untersuchung zeigt zusammenfassend, daß Narkolepsiepatienten die vorgegebenen Copingstrategien im Alltagsleben relativ häufig, aber nicht ausreichend nutzen und bestätigt damit die Ergebnisse der amerikanischen Studie von Rogers [427]. Bei den meisten Copingstrategien handelt es sich um praktische Strategien, d.h. um problembezogenes bzw. instrumentelles Coping [278]. Die Patienten benutzen die Copingstrategien am häufigsten, die sich auf Autofahren und berufliche Aktivitäten beziehen. Kurze Tagschlafepisoden werden eingesetzt, um die Wachsamkeit zu erhöhen. Das Informieren der Familie und des Bekanntenkreises und offene Gespräche über die Narkolepsie wurden als eine wichtige Copingstrategie eingestuft, um Akzeptanz, Verständnis und Hilfe von seiten der Familienangehörigen und anderer zu erhalten. Des weiteren wurden Situationen, Aktivitäten oder Aufgaben häufig vermieden, um sich keiner Gefahr auszusetzen oder um sich Peinlichkeiten durch die Tagesschläfrigkeit oder Kataplexie zu ersparen. Außerdem gaben viele Narkolepsiepatienten an zu versuchen, ihre Symptome durch das Verhalten (z.B. ein Nickerchen halten) zu beeinflussen, um weniger Medikamente einzunehmen.

Patienten im späten Krankheitsstadium wenden das Bewältigungsverhalten am Arbeitsplatz etwas häufiger an als Patienten im frühen Krankheitsstadium.

Die allgemeinen Bewältigungsstrategien von Narkolepsiepatienten beinhalten an erster Stelle „Rumination", eine intrapsychische Bewältigungsform [278], die Lösungen für krankheitsbedingte Probleme in der Vergangenheit zu suchen und darüber nachzugrübeln. Die zweithäufigste Strategie der Narkolepsiepatienten ist, Halt in der Religion zu suchen. Danach folgen die Bewältigungsstrategien „Suche nach sozialer Einbindung" und „Suche nach Information und Erfahrungsaustausch". Der relativ niedrige Wert im Bedrohungsabwehrverhalten kann als Hinweis auf eine verminderte Compliance (Befolgung ärztlicher Verordnungen, Ratschläge und Maßnahmen) gewertet werden, die vermutlich Folge der oft negativen Erfahrungen mit Medikamenten und deren Nebenwirkungen ist [6].

Die varianzanalytische Auswertung zeigte in den TSK, daß Patienten im späten Krankheitsstadium bedeutend stärker nach sozialer Einbindung suchen als Patienten im frühen Krankheitsstadium. Patienten, die seit längerer Zeit erkrankt sind, wenden sich häufiger und stärker dem sozialen Umfeld zu als Patienten mit kurzer Krankheitsdauer. Diese Bewältigungsform scheint der Mobilisierung einer emotionalen Unterstützung sowie der Problemfokussierung und praktischen Erprobung veränderter Verhaltensweisen zu dienen.

Patienten im frühen Krankheitsstadium tendieren mehr dazu, Lösungen für krankheitsbedingte Probleme in der Vergangenheit zu suchen und sich dabei Grübeleien zu überlassen, als Patienten im späten Krankheitsstadium. Dieser Unterschied könnte auch mit dem Alter zusammenhängen. Patienten im frühen Krankheitsstadium haben sich wahrscheinlich mit ihrer Krankheit noch nicht arrangiert, so daß sie etwas häufiger mit Verstimmungen und Grübeleien reagieren, während die Patienten mit langer Krankheitsdauer schon verschiedenste Copingstrategien geprüft haben bzw. besser über ihre Krankheit informiert sind. Der signifikante Unterschied im spezifischen und allgemeinen Bewältigungsverhalten ist somit nicht Folge der Altersunterschiede, sondern der Krankheitsdauer.

Die geschlechtsbezogenen Unterschiede zeigen, daß Frauen die vorgegebenen Bewältigungsstrategien zur Arbeit, in der Familie, „Soziales Leben/Freizeit" häufiger einsetzen als Männer. Eine eindeutige Wechselwirkung zwischen Geschlecht und untersuchter Variable findet sich bei der „Suche nach Information und Erfahrungsaustausch". Frauen mit kürzerer Krankheitsdauer haben ein größeres Informationsbedürfnis als Frauen mit längerer Dauer und als Männer generell.

In der Literatur finden sich Hinweise auf einen Zusammenhang zwischen depressiver Verstimmung und chronischer Erkrankung [432] und Narkolepsie [280, 327, 423], den wir bestätigen konnten. Patienten im frühen Krankheitsstadium weisen tendenziell etwas höhere Depressionswerte im BDI auf als Patienten im späten Krankheitsstadium. Sie grübeln etwas häufiger über die krankheitsbedingten Probleme nach als Patienten mit längerer Krankheitsdauer.

Zusammenfassung: Der signifikante Unterschied im spezifischen und allgemeinen Bewältigungsverhalten ist nicht bedingt durch Altersunterschiede, sondern durch die Krankheitsdauer. Patienten mit kürzerer Krankheitsdauer neigen dazu, über ihre krankheitsbedingten Probleme nachzugrübeln und sich dafür verantwortlich zu fühlen.

Die Patienten benutzen die Copingstrategien am häufigsten, die sich auf Autofahren und berufliche Aktivitäten beziehen.

Die Ergebnisse machen deutlich, daß es insbesondere für relativ kurz erkrankte oder diagnostizierte Patienten sehr wichtig ist, über leistungsbezogene Bewältigungsstrategien aufzuklären und diese einzuüben.

8.1.4.2 Bewältigungsmodelle

Verhalten   Wie bereits erwähnt, können die Symptome der Narkolepsie durch individuelles Verhalten verstärkt oder verringert werden. Die Patienten sollten die spezifischen Auslöser für eine Symptomverstärkung kennen und lernen, diese zu vermeiden. Die Patienten müssen im frühen Krankheitsstadium sehr viel stärker über die Erkrankung und erfolgreiche Copingstrategien informiert werden, um sozialen Rückzug, Depressivität und Verstärkung krankheitsspezifischen Verhaltens einzuschränken und die Leistung zu steigern. Sie müssen die erlernten Copingstrategien so oft wie möglich einsetzen. Gerade im Anfangsstadium der Erkrankung ist das Erlernen der Copingstrategien wichtig, um das Selbstwertgefühl durch erfolgreiche Maßnahmen anzuheben und sozialem Rückzug und der Verstärkung anderer negativer Verhaltensweisen vorzubeugen.

Aufgrund unserer in Abschnitt 8.1.4.1 vorgestellten Untersuchungsergebnisse [5] sind besonders bei jüngeren Patienten kurze stationäre verhaltenstherapeutische Module und ambulante Kontrollen mit Verhaltensprotokollen zu empfehlen. Angehörige sollten in die Therapie einbezogen werden, da gerade zu Beginn der Erkrankung im jugendlichen Alter die Symptome als Verhaltensauffälligkeit interpretiert und sanktioniert werden. Dies trifft natürlich auch für Erwachsene zu, deren Angehörige oft mit Unverständnis reagieren, wenn sie durch Einschlafen im Freundeskreis oder in anderen Situationen scheinbar Desinteresse oder Ablehnung signalisieren. Letztendlich sind es auch die Angehörigen, die es den Betroffenen ermöglichen müssen sich zurückzuziehen, bzw. die sie vor „unangenehmen" oder „peinlichen" Situationen schützen können.

Der Versuch vieler Narkolepsiepatienten, Copingstrategien in kritischen psychosozialen Bereichen wie Autofahren und Arbeit- und Sozialleben anzuwenden, also in Bereichen, in denen die Symptome zu nachhaltigen negativen Konsequenzen führen können (Führerscheinverlust, Scheidung, Arbeitsplatzverlust), zeigt, daß die Patienten kritische Situationen korrekt einschätzen. Die geringe Nutzung der Strategien scheint in der niedrigen Selbsteinschätzung der Patienten begründet. Die therapeutischen Konsequenzen müssen in früh einsetzenden psychoedukativen Maßnahmen auf der Basis dieser Ergebnisse durchgeführt werden. Männer bedürfen hierzu möglicherweise eines intensiveren Trainings als Frauen [5]. Der Erfahrungsaustausch in Selbsthilfegruppen scheint ein akzeptierter und erprobter Copingmechanismus zu sein. Narkolepsiepatienten sollten unbedingt eine professionelle Beratung und soziale Unterstützung erhalten [164].

Unterricht   In Ausbildungssituationen sollte die Information der Narkolepsiepatienten mit strukturiertem Lernen, detaillierter Information und direktem Austausch über Lerninhalte sowie graphischen und bildlichen Darstellungen erfolgen [328]. Passive Lehrmethoden sind unvorteilhaft.

Umgang mit Kataplexien   Um Kataplexien zu vermeiden, wird oft die Empfehlung gegeben, intensive Gefühlsregungen wie Lachen oder Ärger zu vermeiden. Die meisten Patienten empfinden ihre Kataplexien jedoch nicht als sehr einschränkend, sofern sie nicht zum kompletten Tonusverlust mit Stürzen und Selbstverletzung führen. Sie verfügen meist über Techniken, die kurzen Episoden der Kataplexie zu überspielen, z.B. indem sie sich festhalten, hinsetzen oder bei Erschlaffen der Gesichtsmuskulatur den Kopf stützen oder sich durch das Gesicht fahren. Die Mehrzahl der Narkolepsiepatienten lehnt die Vermeidung von Gefühlsregungen ab, da sie sich dadurch massiv in ihrer Lebensqualität eingeschränkt fühlen.

Persönlichkeit, Motivation, Leistung   Persönlichkeitsstörungen bei Narkolepsie sind häufig fragebogenspezifische Artefakte [310], da die Persönlichkeitsfragebögen durch viele Items zum Schlaf bei Schlaf-Wach-gestörten Patienten die Ergebnisse verzerren. Ca. 30 % der Narkolepsiepatienten leiden unter Depressionen, die häufig Folge der langjährigen Beeinträchtigung durch die Symptome sind. Erhöhte Depressivitäts-Scores korrelieren meist mit einer erhöhten Einschlafneigung. Eine angemessene Therapie, ob pharmakologisch oder nicht-pharmakologisch, verbessert diese Symptome [565]. Bei Jugendlichen ist besonders darauf zu achten, daß sie ihre Symptome nicht depressiv verarbeiten [5]. Sie sollten in Selbsthilfegruppen und in verhaltenstherapeutische Programme einbezogen werden. Die Depressivität hat mangelndes Selbstvertrauen und damit geringere Lernleistung zur Folge [327, 218].

In mehreren Studien wurden schläfrigkeitsbedingte Aufmerksamkeitsstörungen für die psychosozialen Folgen der Narkolepsie verantwortlich gemacht. Aus den Untersuchungen zur Aufmerksamkeit und Leistung [423] ergeben sich Konsequenzen für die Auswahl des Arbeitsplatzes und der Organisation der Arbeitsabläufe:

1. Monotone Tätigkeiten sollten vermieden werden.
2. Für die Bearbeitung einer Aufgabe sollte ausreichend Zeit eingeplant und Zeitdruck vermieden werden, um die Qualität der zu erledigenden Aufgabe nicht zu beeinträchtigen.
3. Einzelne Arbeitsschritte sind sorgfältig auf Fehler zu überprüfen (dies gilt auch, wenn Patienten etwas Neues lernen sollen).
4. Tagschlafepisoden sollten eingelegt werden, um die Leistungsfähigkeit zu steigern.

5. Medikamente sollten gezielt und aufgabenbezogen eingenommen werden, um die Leistungsfähigkeit zu steigern.
6. Lehrer, Eltern und Arbeitgeber sollten darauf hingewiesen werden, daß Narkolepsiepatienten nicht in jedem Moment die gleiche Leistungsfähigkeit erbringen können.
7. Den Betroffenen sollte ermöglicht werden, ihr eigenes Arbeitstempo zu finden und ihre Zeit flexibel einzuteilen.
8. Sie sollten Strategien erlernen, die es ihnen ermöglichen, ihre schläfrigkeitsbedingten „Gedächtnisdefizite" und negative Selbsteinschätzung zu überwinden.
9. Die Unterstützung der Narkolepsiekranken durch Ausbilder und Familie ist wünschenswert.

Die Berücksichtigung dieser Maßnahmen wird es den Patienten erleichtern, effektiv die ihnen gestellten Aufgaben zu bewältigen und im Arbeitsleben leistungsfähig zu sein. Abbildung 8.1 verdeutlicht nochmals den Teufelskreis, in den der Patient durch die Tagesschläfrigkeit gerät.

Wegen des lebenslangen Krankheitsverlaufs, der sozialen Beeinträchtigungen und der schwierigen, oft multimodalen medikamentösen Behandlung sollte eine konstante ärztliche Betreuung durch einen mit der Erkrankung erfahrenen Arzt gewährleistet sein.

8.1.5   Information über die Pathophysiologie der Narkolepsie und Einbeziehung des näheren und weiteren sozialen Umfeldes

Auf jeden Fall sind die Patienten mit Informationsmaterial über ihre Erkrankung zu versorgen. Diese Informationen verbessern und präzisieren die Anamnese, da die Patienten viele Symptome, die schon seit Jahren vorhanden sind, nicht als „krankhaft" wahrnehmen (können). Erst durch die Lektüre von Berichten anderer Patienten (diese sind oft eindrucksvoller als wissenschaftliche Literatur) erkennen sie ihre Symptome als krankheitsbedingt. Bei der Erhebung der Anamnese sind immer Angehörige miteinzubeziehen, die die Symptome als krankhaft identifizieren und auch dazu beitragen können, über Symptome zu berichten, die von Patienten „vergessen" werden. Das Vergessen kann durch die Amnesie während des automatischen Verhaltens bedingt sein oder durch Ausblendung unangenehmer Erfahrungen. Hierzu gehört häufig das Ausmaß der Tagesschläfrigkeit, das von den Patienten als weniger ausgeprägt erlebt wird als von den Angehörigen.

Die Epilepsieselbsthilfegruppen haben als erste zeigen können, daß mittels Patienten- und Angehörigenaufklärung zunächst im Kreis der Betroffenen mit Vorurteilen über die Erkrankung aufgeräumt und in einem zweiten Schritt die öffentliche Meinung über die Erkrankung beeinflußt werden kann. Gerade bei jugendlichen Patienten wird eine mangelnde Bereitschaft zur Wachheit und Leistungsfähigkeit als Ursache der Tagesschläfrigkeit unterstellt, selbst wenn die Erkrankung bereits diagnostiziert ist.

Nach der initialen ärztlichen Aufklärung sollte auch Hilfe in den Selbsthilfegruppen gesucht werden. Die ärztliche Behandlung muß sich schließlich mit den durch die Tagesschläfrigkeit verursachten sozialmedizinischen Folgen für Ausbildung, Arbeit, Berentung, Schwerbehinderung und Erteilung einer Fahrerlaubnis gutachterlich auseinandersetzen.

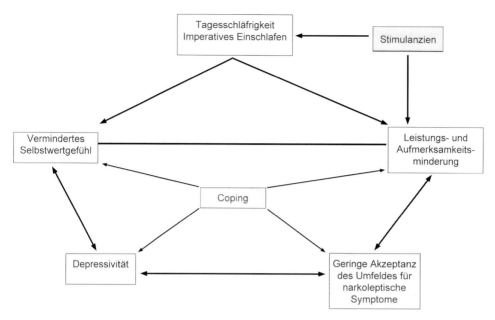

Abb. 8.1 Teufelskreis Tagesschläfrigkeit bei Narkolepsie.

8.2   Medikamentöse Behandlung

Die Kenntnis der Pathophysiologie einzelner Erkrankungen hat dazu beigetragen, medikamentöse Strategien zu optimieren und durch den Einsatz moderner Medikamente das Risiko beeinträchtigender Nebenwirkungen zu minimieren, wodurch häufig die Leistungsfähigkeit in Berufs- und Alltagsleben bewahrt und die Unfallneigung beseitigt werden kann. Während die Schlafmedizin im letzten Jahrzehnt „schlafmittelorientiert" war, wandelt sie sich dank neuer Medikamente langsam in Richtung einer „wachmittelorientierten" Medizin. Die flankierenden Verhaltensmaßnahmen erlauben es oft, die Dosis der applizierten Pharmaka zu senken.

Während der letzten zehn Jahre haben die Behandlungsmöglichkeiten der Narkolepsie erheblich zugenommen. Um die gleichzeitig auftretenden REM- und NREM-Symptome und ihre Überschneidungen effektiv behandeln zu können, bedarf es oft einer Polypharmakotherapie. Die Anzahl der Medikamente, die zur Verfügung stehen, ist klein, die therapeutische Breite zwischen ineffektiver Dosis und Überdosierung mit z. T. erheblichen Nebenwirkungen ist gering.

Abgesehen von sehr wenigen Ausnahmen wirken die einzelnen Medikamente meist nur entweder auf NREM- oder auf REM-assoziierte Symptome. Abhängig von der vorherrschenden Symptomatik müssen mindestens ein oder zwei Medikamente eingenommen werden. Die Dosis sollte bei den kurz wirksamen Stimulanzien, die die NREM-assoziierte Tagesschläfrigkeit beeinflussen, den individuellen Erfordernissen des jeweiligen Tages angepaßt werden, während die Medikamente, die nur auf REM-Symptome wirken, kontinuierlich gegeben werden müssen, um therapeutisch effektive Plasmaspiegel zu erhalten und relativen Entzugssymptomen vorzubeugen.

Die Medikamente sind so angeordnet, daß diejenigen, die sich in der Praxis bewährt haben, am Anfang genannt werden und die Medikamente, die zwar getestet wurden, sich aber wegen problematischer Nebenwirkungen im Alltag nicht durchgesetzt haben, zum Schluß erwähnt werden. Einen Überblick über das therapeutische Procedere enthält Abbildung 8.2.

8.2.1   Medikamente gegen NREM-assoziierte Symptome

Erst in den letzten fünf Jahren wurden Studien durchgeführt, die objektive Tests zur Messung der Schläfrigkeit, wie den MSLT und MWT, anwendeten [351] und die Möglichkeiten zum Vergleich der Medikamente untereinander und mit gesunden Probanden ermöglichten.

Vigilanzsteigernde Medikamente sind Appetitzügler, Stimulanzien, Koffein, reversible MAO-Hemmer, α_1-Adrenorezeptoragonisten, einige nichttrizyklische Antidepressiva, L-Dopa und kurz wirksame Benzodiazepine.

Bei den amphetaminähnlichen Substanzen handelt es sich um Präparate, die im ZNS und in der Peripherie Katecholamine und in geringem Ausmaß auch Serotonin freisetzen. Sie haben in unterschiedlichem Ausmaß Nebenwirkungen, die das Herz-Kreislaufsystem, die Psyche und das Vegetativum betreffen. Einige sind wegen ihres Abhängigkeitspotentials betäubungsmittelpflichtig.

Tabelle 8.6 gibt einen Überblick über die wichtigsten, in Deutschland erhältlichen Medikamente mit Dosierungen und Nebenwirkungen.

8.2.1.1 Stimulanzien

Sympathomimetika

Die Sympathomimetika sind pharmakologisch sehr ähnlich. Gemeinsame Eigenschaften werden unter den Amphetaminen abgehandelt. Bei den einzelnen Präparaten werden spezifische Besonderheiten, Dosierungen und Studien mit diesen Präparaten vorgestellt. Sind keine Studien vorhanden, wird die Expertenmeinung des Autors angeführt.

Amphetamine Diese Psychostimulanzien leiten sich von Beta-Phenylethylamin ab, einem Sympathomimetikum, das zentral stimuliert, Hunger- und Durstgefühl herabsetzt und einen peripheren sympathomimetischen Effekt auf das kardiovaskuläre und auf das Energiesystem ausübt. Sie sind indirekte Noradrenalin-Agonisten, indem sie Noradrenalin aus ZNS-Speichern freisetzen und seine Wiederaufnahme hemmen. In Einzelfällen können sie das dopaminerge System durch Freisetzung intraneuronal gespeicherten Dopamins aktivieren. In höheren Dosierungen blockieren sie Serotonin in unterschiedlichem Maße. Sie verfügen über einen geringen MAO-inhibierenden Effekt.

Pharmakokinetisch werden alle Substanzen zu mehr als 90 % resorbiert, sie passieren die Blut-Hirn-Schranke und ihre maximale Plasmakonzentration wird nach ein bis vier Stunden erreicht.

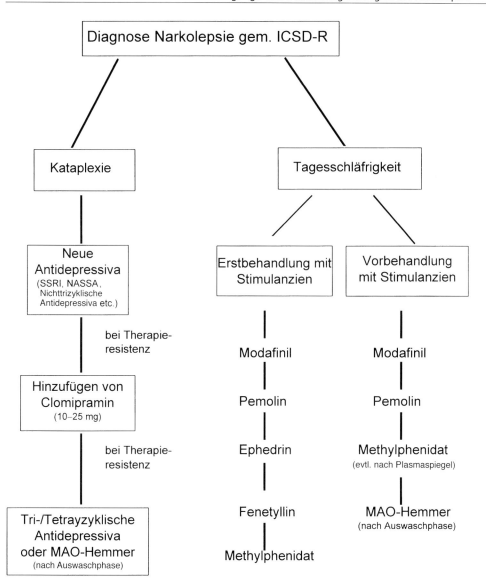

Abb. 8.2 Medikamentöse Behandlungsstrategien.

Tab. 8.6 Medikamente gegen NREM-assoziierte Symptome.

Wirkstoffe	Handelsname	Dosis/d p. o.	Nebenwirkungen
Direkte Sympathomimetika			
Ephedrin	–	< 150 mg	Übererregbarkeit, Palpitationen, Herzrhythmusstörungen, Miktionsstörungen
Indirekte Sympathomimetika			
Amphetamin* (Dextroamphetamin, Metamphetamin)	Benzedrin	< 60 mg #	Übererregbarkeit, Stimmungsschwankungen, Kopfschmerzen, Palpitationen, Tremor, exzessives Schwitzen, Insomnie, Inappetenz, Hypertonie
Amfetaminil*	AN 1	30 mg	Übererregbarkeit, Palpitationen, Hypertonie, Angina pectoris, Tremor, Insomnie, Kopfschmerzen, Schwindel, Mundtrockenheit
Fencamfamin*	Reaktivan	30 mg	Übererregbarkeit, Palpitationen, Herzrhythmusstörungen, Tremor, Angina pectoris
Diethylproprionhydrochlorid	Tenuate	< 225 mg	Lungenhochdruck! Nervosität, Spannungsgefühl, Unruhe, Schlafstörungen, Mundtrockenheit, Übelkeit, Schwindel, Kopfschmerz
Pemolin	Tradon Senior	< 150 mg #	Magenbeschwerden, Inappetenz, Mundtrockenheit, Kopfschmerzen, Insomnie, Schwitzen, geleg. Lebertoxizität
Methylphenidat*	Ritalin	< 60 mg #	Übererregbarkeit, Stimmungsschwankungen, Kopfschmerzen, Palpitationen, Tremor, exzessives Schwitzen, Insomnie, seltener Inappetenz und Hypertonie als bei Amphetaminen
Mazindol*	Teronac	2–6 mg #	Anorexie, Mundtrockenheit, Kopfschmerzen, gastrointestinale Beschwerden, Übererregbarkeit
Fenetyllin*	Captagon	100 mg	Übererregbarkeit, Palpitationen, Hypertonie, Angina pectoris, Tremor, Insomnie, Kopfschmerzen, Schwindel, Mundtrockenheit, pectanginöse Beschwerden, Libidominderung, Rebound-Phänomene
Andere Medikamente zur Behandlung der Tagesschläfrigkeit			
Koffein	Coffeinum N 0,2 Percoffedrinol Halloo-Wach N	< 200 mg	Palpitationen, Hypertonie, Tachykardie, Schlaflosigkeit, Reizbarkeit

Tab. 8.6 Medikamente gegen NREM-assoziierte Symptome (Fortsetzung).

Wirkstoffe	Handelsname	Dosis/d p. o.	Nebenwirkungen
Modafinil*	Vigil	< 400 mg	Kopfschmerzen, Übelkeit, Nervosität, Mundtrockenheit
L-Dopa	Madopar, Nacom	500 mg	Gastrointestinale Störungen, Müdigkeit, Kopfschmerzen, Schlafstörungen
Ritanserin	Nicht im Handel erhältlich	20 mg	Somnolenz, Beeinträchtigung der Konzentration, Linksschenkelblock mit QT-Intervallveränderungen im EKG
MAO-Hemmer mit stimulierender Wirkung			
Selegelin	Movergan	< 40 mg	Gastrointestinale Störungen, Müdigkeit, Kopfschmerzen, Schlafstörungen
Moclobemid	Aurorix	300–600 mg	Schwindel, Übelkeit, Kopfschmerzen, Schlafstörungen
Brofaromin	Nicht im Handel	250 mg	Kopfschmerzen, Schlafstörungen

p. o. = per os; * = betäubungsmittelpflichtig; # = Dosierungsangaben gem. der Empfehlung der American Sleep Disorders Association [346]

Allgemeine Wirkung der Amphetamine
- Zentrale Stimulation
- Hemmung von Schläfrigkeit
- Verbesserung von kognitiver, Konzentrations- und Lernkapazität
- Verbesserung der Aufmerksamkeit
- Verminderung von Appetit und Durst
- Körpertemperaturerhöhung
- Erhöhung von Blutdruck, Herzfrequenz, Gefäßwiderstand und Energiemetabolismus des Gehirns

Amphetamine sind kontraindiziert bei
- Magersucht
- Tic-Störungen
- Abhängigkeitsanamnese
- Mittelschwerem bis schwerem arteriellem Bluthochdruck
- Arterieller Verschlußkrankheit
- Schwerer Angina pectoris
- Tachykarden Arrhythmien
- Schilddrüsenüberfunktion
- Engwinkelglaukom
- Psychosen
- Überempfindlichkeit oder Idiosynkrasie auf sympathomimetische Amine

Im Gegensatz zu Gesunden variieren die Stimulanzieneffekte bei Narkolepsiepatienten abhängig von der Einnahmesituation, dem Geisteszustand und der Persönlichkeit, ohne daß hierfür bisher eine Begründung gefunden werden konnte. Die Erfahrung mit der Stimulanzientherapie bei Narkolepsiepatienten lehrt, daß interindividuelle Wirkungen und Nebenwirkungen sehr stark variieren. So können „schwache" Stimulanzien wie Ephedrin sehr schläfrige Patienten hellwach machen, während „starke" Stimulanzien wie z. B. Methylphenidat vermehrte Schläfrigkeit verursachen können.

Alle zentral wirkenden Stimulanzien besitzen ein psychisches Abhängigkeitspotential mit starken Entzugssymptomen. Dies ist bei Narkolepsiepatienten bisher nicht festgestellt worden.

Eine Toleranzentwicklung ist üblich und hat eine Dosiserhöhung zur Folge, um den therapeutischen Effekt aufrechtzuerhalten. Bei 30–40 % aller Narkolepsiepatienten ist mit einer Toleranzentwicklung zu rechnen [400]. Sie wird durch Entleerung der zentralen Dopaminspeicher verursacht. Da auch eine Dosiserhöhung die Speicher weiter entleert, erscheint die Fortführung der Therapie nicht sehr erfolgversprechend. Nach einer Stimulanzienpause kann es zum erneuten Ansprechen auf niedrige Dosierungen kommen („Drug holiday"). Bei Narkolepsiepatienten, die im Mittel 14 Jahre (1–24 Jahre) mit Stimulanzien behandelt worden waren [100], konnte kein Gewichtsverlust festgestellt werden.

Bisherigen Studien gemeinsam ist eine zu kurze Therapiedauer, die geringen Probandenzahlen, das Fehlen von Kontrollgruppen und Plasmaspiegelbestimmungen sowie Langzeituntersuchungen. Die Ergebnisse sollten daher immer mit den klinischen Erfahrungen verglichen werden.

Unter Amphetamineinnahme tritt bei etwa 30–40 % aller Narkolepsiepatienten eine Toleranzentwicklung auf.

Bei Narkolepsiepatienten wird keine Abhängigkeit von Stimulanzien berichtet.

Ephedrin   Ephedrin, ein direktes Sympathomimetikum, ist ein potentes Stimulans mit etwas geringerer Wirksamkeit als die Amphetamine. Ephedrin ist in Dosierungen von meist < 10 mg in vielen Kombinationspräparaten enthalten (Antihypotonika, Antiasthmatika, Antitussiva und Expektoranzien, Appetitzügler, Grippemittel, Rhinologika und Venenmittel). D-Norpseudoephedrin, das in vielen appetithemmenden Medikamenten enthalten ist, ist ähnlich wirksam. Nach oraler Gabe hält der Effekt des Ephedrins über mehrere Stunden an, die Halbwertszeit beträgt drei bis sechs Stunden. Es wird weitgehend unverändert im Urin ausgeschieden.

Die Verordnung erfolgt als Ephedrinhydrochlorid in einer Dosierung von 25–100 mg. Die Kristalle des Ephedrinhydrochlorid werden vom Apotheker verkapselt. Es ist nicht betäubungsmittelpflichtig.

Janota (1931) berichtete erstmals über positive Auswirkungen von Ephedrin auf Schlafanfälle und Tagesmüdigkeit [231a]. 1958 berichtete Ganado über eine gute Wirksamkeit des Ephedrins [152a]. Aus eigener Erfahrung hat sich Ephedrin in Dosierungen von 25–75 mg bis max. 250 mg/d bewährt. Es existieren bisher keine offenen oder systematischen Doppelblind-Studien.

Nach eigenen Erfahrungen hat Ephedrin dieselben Wirkungen und Nebenwirkungen wie hochpotente Amphetamine. Da es nicht betäubungsmittelpflichtig ist, gehört es zum Standard der zu erprobenden Stimulanzien. Viele Patienten mit schwerer

Tagesschläfrigkeit sprechen besser auf dieses Präparat an als auf Metamphetamin. Bei einigen Patienten kommt es jedoch auch unter der Höchstdosis zu keinerlei Besserung der Tagesschläfrigkeit, es treten aber viele Nebenwirkungen auf.

Dextroamphetamin Dextroamphetamin wird zu 90 % resorbiert, der maximale Blutspiegel t_{max} wird nach 1–4 h erreicht. Die Halbwertszeit beträgt 17 h (bei einem pH < 7). Die Plasmaeiweißbindung beträgt 12–15 %, die Substanz passiert die Blut-Hirn-Schranke rasch. Die Wirkungsdauer kann durch Alkalisierung des Urins verändert werden. Dextroamphetamin wird in der Leber zu Benzoesäure abgebaut und bewirkt bei Narkolepsiekranken in hoher Dosierung von bis zu 60 mg/d nur etwa 70–100 % des Wachheitsgrades, den Gesunde als normal bezeichnen [350]. Es ist betäubungsmittelpflichtig. Dextroamphetamin kann Ruhelosigkeit, Benommenheit, Tremor, Gespanntheit, Insomnie, Schwäche, Fieber, Euphorie sowie delirante und psychotische Symptome verursachen. Kardiovaskuläre Effekte wie Kopfschmerzen, Palpitationen, Arrhythmien, Hyper- und Hypotension und Schwitzen können auftreten. Vaskuläre Spätschäden konnten in SPECT-Untersuchungen (Methode zur Messung der regionalen Hirndurchblutungsänderungen) von Narkolepsiekranken nicht gefunden werden [96]. Eine Toleranzentwicklung kann vorkommen. Dextroamphetamin ist das in den USA am zweithäufigsten verschriebene Medikament. In Deutschland ist es über die Auslandsapotheke als lang- und kurzfristig wirkendes Präparat erhältlich. Es ist weniger lipophil als Metamphetamin. Wegen seines niedrigen Molekulargewichts ist die gleiche Menge von Dextroamphetamin nur halb so stark wirksam wie die von Amphetamin. Es besitzt die gleichen Wirkungen und Nebenwirkungen wie Metamphetamin.

Für *Amfetaminil* liegen keine Studien vor, es existieren lediglich Expertenmeinungen [324]. Nach der Roten Liste ist es bei der Narkolepsie indiziert. Als Dosis können bis zu 3 × 1 Tbl. à 10 mg verabreicht werden. Es wird in der Leber zu Amphetamin abgebaut (zu ca. 40 %). Es ist nicht betäubungsmittelpflichtig. Nach eigener Erfahrung profitieren Patienten mit leichter Tagesschläfrigkeit.

Fencamfamin Die vigilanzsteigernde Wirkung von Fencamfamin ist bei Gabe von 60 mg/d der von 30 mg/d Dextroamphetamin gleichzusetzen. Die Halbwertszeit ist relativ lang und die Nebenwirkungen sind gering. Es reduziert Schlafattacken um 36 % [459].

Pemolin ist ein mildes Stimulans. Es wird zu 90 % resorbiert und erreicht seine maximale Plasmakonzentration nach 1–5 h. Es hat eine lange Halbwertszeit von 12 h. Die Plasmaeiweißbindung beträgt ca. 50 %, die Ausscheidung erfolgt vorwiegend über die Nieren. Die Plasmaclearance verringert sich mit steigendem Lebensalter. Die Wirkung des Pemolin entfaltet sich oft erst nach mehreren Tagen oder Wochen. Es blockiert selektiv die Dopaminwiederaufnahme und stimuliert nur geringfügig die Dopaminfreisetzung. Es verursacht weniger Nebenwirkungen als die Amphetamine. Eine wichtige Nebenwirkung ist die selten auftretende Hepatoxizität. Wegen einiger Fälle von bedrohlichem Leberversagen darf Pemolin nur bei lebergesunden Patienten mit normalen Leberfunktionstests gegeben werden. Risiken bestehen bei der zusätzlichen Verabreichung von anderen Stimulanzien, bei gleichzeitiger Gabe von tri- oder tetrazyklischen Antidepressiva sowie bei Muskelerkrankungen. Die Leberwerte SGPT,

SGOT, γ-GT sind vor Therapiebeginn und in zweiwöchigem Abstand zu kontrollieren. Die Patienten sind umfassend aufzuklären.

Die Ergebnisse eines Aufmerksamkeitstests (Digit-Symbol Substitution Test) waren bei 14 Narkolepsiepatienten unter der Höchstdosierung (es wurden Dosierungen von 18,75 mg, 56,25 mg und 112,5 mg Pemolin verwendet) im Vergleich zu den Ergebnissen von 9 gleichaltrigen gesunden Probanden signifikant besser als ohne Medikation [350]. Im MWT fand sich unter der Höchstdosis von 112,5 mg/d gegenüber der Dosis von 18,75 mg eine 53 %ige Verlängerung der Einschlaflatenzen, die Schläfrigkeit war um 65 % gebessert.

Pemolin zeigt nur in der Höchstdosis eine Wirkung auf die Tagesschläfrigkeit. Wegen seiner geringen Nebenwirkungen ist Pemolin das Mittel der Wahl für Kinder. Auf regelmäßige Leberwertkontrollen ist zu achten!

Methylphenidat unterscheidet sich vom Amphetamin durch das frühere Erreichen des maximalen Plasmaspiegels (2 h), eine kürzere Halbwertszeit von 2,5 h und den Abbau zum Metaboliten Ritalinsäure. Seine relativ kurze Wirkungszeit von 3–4 h ermöglicht den Patienten eine Einnahme nach Bedarf mit der Option, weiterhin Tagschlafepisoden einzuhalten. Wegen der kurzen Wirkungsdauer kann es bis zu dreimal täglich eingenommen werden. Es ist bereits in Dosen von 5 mg wirksam, die üblichen Tagesdosierungen betragen im allgemeinen 20–40 mg. Die Resorption ist bei Einnahme auf leeren Magen besser als auf vollen Magen.

Yoss und Daly [548] setzten diese Substanz in den 50er Jahren erstmals ein und fanden bei 68 % der Probanden gute Erfolge. Im MWT waren die Schlaflatenzen bis zu 80 % länger als bei Kontrollprobanden [351]. Methylphenidat ist genauso wirksam wie die Amphetamine, hat aber weniger Nebenwirkungen.

Wegen seiner Eigenschaften wird es in den USA von 46 % der Narkolepsiepatienten regelmäßig eingenommen.

Methylphenidat ist das weltweit am häufigsten eingesetzte Stimulans. Die Einnahme auf leeren Magen verbessert die Resorption.

Mazindol Es handelt sich um einen Appetitzügler mit schwachen dopaminfreisetzenden Eigenschaften, der mit hoher Affinität die Dopamin- und Noradrenalin-Wiederaufnahme hemmt. Es ist nur noch über die Internationale Apotheke erhältlich und ist betäubungsmittelpflichtig. Seine Wirkung wird von 78 % der behandelten Narkolepsiepatienten als gut eingestuft [13]. Es vermindert bei 53–60 % der Patienten die Tagesschläfrigkeit und bei 43–50 % die Kataplexien. Ca. 40 % der Patienten haben gastrointestinale Nebenwirkungen, es besteht keine Gefahr der Toleranzentwicklung, die Stimmung wird nicht gebessert. Es wird in Finnland und England sehr häufig eingesetzt [222].

Mazindol ist mit Selegelin das einzige Präparat, das eine nennenswerte Wirkung auf REM-assoziierte Symptome zeigt.

Fenetyllin ist ein Psychotonikum mit der Indikation zur Behandlung der Narkolepsie. Es wird schnell resorbiert, hauptsächlich renal ausgeschieden und hat eine Halbwertszeit von 1,3 h. Im Plasma und Urin finden sich als Metaboliten Amphetamin und Theophyllin.

Fenetyllin ist betäubungsmittelpflichtig. Bei Erwachsenen können zwei Tabletten à 50 mg gegeben werden; bei einzelnen Patienten, die nicht respondieren, können höhere Dosierungen unter Berücksichtigung der Nebenwirkungen versucht werden. Es liegen keine kontrollierten Studien bei Narkolepsiepatienten vor.

Nach unserer Meinung gehört Fenetyllin zu den Stimulanzien, die bei der Erprobung der Wirksamkeit dieser Substanzen mit zum Standard gehören, da es über eine gute Wirkung und Steuerbarkeit verfügt und die Nebenwirkungen mit denen der anderen Stimulanzien vergleichbar sind.

Andere Medikamente zur Behandlung der Tagesschläfrigkeit

Koffein Kaffee ist ein schwaches Stimulans. Patienten mit Narkolepsie konsumieren z.T. große Mengen Kaffee, um sich wach zu halten und haben damit kurzfristigen Erfolg. Eine Tasse Kaffee entspricht etwa 100 mg Koffein. Einige in Drogerien und Apotheken rezeptfrei erhältliche „Wachmacher" enthalten Koffein.

Modafinil ist ein postsynaptischer α_1-Rezeptoragonist. In Tierexperimenten hat es eine niedrige Affinität zu Dopaminrezeptoren, aber keine Affinität zu α- und β-adrenergen, 5-HT- und dopaminergen Rezeptorsubtypen. Es erhöht das Glutamin-Synthetaseprotein im frontoparietalen Kortex und Locus coeruleus und erhöht die Glutamin-Synthetase mRNS. Es verringert dosisabhängig die kortikale GABA-Freisetzung über einen Monoamin-vermittelten Einfluß. Es zeigt keine Rebound-Hypersomnie, hat im Tierexperiment im Vergleich zu anderen Stimulanzien eine geringere Zunahme der lokomotorischen Aktivität zur Folge und unterdrückt den REM-Schlaf länger als Metamphetamin [133].

Bei oraler Applikation wird es langsam resorbiert, 2–4 Sunden nach Einnahme werden die Spitzenplasmawerte mit geringer inter- und intraindividueller Variabilität erreicht. Ein Steady State stellt sich nach 8 Tagen ein. Der Anstieg der Plasmakonzentration ist linear und dosisabhängig. Die Eiweißbindung beträgt ca. 60 %, die Hauptmetaboliten sind Modafinilsäure und Modafinilsulfon. Die Eliminationshalbwertszeit beträgt 10–13 h.

Im EEG vermindert es die δ-Power und vermehrt die α-Power (Power: prozentualer Anteil eines bestimmten Frequenzbandes; α steht repräsentativ für den Wachanteil und δ für Tiefschlafanteil).

Die Schlafstruktur wird nicht verändert, die Gesamtschlafzeit nimmt ab. Bei älteren Menschen verbessert es psychometrische Leistungen, Konzentration, Stimmung und kognitive Funktionen. Im Vergleich mit Amphetaminen zeigt es bisher kein Abhängigkeitspotential; Entzugserscheinungen wurden bisher nicht beschrieben. Nebenwirkungen sind Insomnie, Kopfschmerzen, gastrointestinale Beschwerden, Nervosität, Übelkeit, Mundtrockenheit, Tremor, Asthenie, Hautausschlag, vermehrtes Schwitzen und vermehrter Speichelfluß. Dosisabhängig kann es zu erhöhten Werten der γ-GT kommen (ca. 12 %). Es erhöht das Isoenzym Cytochrom P450, gering auch von CYP1A und CYP3A und kann daher die Wirkung von Medikamenten, die durch diese Isoenzyme abgebaut werden, beeinträchtigen. Dosierungen über 200 mg verursachen häufiger Übelkeit, Kopfschmerzen und Nervosität. Die kardiovaskuläre Sicherheit ist gut [494, 194]. Bisher sind keine Todesfälle beschrieben worden.

Modafinil ist das bestuntersuchte Medikament für die Narkolepsie. Offene Kurz- und Langzeitstudien [39, 48, 265] zeigen bei 71–80 % aller Patienten einen guten

Effekt. Doppelblinde, randomisierte, Placebo-kontrollierte Studien [59, 67, 264, 265, 512] zeigen eine signifikante Abnahme der Schlafattackendauer und der Anzahl nächtlicher Wachepisoden sowie eine signifikante Zunahme der mittleren Schlaflatenz im MSLT und MWT. Die subjektive Tagesschläfrigkeit besserte sich sowohl in der Epworth Sleepiness Scale als auch nach den Schlaftagebüchern der Patienten und den häuslichen Fragebogen signifikant. Modafinil verkürzt die Reaktionszeit im Mehrfach-Wahltest. Kataplexien wurden von keiner Modafinildosis beeinflußt.

Der Index der periodischen Beinbewegungen im Schlaf konnte um 25 % gesenkt werden [59]. Der nächtliche Schlaf wurde weder unter 200 mg noch unter 400 mg Modafinil gestört. Die Lebensqualität [530] verbessert sich dosisabhängig [87]. Nach einer 9wöchigen Therapie hatten die Patienten weniger Einschränkungen aufgrund körperlicher oder emotionaler Probleme, weniger Narkolepsie-spezifische Symptome, ein erhöhtes Energie- und Produktivitätsniveau sowie ein erhöhtes Selbstbewußtsein, verglichen mit Patienten, die ein Placebo erhielten.

In den bisherigen Untersuchungen fanden sich keinerlei Zeichen eines „amphetaminartigen" Entzugs, einer Toleranzentwicklung oder eines Abhängigkeitspotentials.

Modafinil ist ein nebenwirkungsarmes Medikament mit dosisabhängiger Wirkung auf die Tagesschläfrigkeit, ohne den Nachtschlaf zu beeinflussen. Es hat keine „amphetaminartigen" Wirkungen und Nebenwirkungen, verursacht keine Toleranz und hat allenfalls ein geringes Abhängigkeitspotential.

Es ist nur bei 70–80 % aller Narkolepsiepatienten wirksam.

8.2.1.2   MAO-Hemmer

MAO-Hemmer verfügen neben ihrem Einfluß auf REM-assoziierte Symptome auch über eine stimulierende Wirkung. Der Anteil der MAO-A-Hemmung scheint für diese verantwortlich zu sein.

Weiteres siehe unter Abschnitt 8.2.2: Medikamente gegen REM-assoziierte Symptome.

8.2.1.3   Andere Substanzen

Es handelt sich hierbei um Substanzen, die nicht zu den Standardpräparaten in der Behandlung der Narkolepsie gehören, da sie entweder kaum oder nur auf ein fakultatives Symptom wirken oder ein unerwünschtes Nebenwirkungsspektrum aufweisen. Ihre Kenntnis kann aber bei therapierefraktären Narkolepsien hilfreich sein.

Benzodiazepinrezeptoragonisten   Zur Überprüfung der Hypothese, daß verbesserter Nachtschlaf zur Verminderung der Tagesschläfrigkeit führt, erhielten zehn Narkolepsiepatienten in einer Einfachblind-Cross-Over-Studie [508] 0,25 mg Triazolam. Polysomnographisch fanden sich eine Verbesserung der Schlafeffizienz und Schlafqualität sowie eine Reduktion der Arousals über 5 min Dauer. Im MSLT und MWT zeigten sich gegenüber den Baseline-Daten keine Änderungen. Subjektiv wurde die Tagesschläfrigkeit nach Triazolam-Gabe als deutlich gebessert angegeben.

Diese Medikamentengruppe sollte nur bei sehr ausgeprägten Ein- und Durchschlafstörungen eingesetzt werden. Die Halbwertszeit der Präparate muß kurz sein, um einen Hangover-Effekt mit einer weiteren Verstärkung der Tagesschläfrigkeit zu vermeiden (s. auch unter Abschnitt 8.2.2.6: Hypnotika und Tab. 8.7).

Ritanserin ist in vitro und in vivo ein selektiver, potenter und lang wirksamer 5-HT$_2$- und 5-HT$_1$-Rezeptorblocker [286, 31]. Er wird nach oraler Einnahme gut resorbiert und hat eine hohe Bioverfügbarkeit [521]. Die mittlere Plasma-Halbwertszeit beträgt zwischen 55,9 (5 mg täglich) und 44,2 h (10 mg täglich) [520]. Bei gesunden Probanden [119, 228] und dysthymen Patienten [387] vermehrt Ritanserin die Dauer von Tiefschlaf.

1991 berichteten Lammers et al. [267], daß 5 mg Ritanserin den Tiefschlaf vermehrt, Wachperioden nach Schlafbeginn vermindert sowie das Gefühl, am Morgen erfrischt zu erwachen, und die subjektiv empfundene Tagesschläfrigkeit verbessert. Die subjektiven Ergebnisse konnten im MSLT nicht objektiviert werden. In einer randomisierten, doppelblinden, Placebo-kontrollierten europäischen Multicenter-Studie wurden 134 Narkolepsiepatienten, denen die Einnahme von Antidepressiva, Stimulanzien und Gammahydroxybuttersäure gestattet war (Mayer et al., unveröffentlicht), einmal täglich mit 5 mg oder 10 mg Ritanserin oder mit Placebo über 28 Tage behandelt.

Die Behandlung führte zu einer signifikanten prozentualen Zunahme der Tiefschlafstadien unter 5 und 10 mg Ritanserin sowie zu einer Abnahme von Stadium NREM 2 % unter 5 mg und Stadium NREM 1 % und 2 % unter 10 mg Ritanserin. Unter der Dosis von 5 mg berichteten die Patienten und ihre Partner über eine signifikante Verbesserung von „Arbeit und Aktivitäten", und die Patienten gaben eine signifikante Besserung von Schlafattacken, Tagesschläfrigkeit und sozialen Aktivitäten an. Unter 10 mg wurde über eine signifikante Besserung der Schlafattacken und signifikant häufiger über das „Gefühl, morgens erfrischt zu sein", berichtet. Nur unter 5 mg kam es zu einer längeren Gesamtschlafzeit. Korrelationen zwischen den subjektiven Angaben und den polysomnographischen Veränderungen konnten nicht festgestellt werden.

Ritanserin verbessert die subjektive und objektive Schlafqualität am Tage und in der Nacht, es vermehrt den Tiefschlaf, ohne auf die Schlafunterbrechungen einzuwirken. Ritanserin kann nur als Zusatzmedikation bei gestörter Schlafqualität empfohlen werden.

8.2.1.4 Andere Medikamente mit monoaminerger Wirkung

Bis auf L-Dopa ist keines der Medikamente für die Behandlung des Symptoms Tagesschläfrigkeit indiziert.

L-Dopa Bereits 1972 konnte eine erfolgreiche Besserung der Tagesschläfrigkeit mit L-Dopa nachgewiesen werden [171, 245]. In einer Doppelblind-Cross-Over-Studie (Gabe von 250 mg L-Dopa mit Benserazid in Woche eins und von 500 mg in Woche zwei) waren die Reaktionszeiten und korrekten Antworten in den Vigilanztests unter beiden Dosierungen signifikant besser als unter Placebo [59]. Im MSLT zeigte sich nur eine nicht signifikante Verlängerung der REM-Latenzen und in den visuellen Analog-Skalen eine signifikante Verbesserung der Schläfrigkeit.

Der wesentliche Effekt scheint in der Wirkung auf periodische Beinbewegungen und auf das Restless-legs-Syndrom zu liegen, wodurch der Nachtschlaf konsolidiert wird. Einige Patienten berichteten in letzter Zeit über eine subjektiv deutlich verbesserte Wachheit und eine Konsolidierung des zerstückelten Nachtschlafs durch die konsequente, mehrwöchige Einnahme von L-Dopa bis zu 600 mg, z. T. in Kombination mit niedrig dosiertem Selegelin, ohne daß polysomnographisch ein Restless-legs-Syndrom diagnostiziert wurde.

Bromocriptin als dopaminerger D_2-Agonist zeigt keine Wirkung auf Tagesschläfrigkeit und Kataplexien, während es die periodischen Bewegungen im Schlaf deutlich vermindert [59].

Clonidin Der Prototyp des α_2-adrenergen Agonisten besitzt bei Tieren eine stark REM-unterdrückende Wirkung. In einer einfach-blinden Studie konnte bei vier Narkolepsiepatienten ein Kataplexie-unterdrückender Effekt gefunden werden [414, 449]. Die sedierenden Eigenschaften wurden schlecht toleriert. Andere Autoren [389] fanden keine positiven Wirkungen auf REM-assoziierte narkoleptische Symptome.

Propranolol Kales et al. [240] berichteten erstmals über die positive Wirkung einer Propranololbehandlung der Narkolepsie. Weitere Studien [101, 321] zeigten eine rasche Toleranzentwicklung, weshalb das Präparat keine Anwendung mehr findet.

Methysergid Der Serotonin-Rezeptorantagonist zeigte bei fünf Patienten eine mäßige Reduktion von Schlafattacken, wirkte aber nicht auf Kataplexien [545].

Ergotamin Bei vier Narkolepsiepatienten fanden Kaneko et al. [242] eine positive Wirkung auf die Tagesschläfrigkeit. Das Ergebnis konnte nicht repliziert werden.

Yohimbin Der α_2-adrenerge Antagonist verringert Kataplexien beim Hund [375]. In einer Untersuchung an sieben Patienten [492] war außer einer geringen, aber statistisch signifikanten Verlängerung der Schlaflatenz im MSLT keine relevante Wirkung nachweisbar. Offene Untersuchungen [540] zeigten einige positive Effekte, die einer weiteren Bestätigung bedürfen.

L-Tryptophan Unter Gabe des Serotonin-Präkursors L-Tryptophan wurde über eine Verringerung von Kataplexien und Tagesschläfrigkeit berichtet [557]. Dieser Befund konnte nicht bestätigt werden [158], es wurden sogar vermehrt Kataplexien beobachtet [179].

8.2.1.5 Opioide und Codein

Naloxon ist ein Opiatantagonist. In einer Studie mit zehn Narkolepsiepatienten, denen 0,4 mg Naloxon i. v. appliziert wurde, fanden sich in der 45minütigen Polysomnographie eine signifikante Verlängerung der REM-Latenzen (4,9 auf 19,3 min), längere Wachzeiten, eine Zunahme des Stadiums NREM 1, eine komplette Unterdrückung des Tiefschlafs und eine Suppression des REM-Schlafs [480]. Wegen der atemdepressiven Nebenwirkung und der sehr kurzen Halbwertszeit ist das Präparat zur Behandlung nicht geeignet.

Codein Bei einem Patienten mit Narkolepsie und Morbus Crohn wurde unter Codein über eine Besserung der Tagesschläfrigkeit berichtet [185]. Eine doppelblinde, Placebo-kontrollierte Studie zeigte eine subjektive Besserung der Patienten unter der Gabe von 5×150 mg/d [151, 16].

Codein und Opiate könnten sich bei therapierefraktärer Tagesschläfrigkeit als hilfreich erweisen, sind aber wegen ihrer sedierenden und atemdepressorischen Wirkung nur in Ausnahmefällen und unter strenger Kontrolle zu geben.

8.2.1.6 Psychiatrische Komplikationen bei der Stimulanzienbehandlung

Bereits 1938 wurde bei einem mit Stimulanzien behandelten Narkolepsiepatienten eine Amphetaminpsychose diagnostiziert [553]. Guilleminault [180] berichtete über Amphetamin-induzierte Psychosen bei 0,6 % der untersuchten Narkolepsiepatienten, bei Parkes und Dahlitz [390] lag die Rate bei 0,3 %. Mitler et al. [346] fanden in einer Metaanalyse bei 1–2 % der Patienten Psychosen unter Stimulanzientherapie. Die Psychosen verschwinden meist nach Dosisreduktion oder Absetzen des Stimulans. Nur gelegentlich ist eine Behandlung mit Neuroleptika erforderlich [99]. Der Gebrauch hoher Dosen von Stimulanzien kann zusammen mit Schlafentzug Psychosen induzieren [216]. Andererseits kann die Behandlung mit Stimulanzien zu einer Besserung der depressiven Verstimmung von Narkolepsiepatienten führen [565].

Es sind bisher kaum Langzeituntersuchungen zur Stimulanzienbehandlung durchgeführt worden. Dies wäre wünschenswert, da Stimulanzien neurotoxisch wirken und kognitive Einschränkungen verursachen können. Klinisch konnten solche Auswirkungen allerdings bisher von Experten nicht beobachtet werden [346, 390].

8.2.1.7 Allgemeine Empfehlungen zur Stimulanzientherapie

Ärzte und Patienten neigen dazu, die Dosis der Stimulanzien zu reduzieren, um Nebenwirkungen und Toleranzentwicklung zu vermeiden. Dieses Verhalten ist dem Problem nicht angemessen.

Patienten sprechen im allgemeinen individuell auf verschiedene Stimulanzien und verschiedene Dosierungen an. Die „potenten" Mittel wirken nicht bei allen Patienten gleich gut. Es sollte immer mit niedrigen Dosierungen begonnen werden, wobei die Dosis anhand von Wirkung und Nebenwirkungen bis zum Erreichen der optimalen Dosis gesteigert werden sollte. Empfehlenswert ist es, Mittel der ersten und zweiten Wahl zu identifizieren, um bei der abzusehenden Toleranzentwicklung im Verlauf von Wochen oder Monaten sofort ein Präparat zur Verfügung zu haben, auf das gewechselt werden kann.

Bei der Dosisfindung sind immer die situativen Anforderungen an die Patienten zu berücksichtigen. Viele Patienten sind in der Kliniksituation nicht so gefordert wie sonst im Alltag und benötigen deshalb zu Hause meistens eine höhere Dosierung. Sie sollten daher in der Klinik die Medikamente, die zur Behandlung zur Verfügung stehen, kennenlernen und mit ihren Wirkungen und Nebenwirkungen sowie mit „Medikamentenferien" vertraut sein, so daß sie zu Hause die Auswirkungen der individuellen Dosierung protokollieren und mit dem behandelnden Arzt besprechen und abstimmen können. Sie sollten auch über Kontraindikationen und Wechselwirkungen mit anderen Medikamenten aufgeklärt werden. Es muß auf die Schwierigkeiten hingewiesen werden, die bei der Verordnung von betäubungsmittelpflichtigen Stimulanzien auftreten können, insbesondere auf die Gefahr, zunächst als „Süchtige" behandelt zu werden.

Bei Patienten, die hohe Dosen von Stimulanzien benötigen, sollte der weiterbehandelnde Arzt entsprechend informiert werden. Der Patient muß wissen und akzeptieren, daß pro Rezept nur eine Mindestmenge des betäubungsmittelpflichtigen Stimulans verordnet werden darf.

8.2.1.8 Medikamentenferien (Drug holidays)

Da bei einem Drittel der Patienten, die Stimulanzien nehmen, mit einer Toleranzent-wicklung zu rechnen ist [388], wird empfohlen, hin und wieder Medikamentenferien einzulegen (dies gilt nicht für die MAO-Hemmer, Modafinil und L-Dopa). Intervalle werden nicht angegeben, es wird lediglich empfohlen, an Wochenenden oder während der Ferienzeiten die Stimulanzien nicht einzunehmen. Viele Patienten, die über Jahre regelmäßig und ohne Pausen Stimulanzien einnehmen, wehren sich vehement gegen diese Empfehlungen.

Manche Autoren haben vorgeschlagen, das Stimulans bei Toleranzentwicklung zu wechseln. Sowohl die Medikamentenferien als auch der Medikamentenwechsel sollten wegen der Gefahr der Rebound-Tagesschläfrigkeit und/oder Kataplexien sehr vorsich-tig durchgeführt werden. Nach unseren eigenen Erfahrungen nehmen die meisten Patienten ihre Stimulanzien nur nach Bedarf und beugen so einer Toleranzentwick-lung vor. Keine der bisherigen Studien zum Stimulanziengebrauch belegt die Effektivi-tät von Medikamentenferien.

Narkolepsiepatienten sollten immer ein Medikament zweiter Wahl zur Verfügung haben, da einige Medikamente bereits nach sehr kurzer Zeit zur Toleranzentwicklung führen. Die Patienten sollten immer über die Zeichen der Toleranzentwicklung infor-miert sein und Rücksprache mit ihrem Arzt halten. Sie sollten immer an erster Stelle kurze Schlafepisoden einlegen (sofern dies beruflich und sozial möglich ist), um den Medikamentenverbrauch zu reduzieren.

8.2.1.9 Hohe Dosierung von Stimulanzien

Mitler et al. [350] haben anhand der in MSLT- und MWT-Untersuchungen gemessenen Medikamenteneffekte gezeigt, daß die Stimulanzienbehandlung von Narkolepsiepati-enten nur eine Wachheit induziert, die der unbehandelter Kontrollpersonen entspricht (Abb. 8.3).

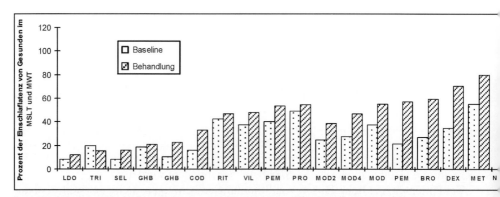

Abb. 8.3 Vergleich der vigilanzsteigernden Medikamente nach Mitler [350] (modifiziert von Mayer). LDO = L-Dopa, TRI = Trizyklische Antidepressiva, SEL = Selegin, GHB = Gammahydroxybuttersäure, COD = Codein, RIT = Ritanserin, VIL = Viloxazin, PEM = Pemolin, PRO = Propranolol, MOD = Modafinil, MOD2 und MOD4 = Dosierung von Modafinil 200 bzw. 400 mg, BRO = Brofaromin, DEX = Dextroam-phetamin, MET = Methylphenidat. Bei Mehrfachnennung einiger Medikamente werden verschie-dene Studien zitiert.

In einer Untersuchung stellte die amerikanische Selbsthilfeorganisation fest, daß bei einigen wenigen Patienten sehr hohe Stimulanziendosen verordnet worden waren [14]. Diese reichten bis zu 525 mg Methylphenidat, 1000 mg Dextroamphetamin, 250 mg Metamphetamin oder 456 mg Pemolin täglich. Hajduk et al. [190] fanden bei einigen dieser Patienten erst unter diesen hohen Dosierungen ausreichende Plasmaspiegel der jeweiligen Präparate. Hieraus ergibt sich die Konsequenz, bei Therapieversagen Plasmaspiegelbestimmungen durchzuführen (Blutentnahmen sind gemäß der Halbwertszeiten durchzuführen) und die Dosierung danach auszurichten. Im klinischen Alltag konnte unter der hohen Dosierung keine Zunahme der kardiovaskulären Risiken wie akuter Myokardinfarkt, intrakranielle Blutung oder hypertensive Krise festgestellt werden [350, 389].

Bei 102 Mitgliedern der Amerikanischen Narkolepsie-Gesellschaft fand Alaia [6], daß von den 78,2 % der Patienten, die Medikamente einnahmen, nur 2 % eine medikamentös bedingte Verbesserung ihres Allgemeinbefindens angaben, während 38,6 % das Autofahren und 30 % ihre Arbeit als deutlich verbessert beurteilten. 48 % gaben an, lieber einige Symptome der Narkolepsie zu tolerieren als die Nebenwirkungen der Medikamente. Als weiteres Problem wurde berichtet, daß viele Patienten trotz Einnahme von Stimulanzien in monotonen Situationen einschlafen.

Metamphetamin zeigte nur während eines Fahrsimulationstests einen dosisabhängigen Effekt, gemessen an der verminderten Anzahl von Objekten, die angefahren wurden. Dieser Befund war besser als bei gesunden Personen unter einer ähnlichen Stimulanziendosis [147].

Narkolepsiepatienten sollten mit einem Stimulans erster und zweiter Wahl Erfahrungen gesammelt haben und über Wirkung und Nebenwirkungen dieser Medikamente informiert sein.

Die Medikamente müssen den Alltagssituationen angepaßt sein, d. h., sie müssen vom Patienten individuell dosiert werden können.

Narkolepsiepatienten können auch bei effektiver Stimulanzienbehandlung in monotonen Situationen einschlafen.

Bei Therapieversagern sollten entsprechend der Halbwertszeit Plasmaspiegel bestimmt werden und die Dosierung daran ausgerichtet werden.

8.2.1.10 Langzeitbetreuung von Patienten unter Stimulanzientherapie

Die ASDA (American Sleep Disorders Association) [346, 484a] hat für Patienten, die regelmäßig Stimulanzien einnehmen, folgende Empfehlungen herausgegeben:

1. Mindestens jährlich, besser halbjährlich sollte ein Arztbesuch erfolgen, um die Nebenwirkungen der Stimulanzientherapie wie Stimmungsänderungen, Schlafanomalien sowie kardiovaskuläre oder metabolische Störungen erfassen und darauf reagieren zu können.
2. Bei Patienten, die Pemolin einnehmen, sollten Leberfunktionstests zu Beginn der Behandlung, ca. 4 Wochen nach Behandlungsbeginn, einmal jährlich und bei Veränderungen des Gesundheitszustandes, die auf eine gestörte Leberfunktion hinweisen, durchgeführt werden.
3. Eine erneute polysomnographische Untersuchung ist bei Patienten erforderlich, deren Schläfrigkeit sich deutlich verschlechtert hat oder die spezifische Symptome

entwickeln, die eine neu aufgetretene Schlafstörung wie das obstruktive Schlaf-apnoe-Syndrom oder das Syndrom der unruhigen Beine vermuten lassen.

4. Eine telefonische oder postalische Stimulanzienverschreibung sollte nur dann erfolgen, wenn der verschreibende Arzt den Patienten innerhalb der letzten 12 Monate gesehen hat.

8.2.2   Medikamente gegen REM-assoziierte Symptome

Antidepressiva sind die Mittel der Wahl gegen REM-assoziierte Symptome (Tab. 8.7). Es kommen ständig neue Antidepressiva auf den Markt, ohne daß diese für die Narko-lepsiebehandlung geprüft werden. Trotz des fehlenden Wirksamkeitsnachweises wer-den die trizyklischen Antidepressiva immer noch in erster Linie eingesetzt, obwohl sie z.T. erhebliche Nebenwirkungen haben. Auch für die klassischen Antidepressiva lie-gen nur wenige Studien mit einem Effektivitätsnachweis bei der Narkolepsiebehand-lung vor. Langzeituntersuchungen sind rar, so daß selbst über Präparate, die jahrzehn-telang im Einsatz sind, nur Expertenmeinungen existieren.

Tab. 8.7 Medikamente, die auf REM-assoziierte Symptome wirken.

Generic name	Handelsname (Beispiel)	Dosis/d p. o.
Trizyklische Antidepressiva (monoaminerg wirksam)		
Imipramin	Tofranil	bis 200 mg
Desipramin	Pertrofran	bis 200 mg
Protryptilin	Maximed	bis 60 mg
Clomipramin	Anafranil	bis 225 mg
Andere Antidepressiva		
Viloxazin	Vivalan	bis 300 mg
Fluoxetin	Fluctin	bis 60 mg
Fluvoxamin	Fevarin	bis 600 mg
Venlafaxin	Trevilor	bis 375 mg
Femoxetin und Phenelzin	in Deutschland nicht zugelassen	
Monoaminoxidasehemmer (MAO-Hemmer)		
Moclobemid	Aurorix	450–600 mg
Tranylcypromin	Parnate	40–60 mg
Selegelin	Movergan	20–30 mg
Brofaromin	(nicht im Handel)	bis 225 mg
Medikamente mit cholinerger Wirkung		
Biperiden	Akineton, Desiperiden	bis 3 mg
Trihexyphenidyl	Artane, Parkopan	bis 15 mg
Hypnotika und verwandte Substanzen		
Triazolam	Halcion	0,5 mg
Gammahydroxybuttersäure	Somsanit oral 20 %	2–6 g

8.2.2.1 Trizyklische Antidepressiva

Seit 1960 ist bekannt, daß die Ursache der antikataplektischen Wirkung von Imipramin durch eine REM-Suppression bewirkt wird [4]. Bei Gesunden und Narkolepsiepatienten wird die Gesamtschlafdauer verlängert. In den USA und in Europa wird zur REM-Suppression bis heute am häufigsten Clomipramin eingesetzt, gefolgt von Protryptilin.

Trizyklische Antidepressiva sind Wiederaufnahmehemmer von Norepinephrin, Epinephrin und Serotonin. Das Ausmaß der Hemmung der einzelnen Monoamine ist abhängig von der Substanz. Einige Antidepressiva, wie Protryptilin, hemmen in geringem Maße die Wiederaufnahme von Dopamin. Alle genannten Medikamente sind bei der Narkolepsie wirksam. Oft werden nur niedrige Dosierungen benötigt, um REM-assoziierte Einzelsymptome zu supprimieren. Viele trizyklische Antidepressiva bewirken dosisabhängig nur eine partielle REM-Suppression. Nur bei Clomipramin ist sie bereits ab der ersten Nacht vollständig. Die REM-Suppression ist minimal bei Trimipramin, deutlich bei Imipramin, Doxepin und Amitriptylin und am stärksten bei Clomipramin. Nach mehrtägiger Gabe kann es unabhängig von dem gewählten trizyklischen Antidepressivum zu einem Wiederauftreten von REM-Schlaf kommen (bis zum REM-Rebound), das sowohl bei gleichbleibender Dosis als auch bei Dosissteigerung progredient sein kann. Während der Langzeitbehandlung ist die Toleranzentwicklung bei Amitryptilingabe deutlicher als bei Clomipramingabe [544].

Die lipophilen Substanzen werden gut aus dem Gastrointestinaltrakt resorbiert. Sie werden in der Leber mit spezifischer Geschwindigkeit metabolisiert (oxidative N-Demethylierung, aliphatische oder aromatischer Ringhydroxylierung). Die hydroxylierten Metaboliten werden glukuronidiert. Diese Metaboliten können eine antidepressive Wirkung entfalten. Die Pharmakokinetik läßt meist eine zweimal tägliche orale Gabe zu.

REM-unterdrückende Eigenschaften der trizyklischen Antidepressiva in zunehmender Wirkungsstärke:

- Trimipramin
- Imipramin
- Doxepin
- Amitriptylin
- Clomipramin

Die trizyklischen Antidepressiva können dissoziierte REM-Schlafphasen induzieren [402, 82, 499]. Sie haben eine Reihe unangenehmer anticholinerger Nebenwirkungen wie Impotenz, Mundtrockenheit, Harnverhaltung, Akkomodationsstörungen, kardiale Erregungsleitungsstörungen, Gewichtszunahme und gelegentlich orthostatische Hypotonie. Antihistaminerge Effekte führen zur Sedierung. Der Nachtschlaf kann wegen Muskeltonuserhöhung und Beinbewegungen gestört werden [507]. Selten können schwere Komplikationen auftreten, wie z. B. Herzrhythmusstörungen, epileptische Anfälle, Ileus oder Verschlimmerung eines Glaukoms. Nach Absetzen der Medikation kann mit einer Latenz von mehreren Tagen ein REM-Rebound mit kataplektischem Status auftreten.

Bei asymptomatischen Tieren können Kombinationen von Medikamenten, die die cholinerge Übertragung fördern und die monoaminerge Übertragung hemmen, Kataplexien hervorrufen [377]. Diese Interaktion ist auch bei Menschen denkbar, die bisher nur unter einer Tagesschläfrigkeit, aber nicht unter Kataplexien leiden und die den klassischen Haplotyp HLA-DRB1*1501, DQA1*1021, DQB6*0602 haben.

8.2.2.2 Medikamentenstudien mit Antidepressiva

Wie bereits erwähnt, existieren nur sehr wenige systematische Untersuchungen über die Behandlung von Narkolepsiepatienten mit Antidepressiva [402, 503, 351]. Takahashi [503] untersuchte 68 Narkolepsiepatienten, die entweder Imipramin, Desimipramin, Clomipramin oder Imipramin (75–150 mg/d) mit Methylphenidat (10–40 mg/d) über sieben Monate (im Mittel 3–24 Monate) erhielten. Bei der Mehrzahl der Patienten unter Imipramin und Methylphenidat fand sich eine starke subjektive Besserung von Kataplexien, Schlaflähmungen und hypnagogen Halluzinationen; fast die Hälfte der Patienten unter Clomipramin hatte keinerlei Kataplexien oder hypnagoge Halluzinationen mehr, und bei den anderen trat noch eine Kataplexie pro Woche auf. 24-Stunden-Polysomnographien bei mit Clomipramin behandelten Patienten zeigten eine dramatische Zunahme der REM-Latenz von 22,5 auf 273,7 min. Der REM-Schlafanteil am Gesamtschlaf nahm signifikant ab. Clomipramin induzierte kontinuierlich langsame und schnelle Augenbewegungen im Verlauf der gesamten Nacht und erhöhte kontinuierlich den Muskeltonus.

Trizyklische Antidepressiva besitzen, abhängig von der Substanz, in unterschiedlichem Ausmaß REM-unterdrückende Eigenschaften. Clomipramin bewirkt die stärkste REM-Unterdrückung und zeigt die geringste Toleranzentwicklung von allen trizyklischen Antidepressiva. Es sollte daher bei schweren Kataplexien als Mittel der Wahl eingesetzt werden.

Obwohl zunehmend häufig wegen des geringen Nebenwirkungsprofils Präparate verwendet werden, die selektiv die Serotonin-Wiederaufnahme hemmen, ist *bei therapieresistenten Fällen immer ein trizyklisches Antidepressivum einzusetzen. Bewährt hat sich bei sehr schwer einzustellenden Patienten die Kombination eines neuen Antidepressivums mit niedrigen Dosen von Clomipramin.*

8.2.2.3 Andere Antidepressiva

Viloxazin Viloxazin stammt vom Propranolol ab. Es inhibiert die Noradrenalinaufnahme im synaptischen Spalt und erleichtert die Serotoninfreisetzung aus neuronalen Speichern. Es besitzt keine anticholinergen Eigenschaften. Die Substanz wird schnell und fast vollständig nach oraler Gabe resorbiert. Die Plasma-Halbwertszeit beträgt 2–4 h.

Bei 36 Patienten, die mit 100 mg/d behandelt wurden, fand sich verglichen mit Placebo eine signifikante Zunahme der Schlaflatenz im MSLT (2,88 vs. 3,33 min) und im MWT (7,09 vs. 8,39 min) [174, 351]. Die Anzahl der REM-Schlafperioden im MWT wurde signifikant gesenkt (2,28 vs. 1,58), die Schlafattacken und die Anzahl der Kataplexien (2,94 vs. 1,77) nahmen signifikant gegenüber Placebogabe ab. Hypnagoge Halluzinationen und Schlaflähmungen nahmen nicht signifikant ab. Nebenwirkungen in Form von Kopfschmerzen und Übelkeit können auftreten. Die maximale Dosierung beträgt bis 300 mg/d.

Nach eigener Erfahrung ist Viloxazin ein *sehr gut verträgliches Präparat mit guter antikataplektischer Wirkung und geringem Nebenwirkungsprofil, das als Mittel erster Wahl für junge und für Patienten mit kardiovaskulären Risiken, Glaukom oder Obstipation empfohlen werden kann.*

Serotonin-Wiederaufnahme-Hemmer

Die selektiven Serotonin-Wiederaufnahme-Hemmer wirken nicht so stark auf REM-assoziierte Symptome wie die trizyklischen Antidepressiva. Sie haben weniger Nebenwirkungen und wirken weniger sedierend. Fluvoxamin, Zimelidin, Fluoxetin und Femoxetin wurden mit Erfolg eingesetzt.

Femoxetin   In einer randomisierten, doppelblinden Cross-over-Studie bei zehn Narkolepsiepatienten wurde der Effekt von 600 mg Femoxetin gegen Placebo getestet [462]. Mittels Schlaftagebuch, Acticoculographie (die REM-, NREM-Schlaf und Wachzustand unterscheidet) und einer Medilog-Ableitung über 48 h zu Beginn jeder Behandlungsphase konnte gezeigt werden, daß Kataplexien und Schlaflähmungen unter Femoxetin signifikant abnahmen (Median: 1,81 vs. 0,55), aber hypnagoge Halluzinationen, Schlafattacken und Schlaflatenzen nur unwesentlich. Die Acticoculographie zeigte eine deutliche REM-Schlaf-Reduktion (215 vs. 147 min/24 h) bei unverändertem NREM-Schlaf. Zwei Patienten hatten gastrointestinale Beschwerden. Von acht Patienten, die vorher Clomipramin eingenommen hatten, gaben vier an, Clomipramin wegen der besseren antikataplektischen Wirkung trotz höherer Nebenwirkungsrate den Vorzug zu geben.

Fluoxetin   Frey und Darbonne [149] behandelten sechs Narkolepsiepatienten mit therapierefraktären Kataplexien mit 20 mg Fluoxetin über einen Zeitraum bis zu 54 Monate. Vier Patienten nahmen gleichzeitig 5–20 mg Protryptilin ein. Im Verlauf von 20 Wochen berichteten die Patienten über eine mittlere Reduktion der Kataplexien um 92 % (von 21,7 auf 1,7). Die Tagesschläfrigkeit besserte sich nicht. Ein Patient litt medikationsbedingt unter Kopfschmerzen.

Fluvoxamin   besitzt vergleichbare Eigenschaften wie das Femoxetin und eignet sich nach eigenen Erfahrungen gut zur Unterdrückung REM-assoziierter Symptome.

Venlafaxin   Die Behandlung mit Venlafaxin war in einer offenen, nicht Placebo-kontrollierten Studie bei sechs Patienten genauso effektiv wie die Behandlung mit Clomipramin [476]. Venlafaxin unterdrückte anfangs die Tagesschläfrigkeit und die Kataplexien fast vollständig. Der Nachtschlaf war außer bei zwei Patienten mit leichter Insomnie nicht gestört. Bei einem Patienten entwickelte sich eine Toleranz. Es wurde über keine Nebenwirkungen berichtet. Bei drei Patienten war die Wirksamkeit mit der einer Kombination aus Clomipramin und einem Stimulans vergleichbar.
    Die Wirksamkeit von Venlafaxin auf Kataplexien scheint ähnlich ausgeprägt zu sein wie von Clomipramin; offenbar besitzt es zusätzlich stimulierende Eigenschaften.

8.2.2.4 MAO-Hemmer

Die Effektivität der Behandlung von Kataplexien und Tagesschläfrigkeit mit Katecholaminen läßt die Monoaminoxidasehemmer MAOI als geeignete Medikamente für die Narkolepsiebehandlung erscheinen. Katecholamine werden entweder durch Wiederaufnahme aus dem synaptischen Spalt oder durch enzymatischen Abbau durch die MAO oder die Katechol-O-Methyltransferase COMT abgebaut. MAO-A hat eine hohe Affinität für Noradrenalin und Serotonin, MAO-B für Phenylethylamin und Dopamin. Die MAOI wirken antidepressiv und unterdrücken den REM-Schlaf bei Mensch und Tier.

In der Narkolepsiebehandlung wurden die MAOI bisher vorwiegend in therapierefraktären Fällen eingesetzt. Wegen der bedenklichen Nebenwirkungen, wie z.B. der Auslösung hypertensiver Krisen und der schwierig einzuhaltenden tyraminfreien Kost zur Vermeidung des „Cheese-Effekts", geschah dies bislang nur selten. Die neue Generation der reversiblen MAO-Hemmer ist bezogen auf diese wichtigen Nebenwirkungen deutlich risikoärmer.

Phenelzin   Gillin et al. [158] konnten unter 90 mg Phenelzin eine Verbesserung der Tagesschläfrigkeit, der Schlaflähmungen und der Halluzinationen beobachten bei kompletter Unterdrückung des REM-Schlafs.

Selegelin   MAO-B kommt in der Pinealis, in den interpendunkulären und in vielen hypothalamischen Kernen vor. Sie nimmt altersabhängig zu. Selegelin wirkt vorwiegend auf Dopamin, das im menschlichen Gehirn von MAO-B abgebaut wird. Es vermehrt den Dopaminumsatz u. a. durch Hemmung des präsynaptischen Dopaminrezeptors, wodurch die Dopaminsynthese gesteigert wird. In höheren Dosen hemmt es die Wiederaufnahme von Noradrenalin [193]. Es zeigt nur sehr geringe Tyramineffekte, so daß in niedriger Dosierung keine tyraminfreie Diät eingehalten werden muß. Es wird schnell resorbiert und erreicht 0,5–2 h nach oraler Gabe maximale Serumspiegel. Im Tierexperiment gelangt es schnell in das ZNS. Es wird zu (-)-Desmethylselegilin, 1-(-)-Methamphetamin, das in 1-(-)-Amphetamin umgewandelt wird, abgebaut. Desmethylselegelin verfügt über ca. ein Drittel der MAO-B-hemmenden Wirkung von Selegelin und wird erst nach 10 Tagen aktiv; die stereoselektiven 1-(-)-Amphetamine weisen im Vergleich mit (+)-Amphetaminen nur einen geringen ZNS-stimulierenden Effekt auf.

Schachter und Parkes [394] fanden nur eine geringe Besserung der Vigilanz von Narkolepsiekranken unter einer Gabe von 10 mg Selegelin. In einer unkontrollierten Studie [433] wurden bei Patienten, die mit Selegelin behandelt wurden, eine Verminderung der Schlafattacken sowie eine Verbesserung von subjektiver Wachheit, motorischer Koordination, Leistungsfähigkeit und Stimmung gefunden.

In einer eigenen Untersuchung [311] wurden 30 nicht medikamentös behandelte Narkolepsiepatienten in einer randomisierten Doppelblind-Studie mit Placebo oder mit 2 × 5 mg bzw. 2 × 10 mg Selegelin behandelt. Die Patienten erhielten an den Studientagen 1 und 2 sowie 13 bis 15 Placebo und an den Tagen 3 bis 12 entweder Placebo oder Selegelin jeweils um 8.00 Uhr und um 12.00 Uhr. Polysomnographien wurden bei allen Patienten zwei Tage vor und nach der Behandlung (Tag 1 und 14) und zu Beginn und am Ende der Behandlung (Tag 3 und 11) durchgeführt.

In der Gruppe mit 2×10 mg Selegelin zeigte der prozentuale REM-Schlafanteil einen signifikanten Abfall von Tag 1 auf Tag 3 und einen Anstieg bis Tag 14 mit entsprechendem reziprokem Verhalten des prozentualen NREM-Schlafanteils. Zwei Tage nach Beendigung der Behandlung hatten alle Parameter außer der Gesamtschlafzeit wieder die Werte wie vor Behandlungsbeginn erreicht (Tab. 8.8).

Im MSLT war die durchschnittliche Schlaflatenz unter 2×10 mg und 2×5 mg Selegelin zwischen 2. und 12. Behandlungstag länger als unter Placebo (Tab. 8.9).

Die Häufigkeit von Tagschlafepisoden unter und nach Behandlung war in der Gruppe mit 2×10 mg Selegelin im Vergleich mit der Placebogruppe signifikant verringert gegenüber dem Zeitpunkt vor Behandlung. Müdigkeit, Kataplexien, Schlafattakken, Stimmung, Konzentration, nächtliche Wachliegezeiten, Schlaflähmungen, hypnagoge Halluzinationen und automatisches Verhalten zeigten in keiner Gruppe einen signifikanten Unterschied gegenüber Placebo sowie im Vergleich der Zeitpunkte vor, während und nach Behandlung. Unter 40 mg [220] fand sich in einer finnischen Studie eine dosisabhängige Verminderung der Tagesschläfrigkeit (Tagschlafepisoden/Woche: $13,5 \pm 4,7$ vs. $8,7 \pm 5,2$) und der Kataplexien/ Woche ($5,4 \pm 4,7$ vs. $0,6 \pm 1,3$).

Die Behandlung der Narkolepsie mit Selegelin bewirkt in den Polysomnographien und MSLT eine dosisabhängige REM-Unterdrückung, eine Zunahme der REM-Latenzen (3,5 auf 15 min bei Hublin et al. [220]), eine Zunahme der Schlaflatenzen und eine Verminderung der Tagschlafepisoden. Selegelin beeinflußt am ersten Behandlungstag fast alle Schlafvariablen am stärksten. Bis auf die REM-Unterdrückung im MSLT ließ der Behandlungseffekt allerdings bei allen anderen Schlafvariablen schnell nach.

Tab. 8.8 Wirkung von Selegelin auf den REM-Schlaf in den polysomnographischen Ableitungen (Mittelwerte $\pm$ Standardabweichung).

Polysomnographie		Tag 1	Tag 3	Tag 11	Tag 14
	Medikation	Placebo	Placebo oder Selegelin	Placebo oder Selegelin	Placebo
REM-Latenz (min)	T1: 2×5 mg	$43,30 \pm 74,07$	$20,35 \pm 28,33$	$24,89 \pm 36,87$	$21,55 \pm 51,73$
	T2: 2×10 mg	$51,35 \pm 93,92$	$92,45 \pm 106,33$	$75,65 \pm 140,00$	$51,75 \pm 80,41$
	T3: Placebo	$67,17 \pm 132,86$	$32,45 \pm 57,32$	$4,85 \pm 3,67$	$42,55 \pm 59,27$
t-Test		ns	T2 > T1+T3 (p = 0,07)	ns	ns
REM %	T1: 2×5 mg	$11,20 \pm 4,70$	$11,80 \pm 2,60$	$10,80 \pm 3,30$	$15,90 \pm 6,10$
	T2: 2×10 mg	$12,70 \pm 5,70$	$7,60 \pm 5,90$	$11,50 \pm 5,50$	$15,50 \pm 5,90$
	T3: Placebo	$13,20 \pm 8,10$	$17,40 \pm 6,20$	$15,20 \pm 6,40$	$15,00 \pm 5,00$
t-Test		ns	T3 > T2 p = 0,001	ns	ns

t-Test einseitig = $p < 0,05$; ns = nicht signifikant

Tab. 8.9 Mittlere Schlaflatenzen (in Sekunden) und Anzahl der REM-Perioden im MSLT (Man-Whitney-U-Test).

Medikation	Placebo	Placebo oder Selegelin		Placebo	Differenz Tag 12 minus Tag 02		
Dosierung	Tag 2	Tag 4	Tag12	Tag 15	2 < T1	T2 < T3	T1 < T3
Schlaflatenz (s)							
T1 2 × 5 mg	118,4 ± 102,0	158,1 ± 109,8	161,3 ± 143,0	179,4 ± 142,8	0,52	0,07*	0,04*
T2 2 × 10 mg	146,6 ± 182,2	276,6 ± 254,0	220,1 ± 253,7	131,5 ± 122,6			
T3 Placebo	138,3 ± 125,0	144,4 ± 112,2	105,1 ± 56,4	105,7 ± 38,8			
Anzahl der REM-Perioden							
T1 2 × 5 mg	4,0 ± 1,5	3,2 ± 1,2	3,0 ± 2,1	3,9 ± 2,1	0,15	0,008*	0,14
T2 2 × 10 mg	3,4 ± 1,1	1,3 ± 1,5	1,3 ± 1,2	3,0 ± 1,1			
T3 Placebo	3,9 ± 1,2	4,0 ± 0,8	4,2 ± 0,9	4,2 ± 1,2			

* = $p < 0,05$ für Differenzen Tag 12 – Tag 02

Die Ergebnisse der guten REM-Suppression decken sich mit denen anderer Autoren, die Untersuchungen beim Menschen [433, 506, 285, 220] oder beim Tier [23, 377, 374] durchführten. Viele Autoren stellten die Frage, ob dieser Effekt durch die Metaboliten (-)-Desmethylselegelin und 1-(-)-Metamphetamin verursacht wird. Der langwirksame REM-unterdrückende Effekt ist auf die lange Eliminationszeit der MAO-B-Komponente von 40 h [383] und auf den Metaboliten Desmethylselegelin zurückzuführen, dessen Wirkung erst verzögert einsetzt und mehrere Tage lang anhält. Baronti et al. [38] zeigten, daß die langanhaltende zentralnervöse Wirkung von Selegelin bis zu einem Monat nach Absetzen durch seine Fähigkeit, MAO-B irreversibel zu hemmen, und durch seine Halbwertszeit von 30 Tagen bedingt ist. Die reine MAO-B-Suppression von Selegelin ist dosisabhängig. Oberhalb von 20 mg/d wirkt Selegelin auf MAO-A, das eine REM-Suppression bewirken kann [383]. Dies könnte der Grund für die deutlich bessere Wirkung der 40-mg-Dosis sein [220]. Die Dosisabhängigkeit kann erklärt werden mit der ungenügenden Reaktion von 5-HT und seinem Metaboliten 5-HIAA bei selektiven Selegelindosierungen von 0,1–0,25 mg/kg [220, 182] sowie dem mangelnden Umsatz von 5-HT.

Der irreversible MAO-B-Hemmer Selegelin zeigt eine gute, dosisabhängige Unterdrückung REM-assoziierter Symptome, die bei einer Dosis über 20 mg am stärksten ist. Die Nebenwirkungen sind im Vergleich mit denen, die bei Kombination von Stimulanzien mit Antidepressiva auftreten, gering.

Brofaromin   Brofaromin ist ein reversibler und selektiver MAO-A-Hemmer, der auf dem Arzneimittelmarkt nicht erhältlich ist. Bei Untersuchungen an Tier [528] und Mensch [45] fand sich keine Wirkung auf MAO-B. Die Wirkung ist reversibel und von kurzer Dauer, die MAO-Aktivität bei Tierexperimenten normalisiert sich nach einer oralen Dosis von 3 mg/kg KG innerhalb von 24 h. Bei Ratten war unter Brofaromingabe ein dosisabhängiger Anstieg von Noradrenalin, Dopamin und Serotonin im ZNS feststellbar. Außerdem hemmt es die präsynaptische Aufnahme von Serotonin in Dosierungen über 150 mg [354]. Bei Gesunden wird Brofaromin schnell resorbiert, es erreicht die höchsten Plasmakonzentrationen innerhalb von zwei bis vier Stunden. Die Halbwertszeit beträgt 12 h, so daß eine einmal tägliche Gabe möglich ist. Untersuchungen an gesunden Probanden zeigten eine gute Verträglichkeit [21]. Brofaromin verfügt über einen geringen tyraminpotenzierenden Effekt, der seine Anwendung ohne Einhaltung einer Diät ermöglicht [45]. Es besitzt vigilanzsteigernde Eigenschaften und unterdrückt den REM-Schlaf [487, 488].

In einer einfach-blinden, randomisierten Studie [211] wurden 18 Narkolepsiepatienten, die nach sieben medikamentenfreien Tagen polysomnographisch untersucht wurden, mit 75 mg Brofaromin behandelt. Am siebten Behandlungstag wurde eine Polysomnographie mit MSLT und eine zweite Polysomnographie mit MWT durchgeführt. Die Brofaromindosis wurde für die folgenden sieben Tage bei allen Patienten auf 150 mg erhöht. Danach folgten zwei weitere polysomnographische Ableitungen mit MSLT und MWT.

Unter 75 mg und 150 mg Brofaromin nahm der Anteil des Stadiums NREM 2 am Gesamtschlaf nicht signifikant zu. Gegenüber Placebo nahm die REM-Latenz signifikant zu, während die Anzahl der REM-Episoden, die gesamte REM-Dichte (in Prozent der Gesamtschlafzeit) und die REM-Dichte der ersten REM-Schlafperiode (in Prozent der Gesamtschlafzeit) signifikant abnahmen (Tab. 8.10). Der REM-unterdrückende Effekt war dosisabhängig.

Unter Brofaromingabe kam es zu einer signifikanten Abnahme der REM-Schlafepisoden im MSLT und MWT. Im MSLT sank die Anzahl der REM-Schlafepisoden von durchschnittlich 3,8 pro Patient unter Placebo auf durchschnittlich 1,7 unter 75 mg Brofaromin und auf 0,9 unter 150 mg Brofaromin.

Brofaromin verbesserte die Einschlafneigung und die Fähigkeit wachzubleiben somit dosisabhängig (Tab. 8.11).

Die Anzahl der Kataplexien nahm dosisabhängig von 7,4 ± 9,2 Kataplexien/d unter Placebo auf 4,5 ± 6,0 Kataplexien/d unter 75 mg und auf 1,9 ± 3,4 Kataplexien/d unter 150 mg Brofaromin ab. Die Abnahme der Kataplexien unter der Dosis von 150 mg Brofaromin war im Vergleich mit Placebo und 75 mg Brofaromin signifikant. 11 Patienten gaben subjektiv eine deutliche, 5 Patienten eine leichte und 2 Patienten keine Verbesserung der Kataplexien an.

Tab. 8.10 Wirkung von Brofaromin auf den REM-Schlaf.

	Brofaromin				Vergleich (t-test)	
	Placebo	75 mg	150 mg	ANOVA	1–2	1–3
REM-Schlaf						
REM-Latenz (min)	38,4 ± 91,6	112 ± 88,6	170 ± 109	$p < 0,001$	sign.	sign.
REM %	20,1 ± 9,4	14,4 ± 7,4	9,4 ± 6,1	$p < 0,0001$	sign.	sign.
Anzahl REMP	4,1 ± 1,4	3,1 ± 0,7	2,3 ± 1,2	$p < 0,0001$	sign.	sign.
Dauer REM 1 (min)	28,5 ± 17,3	19,7 ± 16,9	23,7 ± 18,7	ns		
REM-Dichte %	35,2 ± 15,7	17,8 ± 13,1	14,0 ± 14,5	$p < 0,0001$	sign.	sign.
Gesamt REM-Dichte %	35,3 ± 14,8	20,9 ± 9,9	19,3 ± 13,1	$p < 0,0001$	sign.	sign.

REMP = REM-Perioden; 1–2 = Placebo vs. 75 mg; 1–3 = Placebo vs. 150 mg, Vergleich: zweiseitiger t-Test; ns = nicht signifikant, sign. = signifikant: $p < 0,05$; ANOVA = einfaktorielle Varianzanalyse für verbundene Daten über 3 Meßzeitpunkte

Tab. 8.11 Auswirkungen von Brofaromin auf die durchschnittlichen Schlaflatenzen im MSLT und MWT im Vergleich zu Placebo.

		Brofaromin				Vergleich (t-test)	
		Placebo	75 mg	150 mg	ANOVA	1–2	1–3
MSLT n = 18	Mittlere Schlaflatenz (min)	3,6 ± 4,4	4,9 ± 5,1	8,0 ± 7,0	$p < 0,0001$	ns	sign.
MWT n = 15	Mittlere Schlaflatenz (min)	10,5 ± 11,8	12,1 ± 12,5	18,0 ± 15,1	$p < 0,05$	ns	sign.

ANOVA = einfaktorielle Varianzanalyse über 3 Meßzeitpunkte; n = Anzahl der Probanden; 1–2 = Placebo vs. 75 mg; 1–3 = Placebo vs. 150 mg, Vergleich: zweiseitiger t-Test; ns = nicht signifikant; sign. = signifikant: $p < 0,05$

Die Laborbefunde waren unter 75 und 150 mg Brofaromin nicht pathologisch, und es konnten keine schwerwiegenden Nebenwirkungen festgestellt werden. Herzfrequenz und arterieller Blutdruck wurden durch die Behandlung mit Brofaromin nicht beeinflußt.

Brofaromin verfügt als eines der wenigen Antidepressiva sowohl über starke REM-unterdrückende als auch über vigilanzsteigernde Eigenschaften. Eine nicht signifikante Verlängerung der Schlaflatenzen im MWT war im MSLT signifikant. Unter Fortsetzung der Behandlung bei 6 Patienten über mehrere Monate entwickelte sich keine Toleranz.

Brofaromin ist bisher eines der wenigen Medikamente, das neben der REM-unterdrückenden Wirkung keine zusätzliche Behandlung mit Stimulanzien erfordert, da es selbst stark vigilanzsteigernd wirkt. Es zeigt vergleichbare Effekte auf die REM- und NREM-Symptomatik wie hochdosiertes Selegelin. Es ist in Deutschland nicht auf dem Arzneimittelmarkt verfügbar.

Die Ergebnisse einer Placebo-kontrollierten Doppelblindstudie mit dem MAO-A-Hemmer Moclobemid lassen ähnliche Ergebnisse in deutlich abgeschwächter Form erwarten.

8.2.2.5 Cholinerg wirkende Medikamente

Die Bedeutung der cholinergen Mechanismen für die Kontrolle des REM-Schlafes sind seit langem bekannt [98, 204, 490]. In vielfältigen Tierexperimenten konnte nachgewiesen werden, daß nach Applikation von Acetylcholinesterase-Inhibitoren oder z.B. muscarinartigen Agonisten der REM-Schlaf zunimmt. Histochemisch konnten zwei cholinerge Neuronengruppen im ZNS identifiziert werden:

1. Im laterodorsalen Tegmentum (LDT) des Hirnstamms und im pedunculopontinen Tegmentum (PPT) mit Projektionen in den zentralen Hirnstamm, in die pontomedullären Kerne und in das Frontalhirn, insbesondere in den medialen intralaminaren Thalamuskern.
2. Im basalen Frontalhirn (Substantia innominata, diagonales Band und Septum) mit Projektionen in den Bulbus olfactorius, in die hippocampale Region, die Amygdala, den Thalamus und in den gesamten Kortex.

Derzeit wird davon ausgegangen, daß pontine cholinerge Systeme selektiv während des REM-Schlafs aktiviert werden, während der cholinerge Tonus des basalen Frontalhirns sowohl während des Wachzustandes als auch während des REM-Schlafs aktiviert ist.

Biperiden Die Untersuchung von 8 gesunden Probanden mit 2–8 mg Biperiden, einem cholinergen, muscarinartigen M1-Rezeptoragonisten 30 min vor dem Zubettgehen führte zu einer Verlängerung der REM-Latenz und zu einer dosisabhängigen Unterdrückung des REM-Schlafs [159].

Lindsley [293] senkte bei einem Patienten erfolgreich die Anzahl der Kataplexien mit 1 mg *Benztropin* und 5 mg *Trihexyphenydil* täglich.

Die cholinerg wirkenden Medikamente können in Ausnahmefällen bei therapieresistenten Fällen mit Vorsicht erprobt werden.

8.2.2.6 Hypnotika

Benzodiazepinrezeptoragonisten   Der gestörte Schlaf von Narkolepsiepatienten kann effektiv mit kurzwirksamen Benzodiazepinrezeptoragonisten behandelt werden. Schlafeffizienz und Schlafqualität bessern sich signifikant [508].

Gammahydroxybuttersäure (GHB)   Die höchsten Konzentrationen von GHB im Gehirn sind im Hypothalamus und in den Basalganglien zu finden, wo es als Neurotransmitter fungiert [478]. GHB ist ein Narkotikum. Seine Applikation führt zur Zunahme des Dopamin- und Acetylcholinspiegels im Gehirn. Es hemmt die GABA-Ketoglutarat-Transaminase und die Glukose-Utilisation, nicht jedoch den Sauerstoffverbrauch des ZNS. Durch die Heraufregulierung von α_1-Rezeptoren kann der Verbrauch von Stimulanzien vermindert werden. GHB wirkt nur etwa 3–4 h und muß daher zweimal in der Nacht eingenommen werden. Es erreicht nach etwa 40 min seinen maximalen Plasmaspiegel, seine Halbwertszeit beträgt ca. 50 min. Nach einer zweiten Einnahme drei bis vier Stunden nach der ersten Einnahme kommt es zu einer leicht verzögerten Elimination.

Das Präparat wird seit 1976 zur Behandlung der Narkolepsie eingesetzt. Scrima et al. [470] fanden bei 20 Narkolepsiepatienten eine Zunahme des Tiefschlafs, eine Abnahme der Stadienwechsel und des nächtlichen Erwachens sowie eine signifikante Senkung der Kataplexiehäufigkeit um 69 % (3,1 ± 0,5 vs. 0,9 ± 0,2). Es verringerte nicht signifikant den REM-Anteil am Tagschlaf, nicht am Nachtschlaf, und verlängerte die Einschlaflatenzen im MSLT. Hypnagoge Halluzinationen nahmen ab. In einer Langzeitstudie (4–14 Monate) zeigte sich bei einer Dosis von 25 mg/kg keine Abnahme des REM-Schlafanteils, die Einschlaflatenzen im MSLT blieben verlängert und die Tagschlafepisoden und deren REM-Schlafanteil vermindert.

Nebenwirkungen sind bei Langzeitbehandlung Depressionen, Benommenheit, Kopfschmerzen, Muskelkrämpfe, Tremor und die Provokation von Schlafwandeln. Schlafwandeln wird fast immer nach der zweiten Dosis registriert, so daß es nicht durch die Induktion von langsamen Wellen im Tiefschlaf verursacht wird, sondern durch die verzögerte Eliminationskapazität nach der zweiten Einnahme. Vorteile des Präparates sind seine schnelle Elimination, das Fehlen von Hangover-Effekten und eine relative Rebound-Insomnie, die für Narkolepsiepatienten morgens vorteilhaft sein kann. Ein Nachteil liegt in der schnellen Gewöhnung. Nach eigenen Erfahrungen spricht das Medikament nach kurzer Pause wieder gut an.

In deutschen, amerikanischen [453] und kanadischen Zentren wurden seit weit über 15 Jahren an mehreren hundert Patienten sehr gute Erfahrungen gesammelt. Von 2 deutschen Narkolepsiepatienten wurde ein Mißbrauch berichtet, der zu erheblicher Gewichtsabnahme und deliranten Zuständen führte. In den USA ist das Präparat Anfang der 90er und in Deutschland seit 1998 durch den Mißbrauch als Designer-Droge „Liquid Ecstasy" in die Schlagzeilen geraten. Bei der Verschreibung ist daher äußerste Vorsicht geboten.

Gammahydroxybuttersäure wirkt antikataplektisch, verbessert die Schlafqualität in der Nacht und am Tage und bessert die morgendliche Wachheit, wenn eine zweite nächtliche Gabe erfolgt.

8.2.2.7 Weitere Medikamente

Carbamazepin Eine 51jährige Narkolepsiepatientin, die unter der Gabe sämtlicher klassischer antikataplektischer Medikamente choreatiforme Bewegungen entwickelte, wurde erst nach Carbamazepingabe Kataplexie-frei [524].

TRH Zu TRH liegen bisher nur tierexperimentelle Untersuchungen vor [377]. TRH, ein Hormon hypophysären Ursprungs, kommt auch in anderen Hirnregionen vor. Es verfügt über die unterschiedlichsten zentralnervösen Eigenschaften wie antidepressive, alertisierende und exzitatorische Wirkungen auf spinale Motoneurone. CG3703 (100 µg/kg), ein TRH-Analogon mit nachgewiesener zentraler Wirksamkeit, verstärkte unter polysomnographischer Kontrolle die Wachheit bei narkoleptischen und gesunden Hunden. Kataplexien wurden signifikant unterdrückt, ohne daß nennenswerte Nebenwirkungen oder Erhöhungen der T_3- oder T_4-Werte auftraten. TRH-Analoga könnten sich evtl. in Zukunft als antikataplektisch und in begrenztem Maße als stimulierende Präparate erweisen.

L-Tyrosin Mouret et al. [362] setzten erstmals den Dopaminpräkursor L-Tyrosin, ein indirektes Sympathomimetikum, das im ZNS Katecholamine freisetzt, zur Behandlung von Narkolepsiekranken ein. Als Kontrollgruppe dienten 8 gesunde Freiwillige und 8 unbehandelte Patienten mit dopaminabhängiger Depression. Unter einer Dosis von 3×100 mg/kg/d waren nach sechs Monaten Kataplexien, hypnagoge Halluzinationen, Schlafattacken, Schlaflähmungen und Depressionen beseitigt. Elwes et al. [138] konnten in einer Placebo-kontrollierten Studie bei 10 Narkolepsiepatienten weder im MSLT noch in 28 visuellen Analog-Skalen unter 9 g L-Tyrosin täglich einen signifikanten Unterschied zur Placebobehandlung feststellen. Eine französische Untersuchung mit 14 Patienten [86] zeigte ebenfalls nur einen geringen Behandlungseffekt von L-Tyrosin, während Paty et al. [404] in einer offenen Untersuchung an einer größeren Serie behandelter Narkolepsiepatienten (Therapie mit Stimulanzien und Antidepressiva) teilweise einen positiven Effekt registrierten.

Das Präparat hat keine Nebenwirkungen, verfügt jedoch nur über eine minimale vigilanzsteigernde Wirkung, wobei eine Aussage wegen geringerer Fallzahlen noch nicht getroffen werden kann. Die geringe Wirksamkeit mag darauf zurückzuführen sein, daß die Katecholaminsynthese durch die Tyrosinhydroxylase reguliert wird, die die Synthese dosisunabhängig begrenzt.

8.3 Compliance bei der Medikamenteneinnahme

Über 50 % der Patienten nehmen ihre Stimulanzien nicht wie verordnet ein, zum einen, weil diese zu Hause nicht so wirken wie während der stationären Erprobung, zum anderen, weil die Patienten Nebenwirkungen befürchten. Bezogen auf wichtige Lebenssituationen, in denen durch Tagesschläfrigkeit bedingtes Versagen sanktioniert wird, wie z.B. beim Autofahren, werden Copingstrategien sehr effizient und häufig eingesetzt. Es ist daher besonders wichtig, die Patienten ausführlich über die Wirkungen und Nebenwirkungen der medikamentösen Therapien aufzuklären. Dazu sollten die Patienten ihre eigenen Erfahrungen unter stationären und Alltagsbedingungen

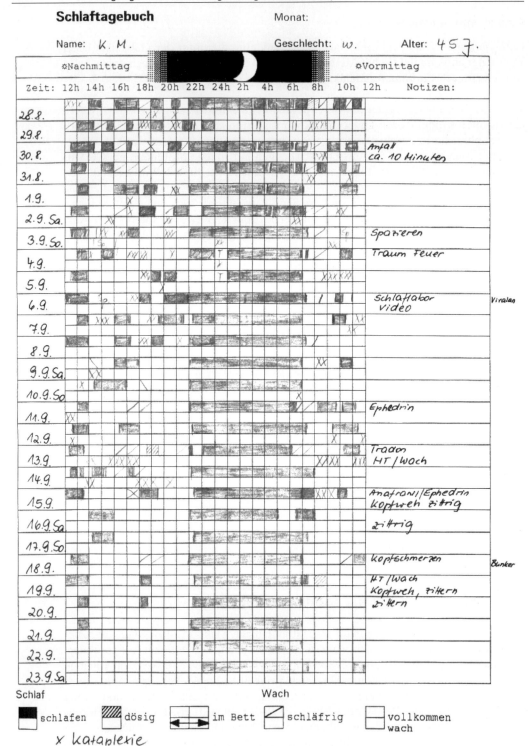

Abb. 8.4 Schlaftagebuch. Ab 15.9. unter Anafranil keine Kataplexien, unter Ephedrin geringere Anzahl von Tagschlafepisoden, aber Kopfschmerzen und Zittern als Nebenwirkungen.

genau dokumentieren und mit dem/der behandelnden Spezialisten/in besprechen. Die stationäre „Medikamententestung" dient dazu, unter ärztlicher Anleitung und nach ausführlicher Untersuchung die richtigen Präparate auszuwählen. Bei der Erprobung müssen unerwünschte Nebenwirkungen erkannt und dokumentiert werden (Veränderungen von Blutdruck und Puls, Kopfschmerzen, Völlegefühl, Appetit, Liegezeit etc.) und, sofern notwendig, Gegenmaßnahmen ergriffen werden. Abhängig von Wirkung und Nebenwirkungen müssen zusammen mit dem Arzt Richtlinien für die Weiterbehandlung erarbeitet werden.

Die Patienten sollten lernen, die Medikamente selbstverantwortlich und individuell zu dosieren. Bei Überschreitung der Höchstdosis oder nicht erklärlichen Beschwerden wird empfohlen, immer den/die Spezialisten/in zu kontaktieren. Die Angehörigen sind ebenfalls über die medikamentöse Behandlung zu informieren, damit deren Notwendigkeit verstanden und unterstützt wird. Ursachen und Folgen einer Toleranzentwicklung sind ausführlich zu besprechen. Zur Protokollierung werden Schlaftagebücher geführt, die nach Belieben gestaltet werden können (Abb. 8.4).

8.4 Behandlung der Narkolepsie während der Schwangerschaft und des Stillens

Die sichersten Medikamente sind diejenigen, die am längsten auf dem Markt sind, da anzunehmen ist, daß die meisten Nebenwirkungen bereits bekannt sind. Da die Narkolepsie keine lebensbedrohliche Erkrankung ist, könnten in der Schwangerschaft im Prinzip sämtliche Medikamente unter den entsprechenden Vorsichtsmaßnahmen abgesetzt werden, sofern durch exzessive Schläfrigkeit oder Kataplexien keine vermehrte Unfallneigung zu Hause, im Beruf oder im Verkehr zu erwarten ist. Für keines der Stimulanzien existieren Untersuchungen bei Schwangeren. Die bekannten teratogenen Risiken beziehen sich alle auf Tierversuche. Für Methylphenidat liegen keine Tierversuche vor. Das Problem der Beurteilung der Teratogenität wird dadurch erschwert, daß viele süchtige Frauen Stoffe einnehmen, die zusätzliche Risiken enthalten, oder daß durch zusätzliche Substanzeinnahme das Risikopotential höher erscheint. Guilleminault [180] fand bei 32 Narkolepsiepatienten, die während der frühen Schwangerschaft zwischen 30–50 mg Dextroamphetamin einnahmen, keine Schädigung der Neugeborenen.

Von den Stimulanzien ist Pemolin das sicherste, gefolgt von Mazindol und Methamphetamin. Dextroamphetamin wirkt teratogen. Amphetamine werden aktiv in der Muttermilch ausgeschieden, wobei die Konzentrationen 3- bis 7mal höher sind als im Plasma [489].

Die Einnahme trizyklischer Antidepressiva, die seit Jahrzehnten verfügbar sind, scheint während der Schwangerschaft keine Häufung fötaler Schädigungen hervorzurufen [80].

Die neuen Antidepressiva können hinsichtlich ihrer Teratogenität noch nicht sicher beurteilt werden, da sie noch nicht lange genug auf dem Markt sind.

Stillen unter Medikation

Antidepressiva werden in der Muttermilch nicht vermehrt ausgeschieden. Bei gestillten Kindern konnten nur jeweils Spuren von Amphetaminen oder Antidepressiva in der Muttermilch festgestellt werden [507]. *Da der Effekt der in geringen Mengen nachweisbaren Medikamente auf die Entwicklung des Neugeborenen nicht bekannt ist, sollte aus Sicherheitsgründen auf das Stillen verzichtet werden.*

8.5   Narkose bei Narkolepsiepatienten

Einige Patienten berichten nach einer Narkose über Komplikationen in Form von langanhaltenden Kataplexien oder hypnagogen Halluzinationen in der postoperativen Phase. Nur von zwei Autoren [62, 482] existieren bisher Veröffentlichungen über Narkose und Narkolepsie. Borck erhob 1996 Daten zu Narkose-Erfahrungen von 29 Narkolepsiepatienten mittels standardisierter Fragebögen [62]. Die Patienten hatten Erfahrung mit 1–8 Narkosen; 97 % hatten mindestens eine Vollnarkose und 44,8 % mindestens eine Vollnarkose und eine Regionalanästhesie erhalten. Nur 31 % gaben an, daß den Anästhesisten die Diagnose Narkolepsie vorher bekannt gewesen war, und 34,5 % berichteten, daß die Anästhesisten sich über die Erkrankung informiert hatten. 20 Narkoseprotokolle von Narkolepsiepatienten aus 13 Kliniken enthielten keine Hinweise auf spezielle Narkolepsie-bedingte Zwischenfälle.

Bei der Vollnarkose schilderten 5 Patienten präoperative Probleme: Übelkeit beim Einschlafen, rasches Einschlafen, paradoxe Reaktion auf Sedativa sowie Ausbleiben der Sedierung und der narkotischen Wirkung („bei vollem Bewußtsein in den OP gekommen"). Postoperativ gaben 13 Patienten als Besonderheiten langen Schlaf und/oder Schlaflähmungen an. Medizinisch wurde mit Beatmung, Intensivbehandlung und intensivierter Überwachung reagiert. Bei der Regionalanästhesie klagte nur ein Patient über Kataplexien und vermehrte Schläfrigkeit.

Spector und Bourke [482] berichten über einen Fall mit postoperativer Schlaflähmung, den sie erfolgreich mit Physostigmin behandelten.

Perioperative Probleme können auftreten, wenn Medikamente abrupt abgesetzt werden, so daß vermehrt Kataplexien oder Vigilanzstörungen auftreten. Perioperativ sollten Medikamente vermieden werden, die auf REM-assoziierte Symptome wirkende Präparate antagonisieren. Zur Narkose sind gut steuerbare Inhalationsnarkosemittel (Halothan, Ethrane, Isoflurane, Lachgas) zu empfehlen. Der wesentliche Patientenschutz liegt darin, daß dem Anästhesisten die Erkrankung bekannt ist, damit postoperativ auftretende Schlaflähmungen, Kataplexien oder verlängerte Schlafphasen erkannt und adäquate medizinische Konsequenzen gezogen werden können.

Insgesamt scheinen Narkosen bei Narkolepsiepatienten nicht mit einem erhöhten Risiko einherzugehen.

Es ist zu empfehlen, die Anästhesisten über die Narkolepsiemedikation ausführlich zu informieren.

Im allgemeinen – und im besonderen bei der postoperativen Medikation – ist darauf zu achten, daß nur kurz wirksame Sedativa eingesetzt werden. Medikamente mit lang wirkender Sedierung, die die monoaminerge Übertragung vermindern oder cholinerge Übertragung verstärken, sind zu vermeiden.

9   Sozialmedizinische Folgen

Autoren der 40er und 50er Jahre des 20. Jahrhunderts [270, 483, 37 und 474] sahen in den Symptomen der Narkolepsie eine neurotische Abwehr streßbeladener Situationen bzw. psychosomatische Störungen. Kales et al. [239] überprüften diese Annahmen, indem sie die Ergebnisse psychometrischer Tests (MMPI, SCL-90) und eines psychiatrischen Interviews von 50 Patienten mit Narkolepsie einschl. Kataplexie mit denen 50 gesunder Probanden verglichen. Die Narkolepsiepatienten waren übermäßig um emotionale Kontrolle bemüht, fühlten sich unglücklicher, pessimistischer und litten unter chronischem Grübeln, Selbstzweifeln und Depressionen. Sie zeigten Vermeidungsstrategien mit sozialem Rückzug sowie mehr Probleme in Ehe, Familie und bei der Arbeit. Die starke Inhomogenität der MMPI-Profile wurde von den Autoren als Hinweis auf eine organische Ätiologie der Erkrankung angesehen. Broughton et al. [68, 69, 70] fanden, daß sich die negativen Auswirkungen der Narkolepsie bei Patienten aus Nordamerika, Europa und Asien außer in bestimmten kulturtypischen Verhaltensweisen nicht unterschieden. Sie führten die negativen psychosozialen Konsequenzen im wesentlichen auf die Tagesschläfrigkeit zurück.

In Zusammenarbeit mit der amerikanischen Narkolepsiegesellschaft wurden von Goswami et al. [164] bis zu 1300 Narkolepsiekranke hinsichtlich vielfältiger psychosozialer Variablen untersucht. Die Ergebnisse sind mit denen von Broughton et al. [68, 69, 70] und Leu [280] vergleichbar. Tabelle 9.1 faßt die wesentlichen sozialmedizinischen Einschränkungen, die in den drei Studien angegeben wurden, zusammen.

Die Tagesschläfrigkeit mit ihren Konsequenzen wie die Unfallneigung in Beruf, Haushalt und beim Autofahren [550, 69, 70, 164, 280] wird allgemein als das einschränkendste Symptom angesehen.

Um die Bedeutung der Defizite besser darstellen zu können, verglichen Broughton et al. [77] die psychosozialen Auswirkungen der Epilepsie mit denen der Narkolepsie sowie mit gesunden Kontrollpersonen (Tab. 9.2).

Die Ergebnisse belegen eindrucksvoll, daß Narkolepsiepatienten in vielen Bereichen viel stärker beeinträchtigt sind als z.B. Epilepsiepatienten.

Beim Vergleich von Autounfällen in verschiedenen Gruppen von Schlafgestörten und Gesunden (Tab. 9.3) war die Anzahl der durch den Schlaf verursachten Unfälle pro Person bei Narkolepsiepatienten am höchsten von allen untersuchten Patientengruppen mit Hypersomnie [10].

Tab. 9.1 Sozialmedizinische Einschränkungen von Narkolepsiekranken. Vergleich von drei Studien.

	Broughton et al. (1983), n = 180[1] %	Goswami et al. (1992), n = 539[2] %	Leu (1992), n = 120[3] %
Persönlichkeitsveränderungen	48,0	14,7	38,3
Depressionen	51,1	69,8	35,8
Beeinträchtigung des Gedächtnisses	48,5	32,3	37
Häufige Unfälle	36,8	33,0	25,0
Potenzstörungen	38,9	–	29,2
Verminderte sexuelle Ansprechbarkeit	27,9	–	30,0

1 = Nordamerikanische, europäische und asiatische Narkolepsiepatienten
2 = Nordamerikanische Narkolepsiepatienten
3 = Deutsche Narkolepsiepatienten

Tab. 9.2 Auswirkungen von Epilepsie und Narkolepsie auf den Beruf und das Freizeitverhalten [nach 7].

	Epilepsie	Narkolepsie	Kontrollpersonen
Männer	27	27	27
Frauen	33	33	33
Alter (Jahre)	31,7 ± 8,7	41,4 ± 11,1	32,0 ± 8,4
Mittlere Dauer der Erkrankung	14,5 ± 9,0	14,6 ± 11,4	– – –
Derzeit berufstätig	55,0 %	73,3 %	83,3 %
Leistungseinbuße	30,3 %	61,4 %	10,0 %
Aufstieg verhindert	27,3 %	22,7 %	0 %
Einkommen reduziert	27,3 %	31,8 %	0 %
Angst, die Stelle zu verlieren	24,2 %	45,5 %	0 %
Stellenverlust	20,0 %	23,3 %	0 %
Erwerbsunfähigkeitsrente	10,0 %	8,3 %	0 %
Mangelnde Konzentration	24,2 %	56,8 %	10,0 %
Schlafattacken	9,1 %	70,5 %	0 %
Anfälle oder Schlafattacken	36,4 %	70,5 %	0 %
Persönlichkeitsveränderungen	12,1 %	22,7 %	0 %
Zwischenmenschliche Probleme	9,1 %	15,9 %	8,0 %
Viel körperliche Betätigung	53,3 %	45,0 %	53,3 %
Probleme bei der Planung von Freizeitaktivitäten	20,0 %	46,7 %	15,0 %
Anfälle (Krampfanfälle oder Schlaf) beim			
– Tanzen	10,0 %	8,3 %	0 %
– Schwimmen	15,0 %	10,0 %	0 %
– Kartenspielen	28,3 %	61,7 %	0 %
– Zuschauen bei Veranstaltungen	36,7 %	95,0 %	53,3 %

Tab. 9.3 Autounfälle bei Patienten mit Schlafstörungen [nach 7].

	Schlaf-apnoe	Narko-lepsie	Patienten mit Tages-schläfrigkeit	Insomnie und subjek-tive Schläfrig-keit	Kontroll-personen
Anzahl (n)	181	25	35	38	35
Mittleres Alter (Jahre)	50	42	47	48	43
Personen mit mehreren Unfällen	71 %	76 %	69 %	74 %	79 %
Anzahl der Unfälle/Person	2,0	2,0	2,7	1,9	2,2
Durch Schlaf verursachte Unfälle	13 %	49 %	32 %	4 %	5 %
Anzahl der durch Schlaf verursachten Unfälle/Person	0,25	1,0	0,86	0,08	0,11

Störungen der Aufmerksamkeit und des Gedächtnisses sind weitere Folgen der Tagesschläfrigkeit. Viele Narkolepsiekranke sind der Ansicht, daß schlechte Noten, peinliche Situationen, Probleme mit den Lehrern, Eltern und Freunden/innen auf ihre Krankheit zurückzuführen sind [6]. Viele glauben, daß ihre Arbeitsleistungen sich durch die Krankheit bedingt verringert haben und befürchten, ihre Arbeit zu verlieren [75, 280]. Einschränkungen des Sexuallebens, insbesondere medikamentös induzierte Potenzprobleme bei Männern [244], führen zu partnerschaftlichen Problemen. Viele Narkolepsiekranke ziehen sich sozial zurück und verstärken hierdurch ihre Depressionen [164].

9.1 Aufmerksamkeit und Gedächtnis

Bereits in den frühen Fallberichten über Narkolepsie wurde über Aufmerksamkeitsstörungen berichtet [83, 534]. Seit ca. zehn Jahren werden die Aufmerksamkeits- und Gedächtnisstörungen systematisch untersucht [431, 407, 195, 325, 467, 218]. Kognitive Prozesse, psychomotorische Leistungen sowie Kurz- und Langzeitgedächtnis von Narkolepsiekranken unterscheiden sich auf funktioneller Ebene nicht wesentlich von Gesunden. Die Leistungen Narkolepsiekranker nehmen abhängig von Dauer und Monotonie der Aufgaben, von Tageszeit [407] und Nahrungsaufnahme im Vergleich mit Gesunden nicht signifikant ab, ein schläfrigkeitsabhängiger Effekt wird diskutiert. Henry et al. [195] und Mercer et al. [325] fanden in einer Aufgabe zur Erinnerungsprüfung [491] verlängerte Reaktionszeiten bei Narkolepsiekranken, die sie auf ein Defizit der Wahrnehmungsverarbeitung zurückführten. Hood und Bruck [218] untersuchten die „Metamemory" von Narkolepsiekranken und fanden als Ursache der globalen psychosozialen Anpassungsschwierigkeiten eine negative kognitive Selbsteinschätzung.

In einer eigenen Untersuchung [423] wurde der Zusammenhang zwischen Aufmerksamkeits- und Gedächtnisleistung, Leistung und krankheitsbedingten Alltagsschwierigkeiten und psychischen Beeinträchtigungen von 19 Narkolepsiepatienten geprüft. Die Untersuchung sollte klären, ob bei Narkolepsiepatienten außer dem gut belegten Defizit der Vigilanzbeeinträchtigung (tonisches Arousal) auch eine Beeinträchtigung des phasischen Arousal (kurzfristige Erhöhung des Aufmerksamkeitsniveaus) vorliegt. Dabei wurden verschiedene Aufmerksamkeitsaspekte differenziert, die in den vorgenannten Studien global untersucht worden waren. Des weiteren sollte geprüft werden, ob zwischen Aufmerksamkeit und Gedächtnisleistung der Patienten und der Schwere der Erkrankung Zusammenhänge bestehen.

Da es nicht möglich war, Daten an gesunden Kontrollpersonen zu erheben, wurden Schlafapnoe-Patienten (n = 15, Apnoe-Index > 10/h) zum Vergleich herangezogen.

Ergebnisse: Im Vigilanztest [464] zeigten Narkolepsiepatienten signifikant häufiger falsche (13,0 ± 7,2 vs. 3,2 ± 3,1, p < 0,036) und ausgelassene Reaktionen (28,8 ± 23,0 vs. 9,3 ± 14,4, p < 0,02). Die Reaktionszeiten waren nicht unterschiedlich.

Im Test „Alertness" (aus der Testbatterie zur Aufmerksamkeitsprüfung, TAP [558]) hatten Narkolepsiepatienten trotz eines dem Reiz vorausgehenden Warntones längere Reaktionszeiten als Schlafapnoe-Patienten und als die Normstichprobe (Abb. 9.1). Im zweiten Durchgang ohne Warnton zeigten Narkolepsiepatienten gegenüber dem ersten eine signifikante Verlängerung der Reaktionszeiten (p < 0,026).

Der Geschwindigkeitsabfall der Informationsverarbeitung war bei Narkolepsiepatienten signifikant stärker als bei Schlafapnoe-Patienten (56 ± 101 vs. 13 ± 32, p < 0,009).

Bei der Prüfung der geteilten Aufmerksamkeit (TAP) hatten Narkolepsiepatienten langsamere Reaktionszeiten als Schlafapnoe-Patienten (768 ± 83 vs. 691 ± 118, p < 0,033). Der T-Wert der Narkolepsiepatienten lag erheblich unter dem der Normstichprobe (Abb. 9.2).

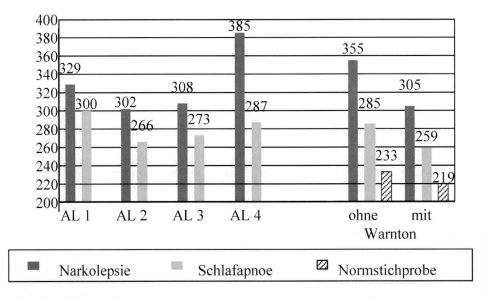

Abb. 9.1 Leistungen im Test Alertness: Vergleich von Narkolepsie- und Schlafapnoe-Patienten mit der Normstichprobe.
AL 1–AL 4 = Durchgänge des Tests. Im rechten Teil des Diagramms sind die Mittelwerte der vier Durchgänge dargestellt, die gestreiften Säulen repräsentieren die Werte bei T = 50 der Normstichprobe und nicht deren Mittelwerte.

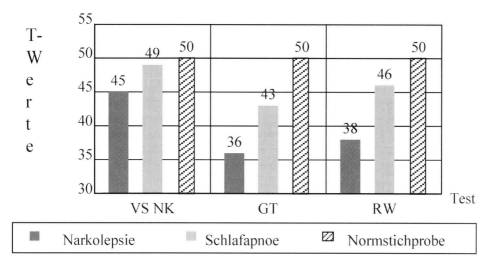

Abb. 9.2 T-Werte der Mediane der Reaktionszeiten von Patienten mit Narkolepsie oder Schlafapnoe und der Normstichprobe.
VS NK = Visuelles Scanning u. Anzahl der Fehlreaktionen, GT = Geteilte Aufmerksamkeit, RW = Reaktionswechsel

Narkolepsiepatienten waren bei der Reaktionswechselprüfung signifikant langsamer als Schlafapnoe-Patienten (1133 ± 492 vs. 843 ± 241, p < 0,045).

Bezüglich der Leistungen des verbalen Gedächtnisses (AVLT, 198) berichteten beide Patientengruppen über ein ähnliches Ausmaß an Aufmerksamkeitsschwierigkeiten und über geringfügig größere Schwierigkeiten als die Normstichprobe. Die Anzahl der Fehler im Error Proneness Questionnaire (EPQ) (157,3 ± 78,1 vs. 1158 ± 58,1, p < 0,09) und im nicht handlungsbezogenen EPQ (75,1 ± 26,9 vs. 54,6 ± 25,3, p < 0,034) war bei Patienten mit Narkolepsie signifikant höher als bei Schlafapnoe-Patienten.

Bei den psychischen Beschwerden zeigten sich im Beck Depressions Inventar (BDI) und State-Trait-Angstinventar (STAI) keine Gruppenunterschiede. 37 % der Narkolepsiepatienten wiesen Zeichen der Depressivität auf.

Beim Vergleich der Mittelwerte der Aufmerksamkeitsleistungen von Patienten mit und ohne Einnahme von Stimulanzien schnitten im Test Alertness die Patienten mit Stimulanzien besser ab als diejenigen ohne (Tab. 9.4).

Die Testleistungen wiesen viele Korrelationen zwischen Alertness und Erkrankungsdauer auf: bei der Wiedererkennungs-Erinnerung, den Fehlreaktionen bei geteilter Aufmerksamkeit und im visuellen Scanning. Die Epworth Sleepiness Scale zeigte negative Korrelationen mit Fehlern in der geteilten Aufmerksamkeit (–0,53) und mit den Fehlern (–0,64) und der Reaktionsgeschwindigkeit (–0,54) bei der Reaktionswechselprüfung.

Die Aufmerksamkeitsschwierigkeiten zeigten eine Korrelation mit Depression, Angst sowie mit Aufmerksamkeitskontrolle und Gedächtnis im Alltag. Länger erkrankte Patienten berichteten über weniger Schwierigkeiten bei der Aufmerksamkeitskontrolle. Bezüglich der Einschlafneigung bestand ein Zusammenhang mit Gedächtnisschwierigkeiten im Alltag und mit Aufmerksamkeitskontrolle.

Tab. 9.4 Mittelwerte der Narkolepsiepatienten mit und ohne Stimulanzien im Test Alertness.

	Mit Stimulanzien (n = 6) x ± s	Ohne Stimulanzien (n = 13) x ± s
AL OW med	270 ± 58	394 ± 122
AL MW med	251 ± 37	331 ± 93
AL OW s	50 ± 17	115 ± 87
AK MW s	55 ± 25	88 ± 43
AL 41 med	24 ± 37	71 ± 118

AL = Alertness; OW = ohne Warnton; med = Median

Unsere Untersuchung bestätigt die Beeinträchtigung der Aufmerksamkeitsfunktionen bei Narkolepsiepatienten. Sie zeigt deren Schwierigkeiten in geteilter und flexibler Aufmerksamkeit, jedoch nicht in fokussierter Aufmerksamkeit. Die Ergebnisse deuten darauf hin, daß es aufgrund der Tagesschläfrigkeit zu einer verringerten Aufmerksamkeitskapazität kommt, und die Fähigkeit zur Aufmerksamkeitskontrolle beeinträchtigt ist. Im Gedächtnistest zeigt sich, daß Narkolepsiepatienten keine wirklichen Gedächtnisschwierigkeiten haben, sondern dies aufgrund von Tagesschläfrigkeit so empfinden.

Die Ergebnisse der Vigilanztests können Schwierigkeiten im phasischen Arousal nicht bestätigen. Die langen Reaktionszeiten und die hohe Variabilität der Leistungen im Zeitverlauf sprechen dafür, daß Narkolepsiepatienten mehr Zeit für einen kontrollierten Prozeß benötigen, da vermutlich die Geschwindigkeit der Informationsverarbeitung beeinträchtigt ist.

Im Test zur geteilten Aufmerksamkeit zeigen Narkolepsiepatienten deutlich langsamere Reaktionszeiten als Schlafapnoe-Patienten und Schwierigkeiten, ihre Aufmerksamkeit auf mehrere Dinge gleichzeitig zu richten, was für eine verminderte Aufmerksamkeitskapazität sprechen könnte.

Narkolepsiepatienten nehmen sich beim Test „flexible Aufmerksamkeit" die notwendige Zeit, die sie aufgrund ihrer verlangsamten Informationsverarbeitung benötigen. Trotzdem gelingt es ihnen nicht, die Aufgaben gleichermaßen effizient zu bewältigen wie die Schlafapnoe-Patienten. Dies zeigt ihre Schwierigkeiten, immer den Wechsel der Aufmerksamkeit zwischen den verschiedenen Zeichen durchzuführen. Offensichtlich fällt es ihnen schwer, ihre Aufmerksamkeit zu kontrollieren.

Trotz unauffälliger Gedächtnisleistungen erleben Narkolepsiepatienten im Alltag mehr Gedächtnisschwierigkeiten, als es ihre an sich guten Fähigkeiten vermuten lassen. Der Erinnerungsverlust in dem Zeitraum während eines automatischen Verhaltens kann dabei eine Rolle spielen. Dieser Erinnerungsverlust ist auf einen Verlust der Aufmerksamkeitskontrolle zurückzuführen und nicht auf ein schlechtes Gedächtnis. Bei Narkolepsiepatienten korrelieren erlebte Aufmerksamkeitsschwierigkeiten nur mit dem Gedächtnistest. Patienten mit vermehrten Schwierigkeiten haben ein besseres Gedächtnis. Sie können sich möglicherweise Aufmerksamkeitsschwierigkeiten besser merken. Die Dauer der Erkrankung zeigt eine negative Beziehung zur Aufmerksamkeitskontrolle, d.h., Personen, die bereits länger erkrankt sind, berichten über weniger Schwierigkeiten der Aufmerksamkeitskontrolle, da sie bessere Copingstrategien entwickelt haben.

Bei den Narkolepsiepatienten hat der Schweregrad der Erkrankung einen Einfluß auf das Ausmaß der psychischen Beschwerden. Dieser Zusammenhang kann dadurch entstehen, daß die Fragebögen sowohl die psychischen Beschwerden als auch die Krankheitssymptomatik abhandeln.

Narkolepsiepatienten zeigen bei Aufmerksamkeitstests Leistungsabfall und Fluktuationen, sie haben eine verlangsamte Informationsverarbeitung und Schwierigkeiten bei der Aufmerksamkeitskontrolle.

Narkolepsiepatienten haben keine Störung der Gedächtnisleistung und der Lernfähigkeit.

Es bestehen Zusammenhänge zwischen Tagesschläfrigkeit und fokussierter Aufmerksamkeit, Aufmerksamkeitskontrolle und Aufmerksamkeitskapazität.

Je länger die Narkolepsie besteht, desto geringer sind die Leistungseinbußen.

Für die Praxis ist die Durchführung einer neuropsychologischen Diagnostik für Narkolepsiepatienten notwendig, um die Leistungsfähigkeit im Beruf, beim Autofahren und in anderen Bereichen einschätzen zu können. Die Testergebnisse bilden die Grundlage zur Überprüfung des medikamentösen Behandlungserfolgs.

9.2   Leistung und Persönlichkeit

Für Narkolepsiepatienten, die gehäuft über depressive Symptome klagen, blieb die Frage bisher unbeantwortet, ob umschriebene Leistungsdefizite Folge oder Ursache einer psychischen Störung sind. In der schlafmedizinischen Literatur sind Leistungsaspekte von Patienten mit Hypersomnien fast ausschließlich bei Patienten mit Schlafapnoe [93] und Narkolepsie [72, 161, 195, 323] untersucht worden. Einige Autoren fanden bei Hypersomniepatienten anderer Genese auffällige Persönlichkeitsstrukturen, die in Kontrollstudien nicht immer bestätigt werden konnten. Beim Vergleich wacher (Einschlaflatenz [EL] > 16 min im MSLT) und müder junger Erwachsener (EL < 6 min) fanden Roehrs et al. [425, 426] bei den Müden eine höhere soziale Introversion im MMPI und bei den Wachen eine höhere Flexibilität (California Personal Inventory). Im Rahmen einer kontinuierlichen Schlafextension (Verlängerung der Schlafdauer) über sechs Tage war bei den Müden sofort ein Effekt in Form einer Verkürzung der Einschlaflatenzen feststellbar, bei den Wachen erst nach sechs Tagen. In den Vigilanztests zeigten sich für die Reaktionszeiten signifikante Unterschiede zwischen der Erstmessung und der Messung an Tag 6, nicht aber zwischen den Gruppen. Roehrs' Experiment kann als modellhaft für den Zusammenhang von Persönlichkeit und Leistung bei Patienten mit Hypersomnien angesehen werden.

In einer eigenen Untersuchung konnten wir durch Verlängerung des Nachtschlafs bei Narkolepsie- und Hypersomniepatienten eine signifikante Verlängerung der Schlaflatenzen und eine signifikante Reduktion der Anzahl an Schlafepisoden beobachten [510]. Bei Narkolepsiepatienten wurde die REM-Latenz nicht beeinflußt, sie muß daher als unabhängig von Schlafdauer und Persönlichkeit angesehen werden.

In einer Studie über die Ganztagesleistungsfähigkeit von Narkolepsiepatienten verglichen Godbout und Montplaisir [161] die Ergebnisse von Vigilanztests, die vor und nach Multiplen Schlaf-Latenz-Tests (MSLT) durchgeführt worden waren. An einem Tag war Schlaf erlaubt, am anderen nicht. Die Reaktionszeiten nach erfolgtem Schlaf waren deutlich kürzer als ohne Schlaf, aber länger als bei einer gesunden Kontrollgruppe. Aus dem Ergebnis schlossen sie, daß bei Narkolepsiepatienten keine kognitiven Defekte vorliegen, sondern daß eine Unfähigkeit besteht, Wachheit und Leistung kontinuierlich aufrechtzuerhalten.

Baker et al. [33] stellten beim Vergleich von Narkolepsiepatienten mit idiopathischen Hypersomniekranken bei ersteren neben verkürzten Einschlaflatenzen im MSLT auch deutlich erhöhte Werte auf fast allen MMPI-Skalen fest und deuteten dies als vermehrte Schwierigkeit, psychisch mit dem Handicap Müdigkeit umzugehen. Broughton und Mullington [72] untersuchten die Wirkung von Tagschlafepisoden auf die Vigilanz (Four-Choice-Reaction-Time-Test) entsprechend zirkasemidianer (eine lange Tagschlafepisode gegen Mittag) und ultradianer (mehrere kurze Tagschlafepisoden) Rhythmen. Sie fanden eine signifikant bessere Leistung nach einer langen Tagschlafepisode 12 h nach der Mitte der nächtlichen Schlafzeit (Abb. 9.3).

Zur Überprüfung der Frage, ob psychologische Tests dazu beitragen, organische und psychologische Komponenten von Schlafstörungen zu unterscheiden und spezifische Persönlichkeitsmerkmale von Schlaf-Wachgestörten zu beschreiben, wurden 33 Narkolepsiepatienten, zehn Patienten mit posttraumatischer, zwölf Patienten mit idiopathischer Hypersomnie und vier Patienten mit zirkadianen Rhythmusstörungen mit einer Testbatterie untersucht [310]: FPI-R – revidierte Fassung des Freiburger Persönlichkeitsinventars [145], MMPI-K [353], BVND – Berliner Verfahren zur Neurosedia-

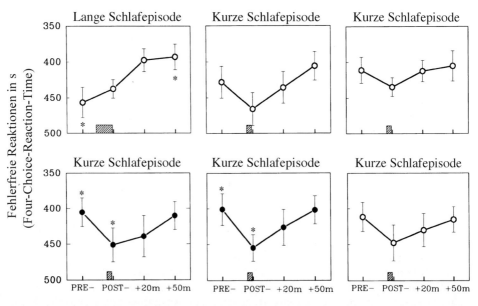

Abb. 9.3 Nap-Strategien (Tagschlafstrategien): Four-Choice-Reaction-Time (in ms) zur Messung fehlerfreier Reaktionen. Links oben ist eine lange Tagschlafepisode dargestellt, der fortlaufend von links nach rechts 5 kurze Tagschlafepisoden folgen. Auf der x-Achse sind die verschiedenen Testzeitpunkte aufgetragen: diese liegen vor und unmittelbar nach dem Tagschlaf sowie 20 und 50 min nach dem Aufwachen. Die Tagschlafepisoden sind schematisch als schraffierte Kästchen dargestellt. Die Standardabweichungen sind als Balken angegeben; die signifikanten Unterschiede in den Leistungen vor und nach dem Tagschlaf sind mit einem Stern gekennzeichnet [nach 72, mit frdl. Genehmigung].

gnostik-Selbstbeurteilung [184], BIV – Biographisches Inventar zur Diagnose von Verhaltensstörungen [231], Benton-Test [44], Test-d 2 [199], WIP – reduzierter Wechsler-Intelligenztest [109] und visueller Vigilanztest nach Quatember und Maly (G. Schuhfried, Mödlingen, Österreich, 30minütige Version [464]).

Ergebnisse: Im visuellen Vigilanztest fanden sich für alle Gruppen negative Korrelationen zwischen den mittleren Reaktionszeiten (MR), deren Standardabweichung (SD) und der Anzahl der richtigen Reaktionen (R) (Tab. 9.5).

Der Zusammenhang zwischen Leistungsorientierung (FPI 3) und falschen Reaktionen im Vigilanztest zeigte bei Narkolepsiepatienten eine negative Korrelation mit der Anzahl der falschen Reaktionen, d.h., die Patienten können die Anzahl der falschen Reaktionen durch Leistungsorientierung mindern. Die negative Korrelation ergibt sich aus der Testprogrammierung. Jeweils 1,5 s nach der Änderung eines Signals wird ein neues Signal gezählt, so daß die langsam reagierenden Narkolepsiekranken bei Reaktionen über 1,5 s Länge automatisch falsche Reaktionen verursachen. Dieses Ergebnis deckt sich mit der von Rieger et al. [423] gefundenen Verlangsamung der Reaktionszeit. Patienten mit idiopathischer Hypersomnie gelingt es durch Leistungsorientiertheit, ihre richtigen Reaktionen zu beeinflussen, so daß sie entsprechend weniger Fehler machen.

Viele Werte der Hypersomniepatienten weichen im MMPI leicht bis mittelgradig von den Referenzwerten Gesunder ab. Diese Abweichungen finden sich bei fast allen Gruppen für die Hysterie- und Hypochondrie-Skalen und entsprechen dem Bild der im MMPI-Handbuch angegebenen Gruppe psychisch Kranker. Auffallend waren normale Werte in der Gruppe der Patienten mit posttraumatischer Hypersomnie, die in der Regel erst seit zwei bis sechs Monaten erkrankt waren, während die Patienten aus den anderen Gruppen meist bereits seit 1–25 Jahren erkrankt waren, so daß deren Abweichungen als Reaktionsbildungen interpretiert werden konnten.

Die Ergebnisse lassen die Folgerung zu, daß Persönlichkeitstestungen bei eindeutiger Narkolepsie keine krankheitsrelevanten Informationen erbringen, es sei denn, um die Leistungsmotivation zu prüfen. Der Zusammenhang zwischen richtigen Reaktionen und positiver Leistungsmotivation kann zur Klärung der Differentialdiagnose zwi-

Tab. 9.5 Korrelationen zwischen der Anzahl der richtigen Reaktionen im Vigilanztest, Leistungsmotivation und Reaktionsgeschwindigkeit bei Hypersomniepatienten.

Korrelation von mit	MR fVigil	SD rVigil	FPI 3 rVigil	MMPI LMO rVigil	FPI 3 fVigil
1 Narkolepsie	– 0,323*	– 0,445**	– 0,099	0,1351	– 0,826**
2 Posttraum. HS	– 0,596**	– 0,614**	– 0,499*	– 0,988**	0,460
3 Psychoph. HS	– 0,909**	– 0,661**	0,384	– 0,316	0,384
4 Idiopath. HS	– 0,783**	0,759**	0,428**	– 0,191	– 0,428**
5 Zirkadiane Rhythmusst.	– 0,950**	– 0,985**	0,394	–	– 0,394

MR = mittlere Reaktionszeit im Vigilanztest; rVigil = richtige Reaktionen im Vigilanztest; fVigil = falsche Reaktionen im Vigilanztest; HS = Hypersomnie; posttraum. = posttraumatisch; psychoph. = psychophysiologisch; idiopath. = idiopathisch; Rhythmusst. = Rhythmusstörungen; Korrelationskoeffizient: ** = p < 0,05, * = p < 0,1

schen idiopathischer Hypersomnie und Narkolepsie bei den Narkolepsiekranken ohne Kataplexien beitragen.

Persönlichkeitstestungen sind in der Narkolepsiediagnostik ohne Relevanz für die Therapie und können nur zur Bestimmung der Leistungsmotivation beitragen.

10 Begutachtung der Narkolepsie

Die ärztliche Gutachtertätigkeit erfolgt nach dem sozialen Entschädigungsrecht sowie nach dem Schwerbehindertengesetz von 1983 und der überarbeiteten Fassung von 1996 [18]. Die Narkolepsie und ihre Symptome werden hier unter den „anfallsartigen Ereignissen" eingeordnet.

Je nach Häufigkeit, Ausprägung und Kombination der Symptome (Tagesschläfrigkeit, Schlafattacken, Kataplexien, automatisches Verhalten im Rahmen von Ermüdungserscheinungen oder Schlaflähmungen – häufig verbunden mit hypnagogen Halluzinationen) sind im allgemeinen GdB/MdE-Grade von 50 bis 80 anzusetzen. Selten kommen auch GdB/MdE-Grade von 40 (z.B. bei gering ausgeprägter Tagesschläfrigkeit in Kombination mit seltenen Schlaflähmungen und hypnagogen Halluzinationen) oder auch über 80 (bei ungewöhnlich starker Ausprägung) in Betracht [18].

Da epileptische Anfälle die häufigste Fehldiagnose des narkoleptischen Symptoms Kataplexie darstellen, ist die o. g. Klassifikation nicht günstig, insbesondere da die Narkolepsie nach der Internationalen Klassifikation der Schlaf-Wach-Störungen ICSD (1990) und ihrer revidierten Ausgabe ICSD-R (1997) und der ICD-10 eindeutig definiert ist.

Gutachterliche Beurteilung

Die Beurteilung berücksichtigt die Symptome, die den Patienten und seine Umgebung am meisten beeinträchtigen. Dies sind zumeist die Tagesschläfrigkeit und die Kataplexien. Die anderen NREM- und REM-assoziierten Symptome können ebenfalls die Lebensqualität beeinträchtigen, sind jedoch als gering einzuschätzen. Die kognitiven und die Aufmerksamkeitsdefizite sind zumeist Folge der Tagesschläfrigkeit, bedürfen aber hinsichtlich ihrer Bedeutung für die Gesamtbeurteilung einer differenzierten Betrachtung von Patienten, die sich in Aus- oder Weiterbildung befinden oder Tätigkeiten ausüben, die ständig eine hohe Aufmerksamkeit erfordern (z.B. Überwachungsberufe, Piloten, Kraftfahrer etc.).

Für jede Beurteilung ist die nach den Klassifikationssystemen gesicherte Diagnose Voraussetzung.

Bei entsprechenden Fragestellungen (z.B. erhebliche Aufmerksamkeitsdefizite) sind zusätzliche neuropsychologische Untersuchungen in spezialisierten Schlafzentren erforderlich.

Voraussetzung für die Beurteilung ist immer, daß die Narkolepsiepatienten in einem Schlafzentrum unter kontrollierten Bedingungen die zur Verfügung stehenden Medikamente und Verhaltensstrategien zur Symptomminderung erprobt haben und ihre Compliance sowie die jeweiligen Behandlungsergebnisse dokumentiert sind. Die Wirksamkeit der Behandlung(en) unter Alltagsbedingungen muß immer miteinbezogen werden, da sich die unter stationären Bedingungen erzielten Ergebnisse im Alltag häufig als weniger effektiv erweisen. Hierzu können Aktometer oder Schlafprotokolle verwendet werden.

Narkolepsiepatienten sind durch ihre Symptome immer beeinträchtigt. Der Schweregrad der Beeinträchtigung hängt von der Ausprägung der Symptome, ihrer Kombination und den sozialen Anforderungen ab.

Berufsunfähigkeit

Berufsunfähig sind Narkolepsiepatienten, die unter schwerwiegender, therapieresistenter Tagesschläfrigkeit oder Kataplexien leiden und deren Erwerbsfähigkeit im erlernten Beruf oder bei einer ihrem Ausbildungsstand entsprechenden Tätigkeit im Vergleich mit Gesunden um mehr als 50 % verringert ist.

Zur Beurteilung müssen die mit den standardisierten Testmethoden gemessenen Ergebnisse vor und nach Behandlung der NREM- und/oder REM-assoziierten Symptome verglichen werden.

Erwerbsunfähigkeit

Viele Narkolepsiepatienten sind i. S. des Rentenrechts erwerbsunfähig. Sie sind nicht in der Lage, eine kontinuierliche Arbeitsleistung zu erbringen. Die Tagesschläfrigkeit kann trotz Medikation erheblichen Fluktuationen unterworfen sein und ist begleitet von entsprechendem Nachlassen der Arbeitseffizienz, Aufmerksamkeit und Konzentration. Bei der Mehrzahl der Narkolepsiepatienten ist die Leistung bezogen auf die Arbeitszeit gegenüber Gesunden nicht eingeschränkt, wenn die Möglichkeit besteht, kurze Schlafpausen einzulegen, die für die nachfolgenden Stunden die Tagesschläfrigkeit beheben oder mindern. Die Beurteilung ist damit abhängig vom Zeitablauf der zu erbringenden Leistung und der Art der Tätigkeit. Narkolepsiepatienten sind nur dort als leistungsunfähig im Sinne der Erwerbsunfähigkeit einzustufen, wo sie hochverantwortliche Daueraufmerksamkeitsleistungen erbringen müssen oder Möglichkeiten zum Einlegen von Schlafpausen nicht gewährt werden können. Hier müssen Verweisberufe angegeben oder Umschulungsmaßnahmen eingeleitet werden.

GdB/MdE

Nach den Anhaltspunkten für die ärztliche Gutachtertätigkeit wird der GdB im allgemeinen zwischen 50–80 angenommen, abhängig von Häufigkeit, Ausprägung und Kombination der Symptome.

Da bei Patienten mit leichten, gut zu behandelnden Symptomen im Verlaufe des Lebens erhebliche Fluktuationen der Symptomausprägung auftreten können, ist der niedrigste GdB/MdE-Grad mit 40 anzusetzen. Er wird im allgemeinen auf 50–80 festgesetzt, wenn z. B. trotz ausreichender Medikation Symptome auftreten oder wenn

Medikamente wegen dokumentierter subjektiv oder objektiv stark beeinträchtigender Nebenwirkungen (Zittern, Schweißausbrüche, Verstimmung, Blasenentleerungs- oder Potenzstörungen etc.) nicht eingenommen werden. Die Entscheidung ist hierbei mit dem Patienten ausführlich zu besprechen. In seltenen Fällen mit massiven Symptomen muß ein GdB/MdE-Grad von über 80 gewährt werden.

Im Fall mehrerer gleichzeitig bestehender Erkrankungen mit dem Leitsymptom Hypersomnie (z.B. Schlafapnoe oder Restless-legs-Syndrom) sind die Leistungsminderungen gemäß der Verstärkung des Leitsymptoms zu berücksichtigen.

REM-assoziierte Symptome wie massive hypnagoge Halluzinationen, Alpträume oder lang anhaltende Schlaflähmungen oder NREM-assoziierte Symptome, wie z.B. häufige Unterbrechungen des Nachtschlafs mit langen Wachliegezeiten, sollten abhängig vom Schweregrad der Beeinträchtigung mit beurteilt werden.

Der medizinische Gutachter sollte möglichst umfangreiche Kenntnisse und Erfahrungen auf dem Gebiet der Schlafmedizin besitzen, um der schwierigen, oft vielschichtigen Symptomatik in der Beurteilung angemessen gerecht werden zu können.

Literatur

1. Adie W (1926): Idiopathic narcolepsy: A disease sui generis: with remarks on the mechanism of sleep. Brain 49, 237–306.
2. Aguirre M, Broughton R, Stuss D (1985): Does memory impairment exist in narcolepsy-cataplexy? J Clin Exp Neuropsyiol 7, 14–24.
3. Aguirre M, Broughton RJ (1987): Complex event-related potentials (P300 and CNV) and MSLT in the assessment of excessive daytime sleepiness in narcolepsy-cataplexy. Electroenceph Clin Neurophysiol 67, 298–316.
4. Akimoto H, Honda Y, Takahashi Y. Pharmacotherapy in narcolepsy. Dis Nerv System 1960; 21: 704–706.
5. Aksu S. Bewältigungsverhalten von Narkolepsiepatienten. Diplomarbeit am Fachbereich Psychologie der Philipps-Universität Marburg, 1997.
6. Alaia SL. Life effects of narcolepsy: Measures of negative impact, social support, and psychological well-being. In: Goswami M, Pollak CP, Cohen FL, Thorpy MJ, Kavey NB, eds. Psychosocial Aspects of Narcolepsy. New York: The Haworth Press, 1992, 1–22.
7. Aldrich MS (1990): Narcolepsy. N Engl J Med 323, 388–394.
8. Aldrich MS (1992): Narcolepsy. Neurology 42 (Suppl. 6), 34–43.
9. Aldrich MS (1996): The clinical spectrum of narcolepsy and idiopathic hypersomnia. Neurology 46, 393–401.
10. Aldrich MS, Naylor MW (1989): Narcolepsy associated with lesions of the diencephalon. Neurology 39, 1505–1508.
11. Aldrich MS (1989): Automobile accidents in patients with sleep disorders. Sleep 12, 487–494.
12. Allsop MR, Zaiwalla Z (1992): Narcolepsy. Archives of Disease in Childhood 67, 302–306.
13. Alvarez B, Dahlitz M, Grimshaw J et al. (1991): Mazindol in long-term treatment of narcolepsy. Lancet 337, 1293–1294.
14. American Narcolepsy Association. Stimulant medication survey. In: The Eye Opener. 1992: 1–3.
15. Anderson M, Salmon MV (1977): Symptomatic cataplexy. J Neurol Neurosurg Psychiatry 40, 186–191.
16. Anderson MW, Zendell SM, Morgan JP, Herrera CO, Rubinstein ML, Spielman AJ. The effects of methadone in narcolepsy. In: 5th International Congress of Sleep Research. Copenhagen, Denmark, 20 June–3 July 1987: 464.
17. Andreas-Zietz A, Keller E, Scholtz S et al. (1986): DR2 negative narcolepsy. Lancet ii, 684–685.

18. Anhaltspunkte für die ärztliche Gutachtertätigkeit im sozialen Entschädigungsrecht und nach dem Schwerbehindertengesetz. Bundesministerium für Arbeit und Sozialordnung (Hrsg). Köllen Druck und Verlag GmbH Bonn 1996.

19. Anic-Labat S, Guilleminault C, Kraemer HC, Meehan J, Arrigoni J, Mignot E (1999): Validation of a cataplexy questionnaire in 983 sleep-disorders patients. Sleep 22 (1), 77–87.

20. Antelman SM, Edwards DJ, Lin M (1977): Phenylethylamine: evidence for a direct, postsynaptic dopamine-receptor stimulatory action. Brain Res 127, 317–323.

21. Antonin KH, Jedrychowski M, Bieck PR (1990): Brofaromin – Pharmakodynamische und pharmakokinetische Untersuchungen an gesunden Probanden mit einem neuen reversiblen und selektiven Hemmstoff der MAO-A. Münch Med Wsch 132 (Suppl. 1), 13–17.

22. Arbeitskreis „Aufmerksamkeit und Gedächtnis" der Gesellschaft für Neuropsychologie (noch nicht publiziert). FEDA: Fragebogen erlebter Defizite der Aufmerksamkeit.

23. Arrigoni J, Nishino S, Hunt S, Wharp L, Mignot E, Dement W (1991): Effect of selegeline, a selective MAO-B inhibitor, on canine cataplexy (Abstract). 5th Annual Meeting of the Association of Professional Sleep Societies, Toronto.

24. Asaka A. Genetic markers other than HLA in narcolepsy. In: Honda Y, Juij T, eds. HLA in narcolepsy. Berlin: Springer-Verlag, 1988, 191–199.

25. ASDA (American Sleep Disorders Association) (1992): The clinical use of the multiple sleep latency test. Sleep 15, 268–276.

26. ASDC (Association of Sleep disorders Centers) (1979): Diagnostic classification of sleep and arousal disorders. Sleep Disorders Classification Committee, Chairman Roffwarg HP. Sleep 2, 1–137.

27. The psychological aspects of narcolepsy. (1992) New York, The Haworth Press Inc., 1–22.

28. Association of Sleep Disorder Centers (1979): Diagnostic classification of sleep and arousal disorders. 1st ed. Prepared by the Sleep Disorder Classification Committee, Roffwarg HP, Chairman. Sleep 2, 1–137.

29. Aston-Jones G, Bloom FE (1981): Activity of norepinephrine-containing locus coeruleus neurons in behaving rats anticipates fluctuations in the sleep-waking cycle. J Neurosci 1, 867–886.

30. Autret A, Lucas B, Henry-Lebras F, deToffol B (1994): Symptomatic narcolepsies. Sleep 17 (Suppl.), 21–24.

31. Awouters F, Niemegeers CJE, Megens AAHP, Meert TF, Janssen PAJ (1988): The pharmacological profile of ritanserin, a very potent and long-acting serotonin-S2 antagonist. Drug Dev Res 15, 61–73.

32. Baker TL, Dement WC: Canine narcolepsy-cataplexy syndrome: evidence for an inherited monoaminergic-cholinergic imbalance. In: Brain Mechanisms of Sleep; hrsg. v. McGinty DJ, Drucker-Colin R, Morrison A, Parmeggiani P. New York: Raven Press, 1985, 199–233.

33. Baker TL, Guilleminault C, Nino-Murcia G, Dement WC (1986): Comparative polysomnographic study of narcolepsy and idiopathic central nervous system hypersomnia. Sleep 9 (1), 232–242.

34. Baldy-Moulinier M, Arguner A, Besset A (1976): Ultradian and circadian rhythms in sleep and wakefulness in narcoleptics; hrsg. v. Guilleminault C, Dement W, Passouant P. Narcolepsy, New York: Spectrum Publications, 485–497.

35. Ballet G (1882): Contribution a l'étude du sommeil pathologique (quelques cas de narcolepsie). Revue de médicine, 945.

36. Baraitser M, Parkes JD (1978): Genetic study of narcoleptic syndrome. J Med Genet 15, 254–259.

37. Barker W (1948): Studies in epilepsy: Personality pattern, situational stress and the symptoms of narcolepsy. Psychosom Med 10, 193–202.

38. Baronti F, Davis TL, Boldry RC, Mouradioan MM, Chase TN (1992): Deprenyl effects on levodopa pharmacodynamics, mood, and free radical scavenging. Neurology 42, 541–544.

39. Bastuji H, Jouvet M (1988): Successful treatment of idiopathic hypersomnia and narcolepsy with modafinil. Prog Neuropsychopharmacol Biol Psychiatry 12, 695–700.

40. Beck AT, Rush AJ, Shaw BF, Emery G (1981): Kognitive Therapie der Depression. München: Urban & Schwarzenberg.

41. Bell C, Dixie-Bell D, Thompson B (1986): Further studies on the prevalence of isolated sleep paralysis in black subjects. J Natl Med Assoc 78, 649–659.

42. Bennett-Levy, J, Powell GE (1980): The subjective memory questionnaire (SMQ). An investigation into the self-reporting „real-life" memory skills. British Journal of Social and Clinical Psychology 19, 177–188.

43. Bental E, Lavie P, Scharf B (1979): Severe hypermotility during sleep in treatment of cataplexy with clomipramin. Israel J Med Sci 15, 607–609.

44. Benton AL. Benton-Test (1986): Deutsche Bearbeitung: Spreen O. 5. Auflage. Bern, Stuttgart: Hans Huber Verlag.

45. Bieck PR, Antonin KH, Jedrychowski M (1983): Monoaminoxidase inhibition in healthy volunteers by CGP 11.305 A, a new specific inhibitor of MAO-A. Mod Probl Pharmacopsychiatr 19, 53–62.

46. Billiard M (1976): Competition between the two types of sleep and the recuperative function of REM vs NREM sleep in narcoleptics; hrsg. v. Guilleminault C, Dement WC, Passouant P; Narcolepsy. New York: Spectrum Publications, 201–220.

47. Billiard M, Besset A, Cadilhac J (1983): The clinical and polygraphic development of narcolepsy; hrsg. v. Guilleminault C, Lugaresi E; Sleep/wake disorders: natural history, epidemiology and long-term evolution. New York: Raven Press, 171–185.

48. Billiard M, Besset A, Montplaisir J, Laffont F, Goldenberg F, Weill JS, Lubin S (1994): Modafinil: A double-blind multicentric study. Sleep 17 (8), 107–112.

49. Billiard M, Pasquié-Magnetto V, Heckman M, Carlander B, Besset A, Zachariev Z, Eliaou JF, Malafosse A (1994): Family studies in narcolepsy. Sleep 17, 54–59.

50. Billiard M, Quera Salva M, De Koninck J, Besset A, Touchon J, Cadhilhac J (1986): Daytime sleep characteristics and their relationships with night sleep in the narcoleptic patient. Sleep 9 (1 pt 2), 167–174.

51. Billiard M, Seignalet J (1985): Extraordinary association between HLA-DR2 and narcolepsy. Lancet 1, 226–227.

52. Billiard M, Seignalet J, Besset A, Cadilhac J (1986): HLA-DR2 and narcolepsy. Sleep 9 (1), 149–152.

52a. Billiard M, Seignalet J, Beheel H eds al. HLA in narcolepsy in France. In: In: HLA in narcolepsy. Honda Y and Juji T., eds. 1988, New York: Springer Verlag.

53. Bixler EO, Kales A, Vela-Bueno A, Drozdiak RA, Jacoby JA, Manfredi RL (1986): Narcolepsy/cataplexy III. Nocturnal sleep and wakefulness pattern. Intern J Neuroscience 29, 305–316.

54. Bliwise DL, Yesavage KA, Sink J, Widrow L, Dement WC (1986): Depressive symptoms and impaired respiration in sleep. J Consult Clin Psychol 54, 734–735.

55. Bodamer JG et al. (1994).The WHO Nomenclature Committee for factors of the HLA system. Nomenclature for factors of the HLA system. Tissue Antigens 44, 1–18.

56. Böhm H (1893): Über Narkolepsie. Med. Dissertation Berlin.

57. Bohr K, Abstract für Dresden: MS und Narkolepsie.

58. Boivin DB, Montplaisir J (1991): The effects of L-dopa on excessive daytime sleepiness in narcolepsy. Neurology 41, 1267–1269.

59. Boivin DB, Montplaisir J, Petit D et al. (1993): Effects of modafinil on symptomatology of human narcolepsy. Clin Neuropharmacol 16, 46–53.

60. Bonnet MH (1993): Cognitive effects of sleep and sleep fragmentation. Sleep 16 (Suppl.), 65–67.

61. Borbély AA (1982): A two-process model of sleep regulation. Hum Neurobiol 1, 195–204.

62. Borck S, Stuttmann R, Doehn M (1995): Narkolepsiepatienten in der Anästhesie. Anästh Intensivmed 36, 201–204.

63. Broughton R (1971): Neurology and sleep research. Can Psychiatr Assoc J 16, 283–293.

64. Broughton R (1982): Performance and evoked potential measures of various states of daytime sleepiness. Sleep 5 (Suppl. 2), 135–146.

65. Broughton R, Dunham W, Rivers M, Lutley K, Duschesne P (1988c): Ambulatory 24-hr sleep-wake monitoring in narcolepsy-cataplexy compared to matched controls. Electroenceph Clin Neurophysiol 70, 473–481.

66. Broughton R, Dunham W, Weisskopf M, Rivers M (1994): Night sleep does not predict day sleep in narcolepsy. Electroenceph Clin Neurophysiol 91, 67–70.

67. Broughton RJ, Fleming JAE, George CFP et al. (1997): Randomized, double-blind, placebo-controlled crossover trial of modafinil in the treatment of excessive daytime sleepiness in narcolepsy. Neurology 49, 444–451.

68. Broughton R, Ghanem Q (1976): The impact of compound narcolepsy on the life of the patient; hrsg. v. Guilleminault C, Dement WC and Passouant P. Narcolepsy. New York: Spectrum Publications, 201–220.

69. Broughton R, Ghanem Q, Hishikawa Y, Sugita Y, Névsimalová S, Roth B (1981): The socio-economic and related life-effects in 180 patients with narcolepsy from North America, Asia and Europe compared to matched controls. In: Psychophysiological aspects of sleep; hrsg. v. Karacan I. Park Ridge, New Jersey, USA, 96–105.

70. Broughton R, Ghanem Q, Hishikawa Y, Sugita Y, Névsimalová S, Roth B (1983): Life effects of narcolepsy: Relationships to geographic origin (North American, Asian or European) and other patient and illness variables. Can J Neurol Sci 10, 100–104.

71. Broughton R, Mamelak M (1976). Gammahydroxybutyrate in the treatment of narcolepsy: A preliminary report. Hrsg. Von Guilliminault C, Dement WC, Passouant P. Narcolepsy. New York: Spectrum Publications.

72. Broughton R, Mullington J (1994): Chronobiological aspects of narcolepsy. Sleep 17 (8), 35–44.

73. Broughton R, Valley V, Aguirre M, Roberts J, Suwalski W, Dunham W (1986): Excessive daytime sleepiness and the pathophysiology of narcolepsy-cataplexy: A laboratory perspective. Sleep 9 (1 Pt 2), 205–215.

74. Broughton R. Psychosocial impact of narcolepsy-cataplexy with comparisons to idiopathic hypersomnia and epilepsy; hrsg. v. Goswami M, Pollak CP, Cohen FL, Thorpy MJ, Kavey NB. Psychosocial Aspects of Narcolepsy 1992. New York: The Haworth Press, 37–43.

75. Broughton R. Psychosocial impact of narcolepsy-cataplexy; hrsg. v. Goswami M, Pollak CP, Cohen FL, Thorpy MJ, Kavey NB. Psychosocial Aspects of Narcolepsy 1992. New York, The Haworth Press, 33–35.

76. Broughton RJ. Polysomnography: principles and applications in sleep and arousal disorders; hrsg. v. Niedermeyer E, Lopez da Silva F. Electoencephalography: basic principles, clinical applications and related fields. 2nd ed. Urban & Schwarzenberg 1987, 687–724.

77. Broughton, RJ., Guberman A, Roberts J (1984): Vergleich der psychosozialen Auswirkungen von Epilepsie und Narkolepsie/Kataplexie: Eine kontrollierte Studie. Epilepsia 25, 423–433.

78. Brougthon R, Dunham W, Krupa S, Mullington J (1995): Impairment of waking arousal in narcolepsy. Sleep Research 24, 206.

79. Browman CP, Gujavarty KS, Yolles SF, Mitler MM (1986): Forty-eight-hour polysomnographic evaluation of narcolepsy. Sleep 9 (1 Pt 2), 183–188.

80. Brunel P, Vial T, Roche I, Bertolotti E, Evreux JC (1994): Follow-up of 151 pregnant women exposed to antidepressant treatment (MAOI excluded) during organogenesis. Therapy 49, 117–122.

81. Buyse I, Decorte R, Baens M, Cuppens H, Semana G, Emonds MP, Marynen P, Cassiman JJ (1993): Rapid DNA typing of class II HLA antigens using the polymerase chain reaction and reverse dot blot hybridization. Tissue Antigens 41, 1–14.

82. Cadilhac J (1976): Tricyclics and REM sleep; hrsg. v. Guilleminault C, Dement WC, Passouant P. Narcolepsy. New York: Spectrum Publications, 605–623.

83. Caffe M (1862): Maladie de sommeil. J des Connaiss Med Pratiques 29, 323.

84. Campbell SS, Broughton R (1994): Rapid decline in body temperature prior to sleep; fluffing the physiological pillow? Chronobiol Int 11 (2), 126–131.

85. Carlander B, Pasquié-Magnetto V, Tafti M, Malafosse A, Billiard M (1996): Linkage analysis in narcoleptic kindreds. J Sleep Res 5 (Suppl. 1), 27.

86. Carlander B. Traitement de la narcolepsie et autres formes d'excès de sommeil. In: Le sommeil normal et pathologique. Billiard M (ed): Masson 1994, Paris, 295–302.

87. Carpenter V, Barone Kribbs N, for the US Modafinil Multicenter Study Group. Self-reported and manifest sleepiness during blind withdrawal from modafinil in patients with narcolepsy (poster). European Federation of Neurological Societies: 1997 Jun 4–8; Prague.

88. Carskadon MA (1993): Evaluation of excessive daytime sleepiness. Neurophysiol Clin 23, 91–100.

89. Carskadon MA, Dement WC (1975): Sleep studies on a 90-minute day. Electroenceph Clin Neurophysiol 39, 145–155.

90. Carskadon MA, Dement WC (1977): Sleepiness and sleep state on a 90-minute schedule. Psychophysiology 14, 127–133.

91. Carskadon MA, Dement WC (1979): Effects of total sleep loss on sleep tendency. Percept Mot Skills 48, 495–506.

92. Carskadon MA, Dement WC, Mitler MM, Roth T, Westbrook P, Keenan S (1986): Guidelines for the multiple sleep latency test (MSLT): a standard measure of sleepiness. Sleep 9, 519–524.

93. Cassel W (1993): Sleep apnea and personality. Sleep 16, 56–58.

94. Cassel W, Henn-Kolter C, Pilot A, Franke J, Ploch, T Peter JH, v. Wichert P (1992): Personality changes in sleep apnea. J Sleep Res 1 suppl 1, 38.

95. Cave H (1931): Narcolepsy. Arch Neurol Psychiat 26, 50–98.

96. Challakere K, Dupont R, Mitler MM, Hajdukovic R, Lehr P, Halpern S, Lamoureux G, Gillin JX (1991): Effects of stimulant exposure in narcoleptics observed with SPECT (Abstract). Association of professional sleep societies, Toronto, 185.

97. Challamel M-J, Mazzola ME, Nevsímalová S et al. (1994): Narcolepsy in Children. Sleep 17, 17–20.

98. Chase MH, Morales FR (1990): The atonia and myoclonia of active (REM) sleep. Annu Rev Psychol 41, 557–584.

99. Chayasirisobhon S, Cullis P, Veeramasunemi RR (1983): Occurence of neuroleptic malignant syndrome in a narcoleptic patient. Hosp Commun Psychiat 34, 548–550.

100. Chen SG, Clift SJ, Dahlitz MJ et al. (1995): Treatment in the narcoleptic syndrome; self assessment of the action of dexamphetanine and clomipramine. J Sleep Res 4, 113–118.

101. Clark R (1980): Treatment of narcolepsy. Arch Neurol 37: 736.

102. Coble PA, Kupfer DJ, Shaw DH (1981): Distribution of REM latency in depression. Biological Psychiatry 16, 453–466.

103. Cohen FL, Mudro RW (1992): Social distance from persons with narcolepsy and other conditions; hrsg. v. Goswami M, Pollak CP, Cohen FL, Thorpy MJ, Kavey NB. Psychosocial Aspects of Narcolepsy. New York: The Haworth Press.

104. Cohen FL, Ferrans CE, Eshler B (1992): Reported accidents in narcolepsy; hrsg. v. Goswami M, Pollak CP, Cohen FL, Thorpy MJ, Kavey NB. Psychosocial Aspects of Narcolepsy. New York: The Haworth Press, 61–69.

105. Cohen FL, Ferrans CE, Smith KM (1992): Self-Esteem in persons with narcolepsy; hrsg. v. Goswami M, Pollak CP, Cohen FL, Thorpy MJ, Kavey NB. Psychosocial Aspects of Narcolepsy. New York: The Haworth Press, 45–51.

106. Cohen FL (1988): Narcolepsy: a review of a common, life-long sleep disorder. Journal of Advanced Nursing 13, 546–556.

107. Confavreux C, Gebuhrer L, Betuel H et al. (1987): HLA-DR2 negative narcolepsy. J Neurol Neurosurg Psychiatry 50, 635–636.

108. Czeisler C, Zimmermann J, Ronda J, Moore-Ede M, Weitzman E (1980): Timing of REM sleep is coupled to the circadian rhythm of body temperature in man. Sleep 2, 329–346.

109. Dahl G (1972): WIP – Reduzierter Wechsler-Intelligenztest. Königstein: Hain Verlag Meisenheim GmbH.

110. Dahl RE, Holttum J, Trubnick L (1994): A clinical picture of child and adolescent narcolepsy. J Am Acad Child Adolesc Psychiatry 33 (6), 834–841.

111. Dahlitz M, Parkes JD (1993): Sleep paralysis. Lancet 341, 406–407.

112. Dahlitz MJ, Chen SY, Parkes JD (1996): Diagnosis of the narcoleptic syndrome (Abstract). J Sleep Res 5 (Suppl. 1), 41.

113. Dahlitz MJ, Vaughan R, Leenders KL, Khan N, Parkes JD (1994a): Twin studies in the narcoleptic syndrome. J Sleep Res 3 (Suppl. 1), 54.

114. Dahmen N, Querings K, Grün B, Bierbrauer J (1999): Increased frequency of migraine in narcoleptic patients. Neurology 52, 1291–1293.

115. Daly D, Yoss R (1959): A family with narcolepsy. Proc Staff Meet Mayo Clinic 34, 313–320.

116. Davis DR, Parasuraman R. The Psychology of vigilance. New York: Academic Press, 1981.

117. De Koninck J, Quera Salva M, Besset A, Billiard M (1986): Are REM cycles in narcoleptics governed by an ultradian rhythm. Sleep 9, 162–168.

118. Dean R, Kilduff TS, Dement WC, Grumet FC (1989): Narcolepsy without unique MHC class I antigen association: Studies in the canine model. Hum Immunol 25, 27–35.

119. Declerck AC, Wauquier A, Van der Ham-Veltman PHM, Gelders Y (1987): Increase of slow wave sleep in human volunteers by the serotonin-S2 antagonist ritanserin. Curr Ther Res 41, 427–432.

120. Dehion C (1893): Über einige pathologische Schlafzustände. St. Petersburger Med Wochenschrift 22.

121. Delashaw JB, Foutz AS, Guilleminault C, Dement WC (1979): Cholinergic mechanisms and cataplexy in canines. Exp Neurol 66, 745–757.

122. Dement WC (1976): Daytime sleepiness and sleep „attacks"; hrsg. v. Guilleminault C, Dement WC, Passouant P. Narcolepsy. New York: Spectrum Publications, 17–42.

123. Dement WC, Carskadon M, Leg R (1973): The prevalence of narcolepsy. J Sleep Res 2, 147.

124. Dement WC, Zarcone V, Varner V et al. (1972): The prevalence of narcolepsy. J Sleep Res 1, 148.

125. Dinges DF, Broughton RJ (1989): Sleep and Alertness: Chronobiological, behavioral, and medical aspects of napping. New York: Raven Press.

126. Ditta SC, George CFP, Singh SM (1992): HLA-D-region genomic DNA restriction fragments in DRw15(DR2) familial narcolepsy. Sleep 15 (1), 48–57.

127. Douglass AB, Hays P, Pazderka F, Russell J (1991): Florid refractory schizophrenias that turn out to be treatable variants of HLA-associated narcolepsy. J Nerv Ment Dis 179, 12–17.

128. Douglass AB, Harris L, Pazderka F (1989): Monozygotic twins concordant for the narcoleptic syndrome. Neurol 39, 140–141.

129. Douglass AB, Shipley JE, Haines RF, Scholten RC, Dudley E, Tapp A (1993): Schizophrenia, narcolepsy, and HLA-DR15, DQ6. Biol Psychiatry 34, 773–780.

130. Dyken ME, Yamada T, Lin-Dyken DC, Seaba P (1994): Narcolepsy: Unequivocal diagnosis after split-screen, videopolysomnographic analysis of a prolonged cataplectic attack. Neurology 44, 760–761.

131. Dyken ME, Yamada T, Lin-Dyken DC, Seaba P, Yeh M (1966): Diagnosing narcolepsy through the simultaneous clinical and electrophysiologic analysis of cataplexy. Arch Neurol 53, 456–460.

132. Dynes J, Finley K (1941): The electroencephalography as an aid in the study of narcolepsy. Arch Neurol Psychiat 46, 598–612.

133. Edgar D, Seidel WF, Contreras P, Vaught JL, Dement WC (1994): Modafinil promotes EEG wake without intensifying motor activity in the rat. Can J Physiol Pharmacol 72, 362.

134. Ehtelberg S (1950): Symptomatic 'cataplexy' or chalastic fits in cortical lesion of the frontal lobe. Brain 73, 499–512.

135. Ellis CM, Howard R, Simmons A, Brammer M, Bullimore E, Williams SCR, Parkes JD (1996): Brainstem proton magnetic resonance spectroscopy and functional imaging in the narcoleptic syndrome (Abstract). J Sleep Res 5 (Suppl. 1), 58.

136. Ellis CM, Howard R, Simmons A, Brammer M, Bullimore E, Williams SCR, Parkes JD (1996): Magnetic resonance imaging in the narcoleptic syndrome and normal controls. Examination of the effect of modafinil (Abstract). J Sleep Res 5 (Suppl. 1), 58.

137. Ellis MC, Hetisimer AH, Ruddy DA, Hansen SL, Kronmal GS, McClelland E, Quintana L, Drayna DT, Aldrich MS, Mignot E (1997): HLA class II haplotype and sequence analysis support a role for DQ in narcolepsy. Immunogenetic 46, 410–417.

138. Elwes RDC, Crewes H, Chesterman LP, Summers B, Jenner P, Binnie CD, Parkes JD (1989): Treatment of narcolepsy with L-tyrosine: Double-blind placebo-controlled trial. Lancet, 1067–1069.

139. Emsellem HA, Jani NN (1991): Narcolepsy in association with the REM behavioural disorder. J Sleep Res 20, 307.

140. Engber TM, Dennis SA, Jones BE, Miller MS, Contreras PC (1998): Brain regional substrates for the actions of the novel wake-promoting agent modafinil in the rat: comparison with amphetamine. Neuroscience 87 (4), 905–911.

141. Engber TM, Koury EJ, Dennis SA, Miller MS, Contreras PC, Bhat RV (1998): Differential patterns of regional c-Fos induction in the rat brain by amphetamine and the novel wakefulness-promoting agent modafinil. Neuroscience Letter 241, 95–98.

142. Engberg G, Elebring T, Nissbrandt H (1991): Deprenyl (selegeline), a selective MAO-B inhibitor with active metabolites; effects on locomotor activity, dopaminergic neurotransmission and firing rate of nigral dopamine neurons. The Journal of Pharmacology and Experimental Therapeutics 259, 841–847.

143. Erlich SS, Itabashi HH (1986): Narcolepsy: a neuropathologic study. Sleep 9 (1 Pt 2), 126–132.

145. Fahrenberg J, Hampel R, Setz H (1984): Das Freiburger Persönlichkeitsinventar FPI – R / 4. revidierte Auflage. Göttingen, Toronto, Zürich, Dr. J Hogrefe.

146. Ferrans CE, Cohen FL, Smith KM (1992): The quality of life of persons with narcolepsy; hrsg. v. Goswami M, Pollak CP, Cohen FL, Thorpy MJ, Kavey NB: Psychosocial Aspects of Narcolepsy. New York: The Haworth Press, 23–32.

147. Findley L, Umverzagt M, Guchu R, Fabrizio M, Buckner J, Suratt P (1995): Vigilance and automobile accidents in patients with sleep apnea or narcolepsy. Chest 108, 619–624.

148. Franceschi M, Zamproni P, Crippa D, Smirne S (1982): Excessive daytime sleepiness: a 1-year study in an unselected inpatient population. Sleep 5, 239–247.

149. Frey J, Darbonne C (1994): Fluoxetine suppresses human cataplexy: A pilot study. Neurology 44, 707–709.

150. Fruhstorfer B, Mignot E, Bowersox S, Nishino S, Dement WC, Guilleminault C (1989): Canine narcolepsy is associated with an elevated number of α2-receptors in the locus coeruleus. Brain Res 500, 209–214.

151. Fry JM, Pressman MR, DiPhillipo MA, Forst-Paulus M (1986): Treatment of narcolepsy with codeine. Sleep 9, 269–274.

152. Fryns J-P, Smeets E (1998): „Cataplexy" in Coffin-Lowry syndrome. J Med Genet 35 (8), 902.

152a.Ganado W (1958): The narcolepsy syndrome. Neurology 8, 487–496.

153. Garma L, Marchand F (1994): Non-pharmacological approaches to the treatment of narcolepsy. Sleep 17 (8), 97–102.

154. Gauggel S, Schmidt A (1995): Was leistet die deutsche Version der Geriatrischen Depressionsskala (GDS)? Geriatrische Praxis 6, 33–36.

155. Geisler P, Meier-Ewert K, Matsubayashi K (1987): Rapid eye movements, muscle twitches and sawtooth waves in the sleep of narcoleptic patients and controls. Electroenceph Clin Neurophysiol 67, 499–507.

156. Gélineau JBE (1880): De la narcolepsie. Gaz Hop 53, 626–628, 635–637.

157. Gélineau JBE. De la narcolepsie (II); hrsg. v. Tessier et Tessier, 1881, Imprimerie des surgères Paris.

158. Gillin JC, Horwitz C, Wyatt RJ. Pharmacologic studies of narcolepsy involving serotonin, acetylcholine, and monoamine oxidase. In: Narcolepsy (Advances in Sleep Research Vol. 3). Guilleminault C, Dement C, Passouant P (eds). New York: Spectrum Publications, 1976, 585–603.

159. Gillin JC, Sutton L, Ruiz C, Golshan S, Hirsch S, Warmann C, Shiromani P (1990): Dose dependent inhibition of REM sleep in normal volunteers by biperiden, a muscarinic antagonist. Biol Psychiatry 30, 151–156.

160. Glover V, Elsworth JD, Reynolds GP et al. (1978): Deprenyl administration in man: a selective monoamine oxidase B inhibitor without the cheese effect. Psychopharmacology 57, 33–38.

161. Godbout R, Montplaisir J (1986): All-day performance variations in normal and narcoleptic subjects. Sleep 9 (1), 200–204.

162. Goswami M (1992a): A counseling service for narcolepsy: A sociomedical model; hrsg. v. Goswami M, Pollak CP, Cohen FL, Thorpy MJ, Kavey NB. Psychosocial Aspects of Narcolepsy. New York: The Haworth Press, 155–163.

163. Goswami M (1992b): The role of the social sciences in medicine; hrsg. v. Goswami M, Pollak CP, Cohen FL, Thorpy MJ, Kavey NB. Psychosocial Aspects of Narcolepsy. New York: The Haworth Press, 169–173.

164. Goswami M, Pollak CP, Cohen FL, Thorpy MJ, Kavey NB, eds. Psychosocial Aspects of Narcolepsy 1992. New York: The Haworth Press Inc.

165. Grandjean C, Egli R, Didy F, Bloch W, Gfeller H (1953): Die Verschmelzungsfrequenz intermittierender Lichtreize als Ermüdungsmaß. Helv Physiol Acta 11, 355–360.

166. Granek M, Shalev A, Weingarten AM (1988): Khat-induced hypnagogic hallucinations. Acta Psychiatrica Scandinavica 78, 458–461.

167. Graybiel A, Lilienthal JL, Horwitz D (1943): Flicker fusion tests as a measure of fatigue in aviators. J Aviation Med 14, 356–359.

168. Guilleminault C (1976): Cataplexy; hrsg. v. Guilleminault C, Dement WC, Passouant P: Narcolepsy. New York: Spectrum Publications, 125–143.

169. Guilleminault C (1994): Narcolepsy syndrome; hrsg. v. Kryger MH, Roth T, Dement WC. Principles and practice of sleep medicine. WB Saunders 549–561.

170. Guilleminault C, Billiard M, Montplaisir J, Dement WC (1975): Altered states of consciousness in disorders of daytime sleepiness. J Neurol Sci 26, 377–393.

171. Guilleminault C, Castaaigne P, Pierre-Henri C: Observations on the effectiveness of amantadine, L-dopa, L-dopa plus dopa decarboxylase inhibitor and dopa decarboxylase inhibitor in the treatment of narcolepsy. In: The Association for the Psychophysilogical Study of Sleep, 11th Annual Meeting, 1972, New York, 159.

172. Guilleminault C, Grumet C (1986): HLA-DR2 and narcolepsy: not all narcoleptic-cataplectic patients are DR2. Hum Immunol 17, 1–2.

173. Guilleminault C, Holloman J, Grumet F, Kilduff T, Mc Devitt H, Dement WC, Mitler M (1988a): HLA-DR2 and the narcolepsy syndrome: The Stanford Experience; hrsg. v. Honda Y, Juji T. HLA in Narcolepsy. New York: Springer Verlag 108–113.

174. Guilleminault C, Mancuso J, Quera-Salva MA, Hayer B, Mitler MM, Poirier G, Montplaisir J (1986): Viloxacine hydrochloride in narcolepsy: A preliminary report. Sleep 9 (1), 275–279.

175. Guilleminault C, Mignot E, Aldrich M, Quera-Salva MA, Tiberge M, Partinen M (1988b): Prazosin is contraindicated in patients with narcolepsy. Lancet 609, 511–512.

176. Guilleminault C, Mignot WC, Grumet FC (1989): Familial patterns of narcolepsy. Lancet 335, 726–727.

177. Guilleminault C, Partinen M, Quera-Salva MA et al. (1988): Determinants of daytime sleepiness in obstructive sleep apnea. Chest 94, 32–37.

178. Guilleminault C, Pelayo R (1998): Narcolepsy in prepubertal children. Ann Neurol 43, 135–142.

179. Guilleminault C, Wilson RA, Dement WC (1974): A study on cataplexy. Arch Neurol 31, 255–261.

180. Guilleminault C (1993): Amphetamine and narcolepsy: use of the Stanford database. Sleep 16, 199–201.

181. Guilleminault C. Narcolepsy and its differential diagnosis; hrsg. v. Guilleminault C, ed. Sleep and its disorders in children. New York: Raven Press, 1987, 181–194.

182. Gyarmati S, Timar J, Knoll B, Knoll J (1988): Serotonin-mediated behavior in rats chronically treated with (-) deprenyl. Pol J Pharmacol Pharm 667–671.

183. Hajek M, Meier-Ewert K, Wirz-Justice A, Tobler I, Arendt J, Diek H, Fink G (1989): Bright white light does not improve narcoleptic symptoms. Eur Arch Psychiatr Neurol Scie 238, 203–207.

184. Hänsgen KD (1985) BVND – SB – Berliner Verfahren zur Neurosendiagnostik – Selbstbeurteilung. Berlin, Psychodiagnostisches Zentrum Sektion Psychologie der Humboldt-Universität zu Berlin, 1985.

185. Harper JM (1981): Gelineaus's narcolepsy relieved by opiates. Lancet 10, 92.

186. Hartse KM, Roth T, Zorick FJ (1982): Daytime sleepiness and daytime wakefulness: The effect of instruction. Sleep 5, 107–118.

187. Hauri PJ. Sleep hygiene, relaxation therapy and cognitive interventions. In: Hauri PJ (ed): Case studies in insomnia. Plenum, New York, 1991, 65–84.

188. Hautzinger M, Bailer M, Worall H, Keller F (1993): Beck-Depression-Inventar. Bern: Huber.

189. Hawkins M, O'Connor S, Radulovacki M, Bowersox S, Mignot E, Dement WC (1991): Radioligand binding to adenosine receptors and adenosine uptake sites in different brain regions of normal and narcoleptic dogs. Pharmacology Biochemistry & Behavior 38, 1–6.

190. Hayduk R, Flodman P, Spence M, Erman M, Mitler M (1996): Monozygotic twins with narcolepsy: A preliminary report (Abstract). J Sleep Res 25, 252.

191. Head H. Aphasia (1926): Cambridge: Cambridge University Press.

192. Hecht A (1897): Ein casuistischer Beitrag zur Ätiologie der Narcolepsie. Der ärztl Praktiker 10, 167–172.

193. Heinonen EH, Lammintausta RA (1991): A review of the pharmacology of selegeline. Acta Neurol Scand 84 (Suppl. 136), 44–59.

194. Heitmann J, Cassel W, Grothe L, Bickel U, Hartlaub U, Penzel T, Peter JH (1999): Does short term treatment with modafinil affect blood pressure in patients with sleep apnoa. Clin Pharmacol Ther 65 (3), 328–335.

195. Henry GK, Satz P, Heilbronner RL (1993): Evidence of a perceptual-encoding deficit in narcolepsy? Sleep 16 (2), 123–127.
196. Hess CW, Scharfetter CH, Mummenthaler M (1984): Klinik der Narkolepsie – Kataplexie-Syndrome. Nervenarzt 55, 391–401.
197. Hetzel C, Weeß HG, Schröder A, Steinberg R (1995): Subjektive Befindlichkeitsparameter beim obstruktiven Schlaf-Apnoe-Syndrom vor und nach nCPAP-Therapie. WW 17/18, 510–511.
198. Heubrock D (1992): Der Auditiv-Verbale Lerntest (AVLT) in der klinischen und experimentellen Neuropsychologie. Durchführung, Auswertung und Forschungsergebnisse. Zeitschrift für Differentielle und Diagnostische Psychologie 3, 161–174.
199. Hishikawa Y, Kaneko Z (1965): Electroencephalographic study on narcolepsy. Electroenceph Clin Neurophysiol 18, 249–259.
200. Hishikawa Y, Nan'no H, Tachibana M, Furuya E, Koida H, Kaneko Z (1968): The nature of sleep attack and other symptoms of narcolepsy. Electoencephalogr Clin Neurophysiol 24, 1–10.
201. Hishikawa Y, Tabushi K, Ueyama M, Mariguchi S, Fujiki A, Kaneko Z (1963): Electroencephalographic study in narcolepsy: especially concerning the symptoms of cataplexy, sleep paralysis and hypnagogic hallucinations. In: Proceedings of the 12th Annual Meeting of the EEG Society, Sendai, Japan 52–55.
202. Hishikawa Y, Wakamatsu H, Furuya E et al. (1976): Sleep satiation in narcoleptic patients. Electroenceph Clin Neurophysiol 41, 1–18.
203. Hishikawa Y. Sleep paralysis. In: Narcolepsy (Advances in Sleep Research Vol 3). Guilleminault C, Dement WC, Passouant P (eds). New York: Spectrum Publications, 1976, 97–124.
204. Hobson JA (1990): Sleep and dreaming. J Neurosci 10, 371–382.
205. Hobson JA, Datta S, Calvo JM, Quattrochi J. Acetylcholine as a brain state modulator: Triggering and term regulation of REM sleep. In: Progress in Brain Research: Cholinergic Function and Dysfunction. Cuello AC (ed). Amsterdam: Elsevier, 1993; vol. 98.
206. Hobson JA, Goldberg M, Vivaldi E, Riew D (1983): Enhancement of desynchronized sleep signs after pontine microinjection of muscarinic agonist behinechol. Brain Research 275, 127–136.
207. Hoddes E, Zarcone V, Symythe H, Phillips R, Dement WC (1973): Quantification of sleepiness: a new approach. Psychophysiology 10, 431–436.
208. Hoff H, Stengel E (1931): Über familiäre Narkolepsie. Klin Wschr 10 (28), 1300–1301.
209. Hofgrefe CJ (1978): Test d2 Aufmerksamkeits-Belastungs-Test. Göttingen: Verlag für Psychologie.
210. Hogben GL, Cornfield RB (1981): Treatment of traumatic war neurosis with phenelzine. Arch Gen Psychiatry 38, 440–445.
211. Hohagen F, Mayer G, Menche A et al. (1993): Treatment of narcolepsy-cataplexy with the new selective and reversible MAO-A inhibitor brofaromine – a pilot study. J Sleep Res 2, 250–256.
212. Honda Y (1979): Census of narcolepsy, cataplexy and sleep life among teen-agers in Fujisawa city (Abstract). J Sleep Res 8, 191.
213. Honda Y, Asaka A, Tanimura M, Furusho T (1983): A genetic study of narcolepsy and excessive daytime sleepiness in 308 families with a narcolepsy or hypersomnia proband; hrsg. v. Guilleminault C, Lugaresi E. Sleep/wake disorders: natural history, epidemiology and long-term evolution. New York: Raven Press, 187–199.
214. Honda Y, Matsuki K (1986): HLA-Dw2 in narcolepsy and other disorders of excessive somnolence without cataplexy. Sleep 9 (1 Pt 2), 133–142.
215. Honda Y, Takahashi Y, Yamamura M (1995): A 20–30 year follow-up study of narcolepsy. J Sleep Res 24A, 323.

216. Honda Y. Clinical features of narcolepsy. In HLA in narcolepsy. Honda Y and Juji T, eds. Berlin: Springer Verlag, 1988, 24–57.
217. Honda Y. Significance of HLA typing for the diagnosis of narcolepsy; hrsg. v. Aizawa M, Tatsri T, Wakiaka A, Konoeda Y. Proceedings of the III. Asia-Oceania Histocompatibility Workshop 1986. Sapporo: Hokkaido University Press.
218. Hood B, Bruck D (1996): Sleepiness and performance in narcolepsy. J Sleep Res 5, 128–134.
219. Hublin C, Matikainen E, Partinen M (1994): Autonomic nervous system function in narcolepsy. J Sleep Res 3, 131–137.
220. Hublin C, Partinen M, Heinonen EH, Puukka P, Salmi T (1994): Selegiline in the treatment of narcolepsy. Neurology 44, 2095–2101.
221. Hublin C, Partinen M, Kaprio J, Koskenvuao M, Guilleminault C. Epidemiology of narcolepsy. Sleep 1994; 17: 7–12.
222. Hublin C (1996): Narcolepsy. CNS Drugs 5 (6), 426–436.
223. Hudgel DW (1989): Neuropsychological manifestations of obstructive sleep apnea: a review. International Journal of Psychiatry in Medicine 19, 11–22.
224. Hudson JI, Manoach DS, Sabo A, Sternbach SE (1991): Recurrent nightmares in posttraumatic stress disorder: Association with sleep paralysis, hypnopompic hallucinations, and REM sleep. The Journal of Nervous and Mental Disease 179 (9), 572–573.
225. Hurst D, Wauquier A (1995): Coexisting narcolepsy and epilepsy in a family. Sleep Research 24A, 325.
226. ICSD – International classification of sleep disorders (1990): Diagnostic and coding manual. Diagnostic Classification Steering Committee, Chairman MJ Thorpy. Rochester, Minnesota. American Sleep Disorders Association.
227. ICSD Revised – International classification of sleep disorders (1997): Diagnostic and coding manual. Diagnostic Classification Steering Committee, Chairman MJ Thorpy. Rochester, Minnesota. American Sleep Disorders Association.
228. Idzikowski C, Cowen PJ, Nutt D, Mills FJ (1987): The effects of chronic ritanserin treatment on sleep and neuro-endocrine response to L-tryptophan. Psychopharmacology 93: 416–420.
229. Imlah NW (1961): Narcolepsy in identical twins. J Neuro Neurosurg Psychiatr 24, 158–160.
230. Ivnik RJ, Malec J, Smith GE, Tangalos EG, Peterson RC, Kokmen E, Kurland LT (1992): Mayo's older Americans normative studies: updated AVLT norms for ages 56 to 97. The Clinical Neuropsychologist 6 (Suppl.), 83–104.
231. Jäger R, Lischer S, Münster B, Ritz B (1976): Biographisches Inventar zur Diagnose von Verhaltensstörungen – BIV, Handanweisung. Verlag für Psychologie. Hogrefe Göttingen, Toronto, Zürich.
231a.Janota O (1931): Symptomatische Behandlung der pathologischen Schlafsucht, besonders der Narkolepsie. Med Klin 27, 278–281.
232. Johns MW (1991): A new method for measuring daytime sleepiness: the Epworth Sleepiness Scale. Sleep 14, 540–545.
233. Johns, MW (1994): Sleepiness in different situations measured by the Epworth Sleepiness Scale. Sleep 17, 703–710.
234. Johnson LC (1980): The REM cycle is a sleep dependent rhythm. Sleep 2, 299–308.
235. Journal of Advanced Nursing 13, 546–556.
236. Jouvet M, Delorme F (1965): Locus coeruleus et sommeil paradoxical. C R Soc Biol 159, 895.
237. Juji T, Sataki M, Honda Y, Doi Y (1984): HLA-antigens in Japanese patients with narcolepsy. Tissue Antigens 24, 316–319.
238. Kadotani H, Faraco J, Mignot E (1998): Genetic studies in the sleep disorder narcolepsy. Genome Research, 427–434.
239. Kales A, Cadieux RJ, Soldatos CR et al. (1982): Narcolepsy-cataplexy I. Clinical and electrophysiologic characteristics. Arch Neurol 39, 164–168.

240. Kales A, Cadieux R, Soldatos CR, Tan TL (1979): Successful treatment of narcolepsy with propranolol. Arch Neurol 36, 650–651.
241. Kanbayashi T, Nishino S, Tafti M, Hishikawa Y, Dement WC, Mignot E (1996): Thalidomide induces cataplexy in canine narcolepsy (Abstract). J Sleep Res 5 (Suppl. 1), 102.
242. Kaneko Y, Kumashiro H, Maruko K, Yashima U, Suzuki N (1977): Ergotamine tartrate in the treatment of narcolepsy. Br J Psychiat 131, 549.
243. Karacan I (1986): Erectile dysfunction in narcoleptic patients. Sleep 9, 227–231.
244. Karacan I, Gokcebay N, Hirshkowitz M, Ozmen M, Ozmen E, Williams RL (1992): Sexual dysfunction in men with narcolepsy; hrsg. v. Goswami M, Pollak R, Cohen FL, Thorpy MJ, Kavey NB. Psychosocial aspects of narcolepsy. New York: The Haworth Press, 91–101.
245. Kendel K, Rüther E, Beck C, Meier-Ewert K (1973): Zur Behandlung der Narkolepsie mit L-Dopa. Nervenarzt 44, 434–436.
246. Keshavan MS, Teynolds CR III, Kupfer DJ (1990): Electroencephalographic sleep in schizophrenia: A critical review. Compr Psychiatry 30, 34–47.
247. Kessler S, Guilleminault C, Dement WC (1974): A family study of 50 REM narcoleptics. Acta Neurol Scandinav 50, 503–512.
248. Khan N, Antonini A, Parkes JD, Dahlitz MJ, Meier-Ewert K, Weindl A, Leenders KL (1994): Striatal dopamine D2 receptors in patients with narcolepsy measured with PET and raclopride. Neurology 44, 2101–2104.
249. Khoury MJ, Beaty TH, Cohen BH (1993): Fundamentals of genetic epidemiology; hrsg. v. Weiss KM. Genetic variation and human disease. Oxford: Cambridge Univ Press.
250. Kimura A, Dong R, Harada H, Sasauki T (1992b): DNA typing of HLA class II genes in B-lymphoblastic cell lines homozygous for HLA. Tissue Antigens 40, 5–12.
251. Kimura A, Sasasuki T (1992a): Polymorphism in the flanking region of the DQA1 gene and its relation to the DR-SQ haplotype; hrsg. v. Tsuji K, Aizawa M, Sasasuki T. HLA 1991: Proceedings of the Eleventh International Histocompatibility Workshop and Conference. New York: Oxford University Press, 382–385.
252. Kish SJ, Mamelak M, Slimovitch C et al. (1992): Brain neurotransmitter changes in human narcolepsy. Neurology 42, 229–234.
253. Klauer T, Filipp S (1993): Trierer Skalen zur Krankheitsbewältigung. Göttingen: Hofgrefe.
254. Kleitman N (1963): Sleep and wakefulness. Chicago: University of Chicago Press.
255. Knecht CD, Oliver JE, Redding R, Selcer R, Johnson G (1973): Narcolepsy in a dog and a cat. J Am Vet Med Assoc 162, 1052–1053.
256. Knowles JB, MacLean AW, Cairns J (1990): Definitions of REM latency: Some comparisons with particular reference to depression. Biol Psychiatry 17, 993–1002.
257. Kölmel HW (1991): Peduncular hallucinations. J Neuro 238, 457–459.
258. Kotagal S, Hartse KM, Walsh JK (1990): Characteristics of narcolepsy in preteenaged children. Pediatric 85 (2), 205–209.
259. Kotagal S (1996): Narcolepsy in children. Seminars in pediatric. Neurology 3 (1), 36–43.
260. Krabbe E, Magnussen G (1942): Familial narcolepsy. Acta Psychiatr Neurol 17, 149–173.
261. Kripke D (1976): Biological rhythm disturbances might cause narcolepsy; hrsg. v. Guilleminault C, Dement WC, Passouant P. Narcolepsy. New York: Spectrum Publications, 475–483.
262. Kupfer DJ (1976): REM latency: A psychobiologic marker for primary depressive disease. Biol Psychiatry 11, 159–174.
263. Laffont F, Agar N, Mayer G et al. (1995): Effect of modafinil in narcoleptic patients. Electrophysiologic and psychometric studies (in French): Neurophysiol Clin 25, 84–95.
264. Laffont F, Mayer G, Minz M (1994): Modafinil in diurnal sleepiness. A study of 123 patients. Sleep 17 (Suppl. 8), 113–115.
265. Laffont F, Agar N, Mayer G et al. (1994): Modafinil in narcoleptic patients: electrophysiological and psychometric analysis (Abstract). J Sleep Res 3 (Suppl. 1), 135.
266. Lai YY, Siegel JM (1988): Medullary regions mediating atonia. J Neurosci 8, 4790–4796.

267. Lammers GJ, Arends J, Declerck AC, Kamphuisen HAC, Schouwink G, Troost J (1991): Ritanserin, a serotonin 5-HT2 antagonist, reduces daytime sleepiness in narcolepsy. Sleep 14 (2): 130–132.

268. Langdon N, Lock C, Welsh K, Bergani D, Dorow R, Wachtel H, Palenschat D, Parkes JD (1986): Immune factors in narcolepsy. Sleep 9 (1), 143–148.

269. Langdon N, Welsh K, von Dam M, Vaughan RV (1984): Genetic markers in narcolepsy. Lancet 2, 1178–1180.

270. Langworthy OR, Betz B (1944): Narcolepsy as a type of response to emotional conflicts. Psychosom Med 6, 211–226.

271. Lankford DA, Wellman JJ, O'Hara C (1994): Posttraumatic narcolepsy in mild to moderate closed head injury. Sleep 17 (8), 25–27.

272. Lattermann A, Mayer G, Svanborg E, Meier-Ewert K, Mignot E, Mueller-Eckhardt G (1996): HLA segregation in multicase narcolepsy families. Human Immunology 47 (1, 2), 39.

273. Lauer CJ, Riemann D, Wiegand M, Berger M (1991): From early to late adulthood: Changes in EEG sleep in depressed patients and healthy volunteers. Biol Psychiatry 29, 979–993.

274. Lauer CJ, Schreiber W, Pollmächer T, Holsboer F, Krieg JC. Sleep in schizophrenia – a polysomnographic study on drug-naive patients. Neuropsychopharmacology 1998.

275. Laurent S, Chazot G, Blanc A et al. (1983): Chutes cataplectiques révélant une hypercalcémie. Presse Med 12, 753–755.

276. Laux L, Glanzmann P, Schaffner P, Spielberger CD (1981): STAI. Das State-Trait-Angst-Inventar. Theoretische Grundlagen und Handanweisung. Weinheim: Beltz Testgesellschaft.

277. Lavie P (1991): REM periodicity under ultrashort sleep/wake cycle in narcoleptic patients. Can J Psychol 45 (2), 185–193.

278. Lazarus RS, Folkman S (1984): Coping and adaptation; hrsg. v. Gentry WD: The handbook of behavioral medicine. New York: Guilford.

279. Lazarus RS, Launier R (1981): Streßbezogene Transaktionen zwischen Person und Umwelt; hrsg. v. Nitsch JR: Streß-Theorien, Untersuchungen, Maßnahmen. Bern: Hans Huber, 213–259.

280. Leu FR (1992): Symptomatologie und sozialmedizinische Folgen der Narkolepsie. Dissertation bei der Technischen Universität München.

281. Levander S, Sachs C (1985): Vigilance performance and autonomic function in narcolepsy: effects of central stimulants. Psychophysiol 22, 24–31.

282. Levin M (1933): The pathogenesis of narcolepsy with consideration of sleep paralysis and localized sleep. J Neurol Psychpathol 14, 1–15.

283. Levitt P, Pintar JE, Breakfield XO (1982): Immunocytochemical demonstration of monoamine oxidase B in brain astrocytes and serotonergic neurons. Proc Natl Acad Sci USA 79, 6385–6389.

284. Levrenz J, Petito CK, Morgello S (1988): Neuropathologic change in a patient with narcolepsy (abstract). Neurology 38 (Suppl. 1): 307.

285. Lewis SA (1970): Comparative effects of some amphetamine derivatives of human sleep; hrsg. v. Costa E, Garattinie S. Amphetamines and related compounds. New York: Raven Press, 873.

286. Leysen JE, Gommeren W, Van Gompel P, Wijnants J, Heertum AHM, Janssen PFM, Laduron PM (1985): Receptor binding properties in vitro and in vivo of ritanserin; a very potent and long-acting serotonin-S2 antagonist. Mol Pharmacol 27: 600–11.3.

287. Lhermitte J (1922): Syndrome de la calotte pédonculaire. Les troubles psychosensorielles dans les lésions du mésencéphale. Rev Neurol 38, 1359–1365.

289. Lin J-S, Hou Y, Jouvet M (1996): Potential brain neuronal targets for amphetamine-, methylphenidate-, and modafinil-induced wakefulness, evidenced by c-fos immunocytochemistry in the cat. Proc Natl Acad Sci 93, 14128–14133.

290. Lin L, Faraco J, Li R, Kadotani H, Rogers W, Lin X, Qiu X, de Jong PJ, Nishino S, Mignot E (1999): The sleep disorder canine narcolepsy is caused by a mutation in the hypocretin (orexin) receptor 2 gene. Cell 98 (3), 365–376.

291. Lin L, Jin L, Kimura A, Carrington M, Mignot E (1997): DQ microsatellite association studies in three ethnic groups. Tissue Antigens 50, 507–520.

292. Lin L, Kuwata S, Tokunaga K, Sasaki T, Honda Y, Juji T (1992): Analysis of HLA class II genes by single-strand confirmation polymorphisms in narcolepsy; hrsg. v. Tsuji K, Aizawa M, Sasasuki T. HLA 1991: Proceedings of the Eleventh International Histocompatibility Workshop and Conference. New York: Oxford University Press, 333–335.

293. Lindsley JG. Pharmacological separation between cataplectic atonia and the atonia of REM sleep (Abstract). Association of Professional Sleep Societies, Minneapolis 1990, 177.

294. Löwenfeld I (1902): Über Narkolepsie. Münchner Med Wschr 49, 1041–1045.

295. Macaubas C, Hallmayer J, Kalil J, Kimura A, Yasunaga S, Grumet C, Mignot E (1995): Extensive polymorphism of a (CA)n microsatellite located in the HLA-DQA1/DQB1 class II region. Human Immunology 42, 209–220.

296. MacFarlane JG, Chabursky B, Houle S (1994): Striatal dopamin D1 & D2 receptor binding in treatment-naive human narcoleptics using PET (Abstract). J Sleep Res 3 (Suppl. 1), 153.

297. Mackworth NH (1950): Researches on the measurement of human performance. Medical Research council Special Report, No. 268. London: H.M.S.O.

298. Mahowald MW, Schenk CH (1989): REM sleep behaviour disorder; hrsg. v. Kryger MH, Roth T, Dement WC. Principles and Practice of Sleep Medicine, Philadelphia: WB Saunders.

299. Mahowald MW, Schenk CH (1996): Status dissoziatus – a perspective on states of being. Sleep 1 (19), 69–79.

300. Mamelak M (1991): A model for narcolepsy. Can J Psychol 45 (2), 194–220.

301. Mamelak M, Caruso VJ, Stewart K (1979): Narcolepsy: a family study. Biol Psychiatr 14, 821–834.

302. Martikainen K, Urponen H, Partinen M, Hasan J, Vuori I (1992): Daytime sleepiness: a risk factor in community life. Acta Neurol Scan 86, 33–41.

303. Matsuki K, Honda Y, Juji T (1987): Diagnostic criteria for narcolepsy and HLA-DR2 frequencies. Tissue Antigens 30, 155.

304. Matsuki K, Juji T, Honda Y (1988): Immunological features of narcolepsy in Japan; hrsg. v. Honda Y, Juji T. HLA in narcolepsy, Springer-Verlag: Berlin, 150–157.

305. Matsumutoh F, Naoe H, Kamata S, Shiba S, Miagishi T (1991): The effects of imipramine on REM sleep behaviour disorder in three cases. J Sleep Res 20a, 166.

306. Mayer G (1996): Gutachterliche Aspekte zur Beurteilung von Schlaf-Wach-Störungen. Wiener Medizinische Wochenschrift 146 (13/14), 391–395.

307. Mayer G, Lattermann A, Meier-Ewert K, Mueller-Eckhardt G (1997): Genetische und immungenetische Aspekte der Narkolepsie. Somnologie 1, 126–131.

308. Mayer G, Lattermann A, Mueller-Eckhardt G, Mignot E, Meier-Ewert K (1997): Genetische und immungenetische Aspekte der Narkolepsie. Somnologie 3 (1), 126–131.

309. Mayer G, Leonhardt E (1996): Leistung und Persönlichkeit von Patienten mit Hypersomnie. Wiener Medizinische Wochenschrift 146 (13/14), 298–302.

310. Mayer G, Meier-Ewert K (1993): Motor dyscontrol in sleep of narcoleptic patients (a lifelong development?). J Sleep Res 2 (3), 143–148.

311. Mayer G, Meier-Ewert K (1995): Selegeline hydrochloride treatment in narcolepsy. A double-blind, placebo-controlled study. Clinical Neuropharmacology 18 (4), 306–319.

312. Mayer G. Dissoziationen vom REM-Schlaf – Klinik und Pathophysiologie. Somnologie 1999.

313. Mayer G (1994): Fortschritte in der Behandlung der Dyssomnien. Wiener Medizinische Wochenschrift 144, 9–15.

314. Mayer G, Hellmann F, Leonhard E, Meier-Ewert K (1997): Circadian temperature and activity rhythms in unmedicated narcoleptic patients. Pharmacology Biochemistry and Behavior 58 (2), 395–402.

315. Mayer G, Lattermann A, Mueller-Eckhardt J, Svanborg E, Meier-Ewert K (1998): Segregation of HLA genes in multicase families. J Sleep Res 7 (2), 127–134.

316. Mayer G, Schulz H (1999): Begutachtung der Narkolepsie. Der medizinische Sachverständige 95, 92–96.

317. Mayer G (1998): Begutachtung der Hypersomnien. Der medizinische Sachverständige 94 (6), 176–182.

318. McCarley RW, Massaquoi SG (1992): Neurobiological structure of the revised limit cycle reciprocal interaction model of REM cycle control. J Sleep Res 1, 132–137.

319. McMillan H (1984): Investigation of everyday memory in subjects using the subjective memory questionnaire (SMQ). Cortex 20, 333–347.

320. Meier-Ewert K (1982): Das klinische Bild der Narkolepsie-Kataplexie. Psycho 8, 350–357.

321. Meier-Ewert K, Matsubayashi K, Benter L (1985): Propranolol: long-term treatment in narcolepsy-cataplexy. Sleep 8, 95–105.

322. Meier-Ewert K, Mueller-Eckhardt G, Schendel DJ (1988): Narcolepsy and HLA in the Federal Republic of Germany: Population and family data; hrsg. v. Honda Y, Juji T. HLA in narcolepsy. Berlin: Springer Verlag, 114–120.

323. Meier-Ewert K, Wismans L (1984): Vigilanzleistungen bei unbehandelten und behandelten Patienten mit Narkolepsie-Kataplexie; hrsg. v. Kugler J, Leutner V. Vigilanz, ihre Bestimmung und Beeinflussung. Basel: Editiones Roche: 241–255.

324. Meier-Ewert K. Tagesschläfrigkeit. Meier-Ewert K (Hrsg). Praktische Neurologie, Basel: VCH Verlagsgesellschaft, 1989.

325. Mercer PW, Meritt SL, Keegan A, Hale S, Myerson J (1995): An information processing analysis of the basis of narcoleptics memory complaints (Abstract). 9th Annual APSS Meeting, 533.

326. Merlotti L, Roehrs T, Young D, Fortier J, Zwyghuizen-Doorenbos A, Roth T. (1987): Sleepiness related daytime behaviors in narcoleptics as a function of age (Abstract). J Sleep Res 16, 392.

327. Merritt SL, Cohen FL, Smith KM (1992a): Depressive symptomatology in narcolepsy; hrsg. v. Goswami M, Pollak CP, Cohen FL, Thorpy MJ, Kavey NB: Psychosocial Aspects of Narcolepsy. New York: The Haworth Press, 53–59.

328. Merritt SL, Cohen FL, Smith KM (1992b): Learning style preferences of persons with narcolepsy; hrsg. v. Goswami M, Pollak CP, Cohen FL, Thorpy MJ, Kavey NB: Psychosocial Aspects of Narcolepsy. New York: The Haworth Press.

329. Mignot E, Bell RA, Ratazzi C, Lovett M, Dement WC, Grumet FC (1994): An immunoglobulin switch like gene is genetically linked with canine narcolepsy. Sleep 17 (8), 38–58.

330. Mignot E, Guilleminault C, Bowersox S, Rappaport A, Dement WC (1988a): Effect of alpha-1 adrenoceptors blockade with prazosin in canine narcolepsy. Brain Research 444, 184–188.

331. Mignot E, Guilleminault C, Bowersox S, Rappaport A, Dement WC (1988b): Role of central alpha-1 adrenoceptors in canine narcolepsy. J Clin Invest 82, 855–894.

332. Mignot E, Guilleminault C, Bowersox, Fruhstorfer B, Nishino S, Maddaluno J, Ciaranello R, Dement WC (1989): Central a1 adrenoceptor subtypes in narcolepsy-cataplexy: a disorder of REM sleep. Brain Research 490, 186–191.

333. Mignot E, Guilleminault C, Dement WC, Grumet FC (1992): Genetically determined animal models of narcolepsy, a disorder of REM sleep; hrsg. v. Driscoll D. Genetically determined animal models of neurobehavioral dysfunction. Cambridge: Birkhauser Boston Inc.

334. Mignot E, Hayduk R, Black J, Grumet FC (1997b): Guilleminault C. HLADQB1*0602 is associated with cataplexy in 509 narcoleptic patients. Sleep 20, 1012–1020.

335. Mignot E, Kimura A, Lattermann A, Grumet FC, Mayer G, Thorsby E, Hesla PE, Mueller-Eckhardt G (1997): HLA class II studies in non DRB1*1501 patients with narcolepsy-cataplexy. Genetic Diversity of HLA; hrsg. v. Charron D. Springer Verlag.

336. Mignot E, Kimura A, Lattermann A, Lin X, Yasunaga S, Mueller-Eckhardt G, Rattazzi C, Lin L, Guilleminault C, Grumet FC, Mayer G, Dement WC, Underhill P (1997a): Extensive HLA class II studies in 58 non-DRB1*15 (DR2) narcoleptic patients with cataplexy. Tissue Antigens 49, 329–341.

337. Mignot E, Lin X, Arrigoni J, Macaubas C, Olive F, Hallmeyer J, Undershill P, Guilleminault C, Dement WC, Grumet FC (1994): DQB1*0602 and DQA1*0102 (DQ1) are better markers than DR2 for narcolepsy in Caucasian and Black Americans. Sleep 17 (8), 60–67.

338. Mignot E, Lin X, Kalil J, George C, Singh S, Billiard M, Motplaisir J, Arrigoni J, Guilleminault C, Dement WC, Grumet FC (1992): DQB1–0602 (DQw1) is not present in most non DR2 caucasian narcoleptics. Sleep 15 (5), 415–422.

339. Mignot E, Meehan J, Grumet J, Hallmeyer J, Guilleminault C, Hesla PE, Nevsímalová S, Mayer G, Nishino S, Dement WC (1996): HLA studies in sporadic and familial narcolepsy. J Sleep Res (Suppl. 1), 143.

340. Mignot E, Nishino E, Valtier D, Renaud A, Guilleminault C, Dement WC (1990): Pharmacological control of narcolepsy; hrsg. v. Horne J. Sleep '90. Bochum: Potenagel Press, 409–415.

341. Mignot E, Nishino S, Hunt S, Shrap L, Arrigoni J, Siegel J, Reid MS, Edgar DM, Ciaranello R, Dement WC (1993): Heterozygocity at the carnarc-1 locus can confer susceptibility for narcolepsy: Induction of cataplexy in heterozygous asymptomatic dogs after drug administration of a combination of drugs acting on monoaminergic and cholinergic systems. J Neurosci 13, 1145–1152.

342. Mignot E, Renaud A, Nishino S, Arrigoni J, Guilleminault C, Dement WC (1993): Canine cataplexy is preferentially controlled by adrenergic mechanisms: evidence using monoamine selective uptake inhibitors and release enhancers. Psychopharmacology 113, 76–82.

343. Mignot E, Tafti M, Dement WC, Grumet C (1995): Narcolepsy and immunity. In: Advances in Neuroimmunology 5. Amsterdam: Elsevier, 23–37.

344. Mignot E, Wang C, Rattazzi C, Gaiser C, Lovett M, Guilleminault C, Dement WC, Grumet FC (1991): Genetic linkage of autosomal recessive narcolepsy with an immunoglobulin m chain switch-like segment. Proc Nat Acad Sci (USA) 88, 3475–3478.

345. Mitchell S, Cummins L. Idiopathic narcolepsy in one of monocygotic turins (Abstract). Proceedings of the meeting of the Association for the Psychophysiological Study of Sleep, Washington DC, 1965.

346. Mitler M, Aldrich MS, Koob GF, Zarcone VP (1994): Narcolepsy and its treatment with stimulants. Sleep 17, 352–371.

347. Mitler MM, Boysen M, Campbell L, Dement WC (1974): Narcolepsy-cataplexy in a female dog. Exp Neurol 45, 332–340.

348. Mitler MM, Dement WC (1977): Sleep studies on canine narcolepsy: pattern and cycle comparisons between affected and normal dogs. Electroenceph Clin Neurophysiol 43, 691–699.

349. Mitler MM, Gujavarty KS, Sampson MG, Browman CP (1982): Multiple daytime nap approach to evaluating the sleepy patient. Sleep 5 (Suppl. 2), 119–127.

350. Mitler MM, Hajdukovic R, Erman M (1993): Treatment of narcolepsy with metamphetamine. Sleep 16, 306–317.

351. Mitler MM, Haydukovic R, Erman M, Koziol JA (1990): Narcolepsy. J Clin Neurophysiol 7, 93–118.

352. Mitler MM, van den Hoed J, Carskadon MA et al. (1979): REM sleep episodes during the multiple sleep latency test in narcoleptic patients. Electroenceph Clin Neurophysiol 46, 479–481.

353. MMPI – K – Deutsche Kurzform des Minnesota Multiphasic Personality Inventory – Handbuch (1982); hrsg. v. Gehring A, Blaser A. Bern, Stuttgart, Wien: Huber H.

354. Möller HJ, Wendt G, Waldmeier P (1991): Brofaromin – a selective, reversible and short-acting MAO-A inhibitor: Review of the pharmacological and clinical findings. Pharmacopsychiat 24, 50–54.

355. Montplaisir J (1976): Disturbed nocturnal sleep; hrsg. v. Guilleminault C, Dement WC, Passouant P. Narcolepsy. New York: Spectrum Publications, 43–56.

356. Montplaisir J, Billiard M, Takahashi S, Bell IR, Guilleminault C, Dement WC (1978): Twenty-four-hour recording in REM-narcoleptics with special reference to nocturnal sleep disruption. Biol Psych 13, 73–89.

357. Montplaisir J, Poirier G (1987): Narcolepsy in monozygotic twins. Neurology 37, 1089–1092.

357 a) Montplaisir J, Poirier G. HLA in narcolepsy in Canada. In: HLA in narcolepsy. Honda Y and Juji T., eds. 1988, New York: Springer Verlag, 97–107.

358. Morrison AR (1988): Paradoxical sleep without atonia. Archives Italiennes de Biologie 126, 275–289.

359. Moscovitch A, Partinen M, Guilleminault C (1993): The positive diagnosis of narcolepsy and narcolepsy's borderland. Neurology 43, 55–60.

360. Mosko SS, Shampain DS, Sassin JF (1983): Nocturnal REM latency and sleep disturbance in narcolepsy. Sleep 7, 115–125.

361. Motoyama M, Kilduff TS, Lee BSM, Dement WC, McDevitt HO (1990): Restriction fragments length polymorphisms in canine narcolepsy. Immunogenetics 29, 124–126.

362. Mouret J, Lemoine P, Sanchez P, Robeline N, Taillard J, Kanini F (1988): Treatment of narcolepsy with L-tyrosine. Lancet 2, 1458–1459.

363. Mueller-Eckhardt C (1986): HLA and narcolepsy in a German population. Tissue Antigens 28, 163–169.

364. Mueller-Eckhardt G, Meier-Ewert K, Schendel DJ, Reinecker FB, Multhoff G, Mueller-Eckhardt C (1986): HLA and narcolepsy in a German population.Tissue Antigens 28, 163–169.

365. Mullington J, Broughton R (1993): Scheduled naps in the management of daytime sleepiness in narcolepsy-cataplexy. Sleep 16, 444–456.

366. Mullington J, Broughton R (1994): Daytime sleep inertia in narcolepsy-cataplexy. Sleep 17, 69–76.

367. Navelet Y, Anders T, Guilleminault C. Narcolepsy in children. In: Guilleminault C, Dement WC, Passouant P, eds. Narcolepsy. New York: Spectrum Publications, 1976, 171–177.

368. Neely S, Rosenberg R, Spire J, Antel J, Arnason B (1987): HLA antigens in narcolepsy. Neurol 37, 1858–1860.

369. Neisser G (1978): Memory: what are the important questions?; hrsg. v. Gruneberg MM, Morris PE, Sykes RN: Practical aspects of memory, London: Academic Press, 3–21.

370. Neumann O, Heijden AHC van der, Allport DA (1986): Visual selective attention: introductory remarks. Psychological Research 48, 185–188.

371. Nevinny-Stickel C, Bettinotti MP, Andreas A, Hinzpeter M, Mühlegger K, Schmitz G, Albert ED (1991): Nonradioactive HLA class II typing using polymerase chain reaction and dioxigenin-11–2',3'dideoxy-uridine-triphosphate labeled oligonucleotide probes. Hum Immunol, 31, 7.

371a.Nevsímalová S, Mignot E, Sonka K, Arrigoni JL (1998): Familial Aspects of narcolepsy – cataplexy in the Czech Republic. Sleep 20 (11), 1021–1026.

372. Nevsímalová S, Roth V, Tauberová A (1990): Perinatal risk factors as a possible cause of excessive daytime sleepiness in early childhood; hrsg. v. Horne J. Bochum: Sleep 90. Potenagel Press, 155–157.

373. Nevsímalová-Bruhova S, Roth B (1972): Heredofamilial aspects of narcolepsy and hypersomnia. Schweiz Arch Neurol Neurochir Psychiatr 110, 45–54.

373a. Nishino S, Frushtorfer B, Arrigoni J, Guilleminault C, Dement WC, Mignot E. (1991): Involvement of dopamine D2-type receptors in the regulation of cataplexy in canine narcolepsy, J Neurosci 11, 2666–2671.

374. Nishino S, Fruhstorfer B, Arrigoni J, Guilleminault C, Dement WC, Mignot E (1993): Further characterization of the alpha-1 receptor subtype involved in the control of cataplexy in canine narcolepsy. J Pharmacol Exp Ther 264, 1079–1084.

375. Nishino S, Haak L, Shepherd H et al. (1990): Effects of central alpha-2 adrenergic compounds on canine narcolepsy, a disorder of rapid eye movement sleep. J Pharmacol Exp Ther 253, 1145–1152.

376. Nishino S, Mao R, Sampathkumaran K, Honda W, Dement WC, Mignot E (1996): Effects of dopaminergic and noradrenergic uptake inhibitors on EEG arousal of narcoleptic canines (Abstract). J Sleep Res 5 (Suppl. 1), 156.

376a. Nishino S, Mignot E (1997): Pharmacological aspects of human and canine narcolepsy. Progress in Neurobiology 52, 27–78.

377. Nishino S, Reid MS, Dement WC, Mignot E (1994): Neuropharmacology and neurochemistry of canine narcolepsy. Sleep 17, 84–92.

377a. Nishino S, Sampathkumaran R, Tafti M, Kambayashi T, Lister E, Dement WC, Mignot E. (1995): Is presynaptic activation of dopaminergic transmission important for the EEG arousal effect of stimulant compounds? J Sleep Res 24, 310.

378. Nobili L, Besset A, Ferrillo F, Rosadini G, Schiavi G, Billiard M (1995): Dynamics of slow wave activity in narcoleptic patients under bed rest conditions. Electroenceph Clin Neurophysiol 95, 414–425.

379. O'Donnell BF Cohen RA: Attention: a component of information processing. In: The neuropsychology of attention, hrsg. v. Cohen RA. New York: Plenum Press, 1993, 11–48.

380. Ohayon MM, Priest RG, Caulet M, Guilleminault C (1996): Hypnagogic and hypnopompic hallucinations: pathological phenomena? British Journal of Psychiatry 169, 459–467.

381. Ohayon MM, Zulley J, Guilleminault C, Smirne S (1999): Prevalence and pathologic associations of sleep paralysis in the general population. Neurology 52, 1194–1200.

382. Okawa M, Matousek M, Petersen I (1984): Spontaneous vigilance gluctuations in the daytime. Psychophysiol 21, 207–211.

383. Olanow CW, Calne D (1991): Does selegeline monotherapy in Parkinson's disease act by symptomatic or protective mechanisms? Neurology 42 (Suppl. 4), 13–26.

384. Olerup O, Zetterquist H (1992): HLA-DR typing by PCR amplification with sequence-specific primers (PCR-SSP) in 2 hours: an alternative to serological DR typing in clinical practice including donor-recipient matching in cadaveric transplantations. Tissue Antigens 39, 225–232.

384a. Ondzé B, Lublin S, Lavandier B, Kohler F, Mayeux D, Billiard M (1998): Frequency of narcolepsy in the population of a french „Départment". J Sleep Res 7 (Suppl. 2), 183.

385. Oppenheim H (1919): Zur Kenntnis der Epilepsie und ihrer Randgebiete. Zschr f d ges Neurol und Psych 42, 352.

386. Oreland L, Jossan SS, Hartvig P, Aquilonius SM, Langström B (1990): Turnover of monoamine oxidase B (MAO-B) in pig brain by positron emission tomography using 11C-L-deprenyl. J Neural Transm (Suppl. 32), 55–59.

387. Paiva T, Arriaga F, Wauquier A, Lara E, Largo R, Leitao JM (1988): Effects of ritanserin on sleep disturbances of dysthymic patients. Psychopharmacology 96: 395–399.

388. Parkes JD (1985): Sleep and its disorders. London: WB Saunders 267–314.

389. Parkes JD, Baraitser M, Marsden CD, Asselman P. Natural history, symptoms and treatment of the narcoleptic syndrome. Acta Neurol Scand 1975; 52: 337–353.

390. Parkes JD, Dahlitz M (1993): Amphetamine prescription. Sleep 16, 201–203.

391. Parkes JD, Dahlitz MJ, Clift S, Chen S (1994): What is cataplexy? (Abstract) J Sleep Res 3 (Suppl. 1), 192.

392. Parkes JD, Fenton G, Struthers G et al. (1974): Narcolepsy and cataplexy. Clinical features, treatment and cerebrospinal fluid findings. Quart J Med 43, 525–536.

393. Parkes JD, Fenton GW (1973): Levo(-) amphetamine and dextro(+) amphetamine in the treatment of narcolepsy. J Neurol Neurosurg Psychiatry 36, 1076–1081.

394. Parkes JD, Schachter M (1979): Mazindol in the treatment of narcolepsy. Acta Neurol Scand 60, 250–254.

395. Parkes JD, Welsh K, Langdon N, Lock C. Immune factors in narcolepsy in the United Kingdom. In: Honda Y, Juji T, eds. HLA in narcolepsy. Berlin: Springer-Verlag, 1988, 158–171.

396. Parmentier J (1891): De la forme narcoléptique de l'attaque de sommeil hystérique (pseudo-narcolepsie hystérique). Arch génér de med.

397. Partinen M, Hublin C, Kaprio J, Koskenvuo M, Guilleminault C (1994): Twin studies in narcolepsy. Sleep 17, 13–16.

398. Partinen M, Rimpelä M, Suomalaisen (1982): Sleeping habits and sleep disorders among Finnish grown-up population. Terveyskasvatustutkimuksen vuosikirja 1982. Lääkintöhall Julk 26, 253–260.

399. Passouant P (1976): The history of narcolepsy; hrsg. v. Guilleminault C, Dement WC, Passouant P. Narcolepsy. New York: Spectrum Publications, 179–196.

400. Passouant P, Billiard M (1976): The evolution of narcolepsy with age; hrsg. v. Guilleminault C, Dement WC, Passouant P. Narcolepsy. New York: Spectrum Publications, 179–196.

401. Passouant P, Cadilhac J, Ribstein M (1972): Les privations de sommeil avec mouvements oculaires par les antidépresseurs. Rev Neurol 127, 173–192.

402. Passouant P, Cadilhac J, Billiard M, Besset A (1973): La suppression du sommeil paradoxal par la clomipramine. Therapie 28, 379–392.

403. Passouant P, Schwab, RS, Cadilhac J, Baldy-Moulinier M (1964): Narcolepsie-cataplexie. Étude du sommeil de nuit et du sommeil de jour. Revue Neurologique 111, 415–426.

404. Paty J, Cugy D, Morault P (1995): L-tyrosine in narcolepsy-cataplexy. J Sleep Res 24A, 144.

405. Penzel T, Hajak G, Hoffmann RM, Lund R, Podszus T, Pollmächer T, Schäfer T, Schulz H, Sonnenschein W, Spieweg I (1993): Empfehlungen zur Durchführung und Auswertung polygraphischer Ableitungen im diagnostischen Schlaflabor. Zeitschrift für Elektroenzephalographie, Elektromyographie und verwandte Gebiete 2, 65–70.

406. Poirier G, Montplaisir J, Décary F, Momège D, Lebrun A (1986): HLA antigens in narcolepsy and idiopathic central nervous system hypersomnolence. Sleep 9 (1), 153–158.

407. Pollak CP, Wagner DR, Moline ML, Monk TH (1992): Cognitive and motor performance of narcoleptic and normal subjects living in temporal isolation. Sleep 15 (3), 202–211.

408. Pollak CP, Wagner DR (1994): Core body temperature in narcoleptic and normal subjects living in temporal isolation. Pharmacol Biochem Behav 47, 65–71.

409. Pollmächer T, Mullington J, Lauer CJ (1997): REM sleep disinhibition at sleep onset: A comparison between narcolepsy and depression. Biol Psychiatry 42, 713–720.

410. Pollmächer T, Schulz H, Geisler P, Kiss E, Albert EC, Schwarzfischer F (1990): Monozygotic twins discordant for narcolepsy. Sleep 13, 336–343.

411. Posner M, Rafal R (1987): Cognitive theories of attention and the rehabilitation of attentional deficits. In: Neuropsychological Rehabilitation, hrsg. v. Meier M, Benton A, Diller L. Edinburgh: Churchill Livingstone, 182–201.

412. Pressman MR, Spielman AJ, Korczyn A, Rubenstein A, Weitzman ED, Pollak CP (1994): Pupillometry in normals and narcoleptics throughout the course of a day (Abstract). Annual Meeting of the ASDS, 218.

413. Pritchard PB, Dreifuss FE, Skinner RL, Pickett JB, Biggs PJ (1983): Symptomatic narcolepsy. Neurology 33 (Suppl. 2), 239.

414. Putkonen P, Bergström L. Clonidine alleviated cataplectic symptoms in narcolepsy. In: Sleep. Koella WP (ed). 1980, 414–416.

415. Raynal D (1976): Polygraphic aspects of narcolepsy; hrsg. v. Guilleminault C, Dement WC, Passouant P. Narcolepsy. New York: Spectrum Publications, 671–684.

416. Rechtschaffen A, Kales A (eds) (1968): A manual of standardized terminology, techniques and scoring system for sleep stages of human subjects. U.S. Public Service, Washington, D. C.

417. Rechtschaffen A, Wolpert EA, Dement WC, Mitchell SA, Fisher C (1963): Nocturnal sleep of narcoleptics. Electroenceph Clin Neurophysiol 15, 599–609.

418. Redlich E (1931): Epilegomena zur Narkolepsiefrage. Z Gesamte Neurol Psychiatrie 136, 128–173.

419. Reid MS, Tafti M, Geary J, Nishino S, Siegel JM, Dement WC, Mignot E (1994): Cholinergic mechanisms in canine narcolepsy: I. modulation of cataplexy via local drug administration into pontine reticular formation. Neuroscience 59, 511–512.

420. Reynolds CF III, Christiansen CL, Taska LS, Coble PA, Kupfer DJ (1983): Sleep in narcolepsy and depression – Does it all look alike? J Nerv Ment Dis 171, 290–295.

421. Reynolds GP, Elsworth JD, Blau K et al. (1978): Deprenyl is metabolized to metamphetamine and amphetamine in man. Br J Clin Pharmacol 6, 542–544.

422. Richardson GS, Carskadon MA, Flagg W, van den Hoed J, Dement WC, Mitler MM (1978): Excessive daytime sleepiness in man: multiple sleep latency measurements in narcoleptic and control subjects. Electroenceph Clin Neurophysiol 45, 621–627.

423. Rieger M, Mayer G, Gauggel S. Aspekte der Aufmerksamkeit: Unterschiede zwischen Narkoleptikern und Schlafapnoikern (Abstract). Jahrestagung der Deutschen Gesellschaft für Schlafforschung und Schlafmedizin Erfurt 1996, 103.

424. Rivera VM, Meyer JS, Hata T, Ishikawa Y, Imai A (1986): Narcolepsy following cerebral hypoxic ischemia. Ann Neurol 19, 505–508.

425. Roehrs T, Timms V, Zwyghuizen-Doorenbos A, Roth T (1989): Sleep extension in sleepy and alert normals. Sleep 12 (5), 449–457.

426. Roehrs T, Timms V, Zwyghuizen-Doorenbros A, Buzensky R, Roth T (1990): Polysomnographic, performance, and personality differences of sleepy normals. Sleep 13 (5), 395–402.

427. Rogers AE (1984). Problems and coping strategies identified by narcoleptic patients. Journal of Neurosurgical Nursing 16, 326–334.

428. Rogers AE (1984): Memory deterioration versus attentional deficits in patients with narcolepsy. Sleep Research 15, 418.

429. Rogers AE, Aldrich AA, Caruso CC (1994): Patterns of sleep and wakefulness in treated narcoleptic subjects. Sleep, 17, 590–597.

430. Rogers AE, Aldrich MS (1993): The effect of regularly scheduled naps on sleep attacks and excessive daytime sleepiness associated with narcolepsy. Nursing Research 42 (2), 111–117.

431. Rogers AE, Rosenberg RS (1990): Tests of memory in narcoleptics. Sleep 13 (1), 42–52.

432. Rogner J, Bartram M, Hardinghaus W, Lehr D, Wirth A (1994): „Depressiv getönte Krankheitsbewältigung" bei Herzinfarktpatienten – Zusammenhänge mit dem längerfristigen Krankheitsverlauf und Veränderbarkeit durch eine Gruppentherapie auf indirekt-suggestiver Grundlage. In: Coping: Verlaufs- und Therapiestudien chronischer Krankheit; hrsg. v. Schüßler G, Leibing E. Göttingen: Hofgrefe: 95–109.

433. Roselaar SE, Langdon N, Lock CB, Jenner P, Parkes JD (1987): Selegeline in narcolepsy. Sleep 10 (5), 491–495.

434. Rosenthal C (1928a): Über die krankhaften Dissoziationszustände bei der echten Narkolepsie und dem verzögerten psychomotorischen Erwachen (Wachanfälle). Archiv f Psychiatrie 84, 120–180.

435. Rosenthal C (1928b): Wachanfälle, Schlafanfälle und Zustände affektiver Kataplexie und ihre Beziehung zur Encephalitis epidemica. 53. Wanderversammlung der südwestdeutschen Neurologen und Psychiater 1928.

436. Rosenthal C (1934c): Halluzinatorisch-kataplektisches Angstsyndrom und Katatonie. Arch Psychiatry 104, 1–24.

437. Rosenthal LD, Merlotti L, Young DK et al. (1990): Subjective and polysomnographic characteristics of patients diagnosed with narcolepsy. Gen Hosp Psychiatry 12, 191–197.

438. Roth B, Nevsímalová S (1975): Depression in narcolepsy and hypersomnia. Schweizer Archiv für Neurologie, Neurochirurgie und Psychiatrie 116 (2), 291–300.

439. Roth B (1962): Narkolepsie und Hypersomnie vom Standpunkt der Physiologie des Schlafes. Berlin: VEB Verlag Volk und Gesundheit.

440. Roth B (1976): Functional hypersomnia; hrsg. v. Guilleminault C, Dement WC, Passouant P: Narcolepsy. New York: Spectrum Publications.

441. Roth B (1980): Narcolepsy and hypersomnia. Basel: Karger, 1–301.

442. Roth B, Bruhova S, Lehovsky M (1969): REM sleep and NREM sleep in narcolepsy and hypersomnia. Electroenceph Clin Neruophysiol 26, 176–182.

443. Roth B, Nevsímalová S, Sonka K, Docekal P, Schulz H, Geisler P, Pollmächer T, Andreas-Zietz A, Keller E, Scholz S, Albert E, Ivaskova E, Sajdlova H, Kupkova L (1988): A study of occurrence of HLA DR2 in 124 narcoleptics: Clinical aspects. Arch Suiss Neurol Psychiat 139 (4), 41–51.

444. Roushdy J, Santoso S, Kalb R, Meier-Ewert K, Albert E, Mueller-Eckhardt G (1993): A deletion in the second exon of an HLA DRB 1 allele found in DR 2-negativ narcolepsy patients. Human Immunol 37, 1–6.

445. Roy A (1977): Anorgasmia and cataplexy. Archives of Sexual Behaviour, 6 (5), 437–439.

446. Rüther E, Meier-Ewert K, Gallitz A (1972): Zur Symptomatologie des narkoleptischen Syndroms. Nervenarzt 42, 640–643.

447. Rye DB, Dihenia B, Weissman JD, Epstein CM, Bliwise DL (1988): Presentation of narcolepsy after 40. Neurology 50, 459–465.

448. Sachs C, Kaijser L (1980): Autonomie control of cardiovascular reflexes in narcolepsy. J Neurol Neurosurg Psychiatry 43, 535–539.

449. Salín-Pascual R, de la Fuente JR (1985): Effect of clonidine on narcolepsy. J Clin Psychiat 6, 528–531.

450. Sanford C, Morrison A, Ball WA, Ross RJ (1991): The amplitude of elicited PGO waves is correlated with orienting. J Sleep Res 20A, 64.

451. Sangal R, Thomas L (1988): Mean sleep latency and mean maintenance of wakefulness. J Sleep Res 17, 245.

452. Sangal R, Thomas L, Mitler MM (1992): Maintenance of wakefulness test and multiple sleep latency test. Chest 101, 898–902.

453. Scharf MB, Lai AA, Branigan B Stover R, Berkowitz DB (1998): Pharmacokinetics of gammahydroxybutyrate (GHB) in narcoleptic patients. Sleep 21 (5), 507–514.

454. Schenck CH, Bundlie SR, Mahowald MW (1989): Narcolepsy, loss of REM atonia and the REM-sleep behaviour disorder: Polysomnographic and clinical report on 10 patients. J Sleep Res 18, 300.

455. Schenck CH, Mahowald MW (1990): Polysomnographic, neurologic, and clinical outcome report on 70 consecutive cases with RBD: sustained clonazepam effiacy in 89.5 % of 57 treated patients. Clev Clin Med 57, 9–23.

456. Schenck CH, Mahowald MW (1991): Preclinical tonic and phasic REM motor disturbances in 19 patients (Abstract). 5th Annual Meeting Association of Professional Sleep Societies, Toronto 210.

457. Schenck CH, Mahowald MW (1992): Motor dyscontrol in narcolepsy. Rapid-Eye-Movement (REM) sleep without atonia and REM sleep behavior disorder. Ann Neurol 32, 3–10.

458. Schenck CH, Milner DM, Hurwitz T, Bundlie SR, Mahowald MW (1989): A polysomnographic and clinical report on sleep-related injury in 100 adult patients. Am J Psychiatry 146, 9.

459. Schindler J, Schachter M, Brincat S et al. (1985): Amphetamine, mazindol and fencamfamin in narcolepsy. BMJ 290, 1167–1170.

460. Schmidt HS (1982): Pupillometric assessment of disorders of arousal. Sleep 5, 157–164.
461. Schneider W, Shiffrin RM (1977): Controlled and automatic human information processing I: detection, search, and attention. Psychological Review, 84 (1), 1–66.
462. Schrader H, Kayed K, Bendixen Markset AC (1986). The treatment of accessory symptoms in narcolepsy: a double-blind cross-over study of a selective serotonin re-uptake inhibitor (Femoxetine) versus placebo. Acta Neurol Scand; 74: 297–303.
463. Schrader H, Moen T, Sand T (1996): Familial HLA DR2 positive narcolepsy and HLA DR2 negative cataplexy (Abstract). J Sleep Res 5 Suppl1, 208.
464. Schuhfried G (1987): WTS 90 – Wiener Testsystem II. Moedling, Austria: Dr. G. Schuhfried GmbH.
465. Schulz H (1984): Ultradian rhythms in the nychthemeron of narcoleptic patients and normal subjects; hrsg. v. Schulz H, Lavie P: Ultradian rhythms in physiology and behavior. Berlin: Springer: 165–185.
466. Schulz H, Lund R (1983): Sleep onset REM episodes are associated with circadian parameters of body temperature. A study in depressed patients and normal controls. Biol Psychiatry 18, 1409–1415.
467. Schulz H, Wilde-Frenz J (1995): The disturbance of cognitive processes in narcolepsy. J Sleep Res 4, 10–14.
468. Schwartz BD (1995). The human major histocompatibility human leukocyte antigen (HLA) complex; hrsg. v. DP Stites, AJ Terv. Basic and Clinical Immunology. Appleton and Lange, Norfolk Connecticut, San Mateo California, USA.
469. Schwartz WJ, Stakes JW, Hobson JA (1984): Transient cataplexy after removal of a craniopharyngioma. Neurology 34, 1372–1375.
470. Scrima L, Hartmann PG, Johnson F, Hiller FC (1989): Efficency of gammahydroxybutyrate versus placebo in treating narcolepsy-cataplexy: Double blind study. Biol Psychiatry 26, 331–343.
471. Siegel JM (1989): Brainstem mechanisms generating REM sleep; hrsg. v. Kryger MH, Roth T, Dement WC. Principles and Practice of Sleep Medicine. Philadelphia: WB Saunders Company, 338–346.
472. Simon O, Schulz H, Rassmann W (1977): The definition of waking stages on the basis of continuous polygraphic recordings in normal subjects. Electroenceph Clin Neurophysiol 42, 46–48.
473. Singh SM, George CFP, Kryger MH, Jung JH (1990): Genetic heterogeneity in narcolepsy. Lancet 335, 726–727.
474. Smith CM (1958): Psychosomatic aspects of narcolepsy. J Ment Sci 104, 593–607.
475. Smith KM, Cohen F (1988): Compound narcolepsy: Development of biochemical imbalance. Intern J Neuroscience 42, 229–252.
476. Smith M, Parkes JD, Dahlitz M (1996): Venlafaxine in the treatment of the narcoleptic syndrome (Abstract). J Sleep Res 5 (Suppl. 1), 217.
477. Smith T (1983): Cataplexy in association with meningeomas. Acta Neurol Scand (Suppl. 94), 45–47.
478. Snead OC, Morley BJ (1981): Ontogeny of gamma-hydroxybutyric acid. Regional concentration in developing rat, monkey and human brain. Brain Res 227, 579–589.
479. Solomon P (1945): Narcolepsy in negroes. Dis Nerv Syst 6, 179–183.
480. Sonka K, Roth B, Posmurova M (1989): The effect of naloxon on the symptoms of narcolepsy. Aggressology 30 (2), 93–96.
481. Sonka K, Tafti M, Billiard M (1991): Narcolepsy and ageing; hrsg. v. Smirne S, Franceschi M, Ferrini-Strambi L. Sleep and ageing. Milano: Masson: 181–186.
482. Spector M, Bourke D (1977): Anesthesia, sleep paralysis, and physostigmine. Anesthesiology 46, 296–297.

483. Spiegel LA, Oberndorf CP (1946): Narcolepsy as a psychogenic symptom. Psychosom Med 8, 28–35.

484. Spiegel R. Sleep and sleeplessness in advanced age. In Weitzman ED (ed.): Advances in Sleep Research. Vol 5. New York: Spectrum Publications, 1981.

484a.Standards of Practice. Committee of the American Disorders Association (1994): Practice parameters for the use of stimulants in the treatment of narcolepsy. Sleep 17 (4), 348–51.

485. Staedt J, Stoppe G, Kögler A et al. (1996): [123 I] IBZM SPECT analysis of dopamine D2 receptor occupancy in narcoleptic patients in the course of treatment. Biol Psychiatry 39, 107–111.

486. Stahl SM, Layzer RB, Aminoff MT, Townsend JJ, Feldon S (1980): Continuous cataplexy in a patient with a midbrain tumor: the limp man syndrome. Neurology 30, 1115–1118.

487. Steiger A, Holsboer F, Gerken A, Demisch L, Benkert O (1987 a): Results of an open clinical trial of brofaromine (CGP 11 305 A), a competitive, selective, and short-acting inhibitor of MAO-A in major endogenous depression. Pharmacopsychiatry 20, 262–269.

488. Steiger A, Holsboer F, Benkert O (1987b): Effects of brofaromine (CGP 11 305 A), a short-acting, reversible, and selective inhibitor of MAO-A on sleep, nocturnal penile tumescence and nocturnal hormonal secretion in three healthy volunteers. Psychopharmacology 92, 110–114.

489. Steiner E, Villen T, Hallberg M, Rane A (1984): Amphetamine secretion in breast milk. Eur J Clin Pharmacol 27, 123–124.

490. Steriade M, McCarley RW (1990): Brainstem control of wakefulness and sleep. New York: Plenum Press.

491. Sternberg S (1975): Memory scanning: new findings and current controversies. Quart J Exp Psychol 27, 1–32.

492. Stoohs R, Mignot E, Suh B, Norriani B, Guilleminault C. Yohimbine-HCL does not improve narcolepsy. In: 10th Congress of the European Sleep Research Society, Strasbourg 1990, 257.

493. Stoppe G, Staedt J, Kögler A et al. (1994): In view imaging of dopamine D 2 receptors in human narcolepsy. J Sleep Res 3 (Suppl. 1), 242.

494. Strauch G. Clinical and biochemical tolerability of modafinil in increasing doses and repeated administration. Clinical Expertise IV A1, 1990.

495. Sunderland A, Harris JE (1984): Memory failures in everyday life following severe head injury. Journal of Clinical Neuropsychology 6 (2), 127–142.

496. Suzuki J (1966): Narcoleptic syndrome and paradoxical sleep. Folia Psychiatrica et Neurologica Japonica 20, 123–149.

497. Symonds CP (1926): Narcolepsy as a symptom of encephalitis lethargica. Lancet 2, 1214–1215.

498. Tachibana M, Sugita Y, Terashima K, Teshima Y, Shimizu T, Hishikawa Y (1991): Polysomnographic characteristics of healthy elderly subjects with somnambulism-like behaviours. Biol Psychiatry 30, 4–14.

499. Tachibana M, Tanaka K, Hishikawa Y, Kaneko J (1975): A sleep study of acute psychotic states due to alcohol and meprobamate addiction; hrsg. v. Weitzman ED. Advances in Sleep Research. New York: Spectrum Publications, 177–205.

500. Tafti M, Nishino S, Aldrich MS, Liao W, Dement WC, Mignot E (1996): Age dependent expression of MHC class II genes in the central nervous system: implication for the development of narcolepsy (Abstract). J Sleep Res 5 (Suppl. 1), 224.

501. Tafti M, Villemin E, Carlander B, Besset A, Billiard M (1992). Sleep onset rapid-eye-movement episodes in narcolepsy: REM sleep pressure or nonREM-REM sleep dysregulation? J Sleep Res 1, 245–250.

502. Tafti M, Villemin E, Carlander B, Besset A, Billiard M (1992): Sleep in human narcolepsy revisited with special reference to prior wakefulness duration. Sleep 15 (4), 344–351.

503. Takahashi S. The action of tricyclic (alone or in combination with methylhenidate) upon several symptoms of narcolepsy. In: Narcolepsy (Advances in Sleep Research Vol 3). Guilleminault C, Dement WC, Passouant P (eds). New York: Spectrum Publications, 1976, 625–641.

504. Tashiro T, Kanbayashi T, Iijima S, Hishikawa Y (1992): An epidemiological study on prevalence of narcolepsy in Japanese (Abstract). J Sleep Res 1 (Suppl. 1), 228.

504. a.Tharp BR (1976): Narcolepsy and epilepsy. In: Guilleminault C, Dement WC, Passouant P (eds.): Narcolepsy. New York: Spectrum Publications.

505. Thiele R, Bernhardt H (1933): Beiträge zur Kenntnis der Narkolepsie. Berlin: Karger.

506. Thornton C, Dore CJ, Elsworth JD, Herbert M, Stern GM (1980): The effect of deprenyl, a selective monoamine oxidase B inhibitor, on sleep and mood in man. Psychopharmacology 70, 163–166.

507. Thorpy MJ, Goswami M. Treatment of narcolepsy. In: Handbook of Sleep Disorders. MJ Thorpy, ed. New York: Marcel Decker Inc., 1990, 235–258.

508. Thorpy MJ, Snyder M, Aloe FS, Ledereich PS, Starz KE (1992): Short-term triazolam use improves nocturnal sleep of narcoleptics. Sleep 15, 212–216.

509. Turner R, Allan W (1990): REM sleep behaviour disorders associated with narcolepsy in adolescents: A case report (Abstract). Fourth Annual Meeting Association of Professional Sleep Societies. Minneapolis, 210.

510. Uchiyama M, Mayer G, Meier-Ewert K (1994): Differential effects of extended sleep in narcoleptic patients. Electroenceph Clin Neurophysiol 91, 212–218.

511. Uchiyama M, Mayer G, Meier-Ewert K. Effects of the seasons on narcoleptic symptoms. 5. Sapporo Symposium on Biological Rhythms. 25.–29.8.93, Japan.

512. US Modafinil in narcolepsy multicenter study group (1988): Randomized trial of modafinil for the treatment of pathological somnolence in narcolepsy. Ann Neurol 43, 88–97.

513. Vakil E, Blachstein H (1993): Rey auditory verbal learning test: structure analysis. Journal of Clinical Psychology, 49 (6), 883–890.

514. Valley V, Broughton R (1981): Daytime performance deficits and physiological vigilance in untreated patients with narcolepsy-cataplexy compared to controls. Electroenceph Clin Neurophysiol 11, 133–139.

515. Valley V, Broughton R (1983): The physiological (EEG) nature of drowsiness and its relation to performance deficits in narcoleptics. Electroenceph Clin Neurophysiol 55, 243–251.

516. Van Bogaert L (1927): L'hallucinose pédonculaire. Rev Neurol 47, 608–617.

517. Van den Hoed J, Kraemer H, Guilleminault C et al. (1981): Disorders of excessive daytime somnolence, polysomnographic and clinical data for 100 patients. Sleep 4, 23–27.

518. Van den Hoed J, Lucas EA, Dement WC (1979): Hallucinatory experiences during cataplexy in patients with narcolepsy. American Journal of Psychiatry 136 (9), 1210–1211.

519. Vanderheyden JE, Noel S, Kerkhofs M (1996): Narcoleptic syndrome after Guillain-Barré syndrome. Two detailed cases. J Sleep Res 5 (Suppl. 1), 234.

520. Van de Velde V, van Rooy P, van Par et al. (1987). Multiple-dose pharmacokinetics and dose-proportionality of ritanserin after oral administration of 5, 10 and 20 mg once daily for 7 days to healthy volunteers. Clinical Research Report (N 59 97 Y), Janssen Pharmaceutica.

521. van Peer A, Gasparini R, Woestenborghs R, Heykants J, Gelders Y (1985): Intravenous pharmacokinetics and effect of food on the bioavailability of ritanserin in healthy volunteers. Naunyn-Schmiedeberg's Arch of Pharmacol 330 (Suppl.): R15.

522. Vanni-Mercier G, Sakai K, Lin JS, Jouvet M (1989): Mapping of cholinoceptive brainstem structures responsible for the generation of paradoxical sleep in the cat. Arch Ital Biol 127, 133–164.

523. Vartdal F, Gaudernack G, Funderud S, Bratlie A, Lea T, Ugelstad J, Thorsby E (1986): HLA class I and II typing using cells positively selected from blood by immunomagnetic isolation, a fast and reliable technique. Tissue Antigens 28, 301–312.

524. Vaughn B, D'Cruz P (1996): Carbamazepine as a treatment for cataplexy. Sleep 19 (2), 101–103.

525. Vijn A, Jachno N (1973): Narkolepsie. Mod Med 3, 208–214.

526. Vogel, G (1960): Studies in psychophysiology of dreams. Arch Gen Psychiatry 3: 421–428.

527. Volk S, Schulz H, Yassouridis A, Wilde-Frenz J, Simon O (1990): The influence of two behavioral regimens on the distribution of sleep and wakefulness in narcoleptic patients. Sleep 13, 136–142.

528. Waldmeier PC, Felner AE, Tipton KF (1983): The monoamine oxidase inhibiting properties of CGP 11305 A. Eur J Pharmacol 94, 73–83.

529. Walsh JK, Smitson SAA, Kramer M (1982): Sleep-onset REM sleep: Comparison of narcoleptic and obstructive sleep apnea patients. Clin Electroencephalogr 13, 57–60.

530. Walsleben JA, Beusterien KM, Walls M et al. Modafinil improves health-related quality of life (HQL) in narcolepsy (Abstract). British Sleep Society Meeting 1997.

531. Waßmuth R (1995): Einführung in das HLA-System. Landsberg: Ecomed Verlagsgesellschaft.

532. Weeß HG (1996): Leistungserfassung beim obstruktiven Schlaf-Apnoe Syndrom – Aufmerksamkeitsbezogene Einschränkungen und deren Reversibilität. Regensburg: Roderer Verlag.

533. Weeß HG, Lund R, Gresele Böhning W, Sauter C, Steinberg R (1998): Vigilanz, Einschlafneigung, Daueraufmerksamkeit, Müdigkeit, Schläfrigkeit. Somnologie 2, 32–41.

534. Westphal C (1877): Eigenthümliche mit Einschlafen verbundene Anfälle. Arch Psychiatr Nervenkr 7, 631–635.

535. Wever RA (1979). The circadian system of man. New York: Springer Verlag.

536. Wilcox J (9185): Psychopathology and Narcolepsy. Neuropsychobiology 14, 170–172.

537. Wilhelm B, Wilhelm H, Lüdtke H, Adler M (1996): Spontanes Pupillenverhalten bei Hypersomnien (Abstract). 4. Deutscher Kongreß für Schlafforschung und Schlafmedizin, Erfurt, 106.

538. Wilner A, Steinman L, Lavie P, Peled R, Friedmann A, Brautbar C (1988): Narcolepsy-cataplexy in Israeli Jews is associated exclusively with the HLA DR2 haplotype. Hum Immunol 21, 15–22.

539. Wilson S (1928): The narcolepsies. Brain 51, 63–107.

540. Wooten V (1994): Effectiveness of yohimbine in treating narcolepsy. South Med J 87, 1065–1066.

541. Wu M, Gukyani S, Mignot E, Siegel J (1996): Activity of REM off cells during cataplexy in the narcoleptic dog. J Sleep Res 25, 40.

542. Wyatt RJ, Fram DH, Buchbinder R, Synder F (1971): Treatment of intractable narcolepsy with a monoamine oxidase inhibitor. N Engl J Med 285, 987–991.

543. Wyatt RJ, Kupfer DJ, Scott J, Robinson DS, Snyder F (1969): Longitudinal studies of the effect of monoamine oxidase inhibitors on sleep in man. Psychopharmacologia 15, 233–236.

544. Wyatt RJ, Snyder F (1970): Longitudinal sleep patterns in depressed patients treated with amitriptyline. Psychophysiology 7, 317–327.

545. Wyler AR, Wilkus RJ, Troupin AS (1975): Methysergide in the treatment of narcolepsy. Arch Neurol 32, 265–268.

546. Yokota T, Shimizu T, Hayashi H, Hirose K, Tanabe H (1992): F-response during cataplexy. J Neurol Neurosurg Psychiatry 55, 75–76.

547. Yoss RE, Daly DD (1957): Electroencephalogram in narcolepsy. Electroenceph Clin Neurophysiol 9, 109–120.

548. Yoss RE, Daly D (1959): Treatment of narcolepsy with Ritalin. Neurology 9, 173.

549. Yoss RE, Daly DD (1957): Criteria for the diagnosis of the narcoleptic syndrome. Proc Staff Meetings Mayo Clin 32, 320–328.

550. Yoss RE, Daly DD (1960): Hereditary aspects of narcolepsy. Trans Am Neurol Assoc 85, 239–240.
551. Yoss RE, Daly DD (1963): Narcolepsy and the automobile. Trauma 5, 11–20.
552. Yoss RE, Moyer NF, Ogle KN (1969): The pupillogram and narcolepsy. Neurology 19 (10), 921–928.
553. Young D, Scottsville WB. Paranoid psychosis in narcolepsy and the possible danger of benzedrine treatment. Med Clin North Am 1938; may, 637–646.
554. Young D, Zorick F, Wittig R, Roehrs T, Roth T (1988): Narcolepsy in a pediatric population. American Journal of Diseases of Children 142, 210–213.
555. Younger DS, Pedley TA, Thorpy MJ (1991). Multiple sclerosis and narcolepsy: possible similar genetic susceptibility. Neurology; 41; 447–448.
555a.Carlander B, Camu W, Fredrikson S, Billiard M. Persistent CSF immune abnormalities in narcolepsy: Association with multiple sclerosis? J Sleep Res 1 (Suppl. 1), 35.
556. Zarcone V (1973): Narcolepsy. N Engl J Med 288, 1156–1166.
557. Zarcone V, Dement WC, Smythe H, Hoddes E, Phillips R. Oral 1–5 hydroxytryptophan in narcolepsy. In: The Association for the Psychophysiological Study of Sleep 11th Annual Meeting. New York 1972, 151.
558. Zimmermann P, Fimm B (1993): Testbatterie zur Aufmerksamkeitsprüfung (TAP). Würselen: Psytest.
559. Zomeren AH, Brouwer WH (1994): Clinical neuropsychology of attention. Oxford: University Press.
560. Zorick F, Roehrs T, Wittig R, Lamphere J, Sicklesteel J, Roth T (1986): Sleep-wake abnormalities in narcolepsy. Sleep 9 (1 Pt 2), 189–193.
561. Zubin J (1975): Problem of attention in schizophrenia. In: Experimental approaches to psychopathology; hrsg. v. Kietzman ML, Sutton S, Zubin J. New York: Academic Press.
562. Zulley J (1995): Bedeutung der biologischen Rhythmen. In: Schlafmedizin; hrsg. v. PeterJH, Köhler D, Knab B, Mayer G, Penzel T, Raschke F, Zulley J. Regensburg: Roderer Verlag, 41–43.
563. Zulley J (1996): Die zirkadiane REM-Schlafverteilung: Eine Einschränkung! (Abstract) 4. Deutscher Kongress für Schlafforschung und Schlafmedizin 1996, 81.
564. Zulley J, Campbell S (1985): Napping behavior during „spontaneous internal desynchronization". Hum Neurobiol 4, 123–126.
565. Zwicker J, Bruck D, Parkes JD, Broughton RJ (1995): Acute mood improvement after dextroamphetamine and methylphenidate in narcolepsy. J Sleep Res 4, 252–255.
566. Zwyghuizen-Doorenbos A, Roehrs T, Schaefer M, Roth T (1988): Test-retest reliability of the MSLT. Sleep 11, 562–565.

Sachwortverzeichnis

Seitenzahlen in **Fettdruck** verweisen auf Abbildungen bzw. Tabellen.

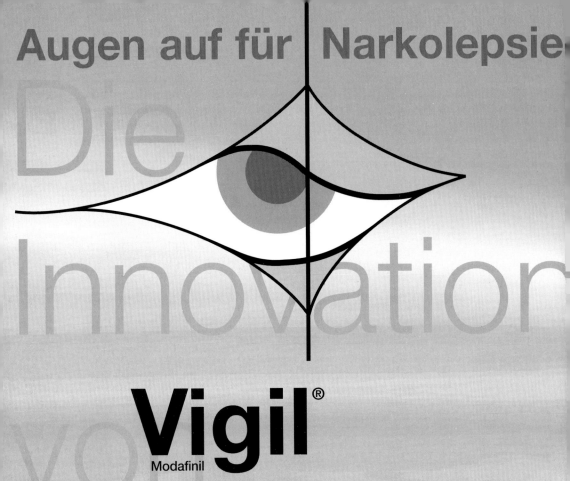

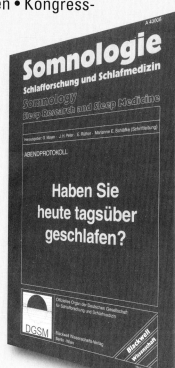

K. Rasche, B. Sanner, T. Schäfer,
M. E. Schläfke, A. Sturm, W. Zidek,
G. Schultze-Werninghaus (Hrsg.)

Schlafbezogene Atmungsstörungen in Klinik und Praxis

1999. 324 Seiten, 53 s/w Abbildungen
und 54 Tabellen.
14,5 x 21 cm. Broschiert.
DM 68,– / öS 496,– / sFr 63,–
ISBN 3-89412-426-1

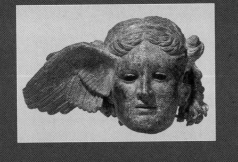

K. Rasche, B. Sanner, T. Schäfer,
M. E. Schläfke, A. Sturm, W. Zidek,
G. Schultze-Werninghaus (Hrsg.)

Schlafbezogene Atmungsstörungen in Klinik und Praxis

Schlafbezogene Atmungsstörungen stellen eine klinisch sehr bedeutende Krankheitsgruppe in der Schlafmedizin dar.

Es werden heute fünf verschiedene Schlafstadien unterschieden, die unterschiedlichen Einfluß auf die Funktionen der Körperregulation haben. Dies führt dazu, daß nicht nur bestimmte Grunderkrankungen Schlafqualität und -quantität beeinflussen, sondern daß diese ihrerseits Bedeutung für die Förderung oder Entstehung von Krankheiten haben. Um so wichtiger ist es, Aspekte der Schlafmedizin bei allen hierfür in Frage kommenden Erkrankungen zu berücksichtigen, um die Fehler einer häufig doch sehr einseitigen »Wachmedizin« zu verhindern.

Dem Autorenteam – Physiologen, Internisten, Neurologen/Psychiatern, Hals-Nasen-Ohren-Ärzten und Mund-Kiefer-Gesichtschirurgen – ist eine breit angelegte Betrachtung der verschiedenen Erkrankungen gelungen, die mit einer gestörten Atmung im Schlaf einhergehen können. Auch nephrologische und geriatrische sowie arbeitsmedizinische und gutachterliche Aspekte der schlafbezogenen Atmungsstörungen werden berücksichtigt. Raum wurde auch der Therapie mit sogenannten Schnarchabhilfen gegeben. Vertreter von Selbsthilfegruppen sind mit eigenen Kapiteln vertreten.

Hier werden sowohl dem praktischen Arzt, der zunehmend mit schlafbezogenen Atmungsstörungen konfrontiert ist, als auch spezialisierten Kollegen im klinischen Bereich Orientierungshilfen und zahlreiche aktuelle Informationen zum Thema Schlafmedizin geboten.

Blackwell Wissenschafts-Verlag Berlin · Wien

Kurfürstendamm 57 · D-10707 Berlin · Infoline 030-32 79 06-27/28 · Fax 030-32 79 06-44 · e-mail: vertrieb@blackwis.de
Internet: http://www.blackwell.de · Preisstand: 1. Juli 2000 · Zu beziehen über den Buch- und Fachhandel